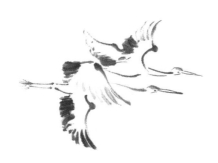

中药

趣记速认

有捷径

杨　峰◎编著

Zhongyao
qujisurenyoujiejing

U0346533

中国中医药出版社
·北 京·

图书在版编目（CIP）数据

中药趣记速认有捷径 / 杨峰编著 . —北京：中国中医药出版社，
2013.6（2014.1 重印）

ISBN 978-7-5132-1421-6

Ⅰ . ①中… Ⅱ . ①杨… Ⅲ . ①中药学—基本知识 Ⅳ . ① R28

中国版本图书馆 CIP 数据核字（2013）第 071678 号

中 国 中 医 药 出 版 社 出 版

北京市朝阳区北三环东路 28 号易亨大厦 16 层

邮政编码 100013

传真 010 64405750

三河市西华印务有限公司印刷

各地新华书店经销

*

开本 710×1000 1/16 印张 18 彩插 0.25 字数 288 千字

2013 年 6 月第 1 版 2014 年 1 月第 2 次印刷

书号 ISBN 978-7-5132-1421-6

*

定价 39.00 元

网址 www.cptcm.com

社长热线 010 64405720

购书热线 010 64065415 010 64065413

书店网址 csln.net/qksd/

官方微博 http://e.weibo.com/cptcm

楊鼎書

橘井鼎香

辛卯歲

後代承志艷新天

楊鼎書

時在辛卯金秋遵長兄楊峰新書即將付印之囑敬錄祖父詩一首感思祖父一生懸壺濟世遺得橘井泉香名楊一方卻在那個時候沒有給子孫留下任何值錢的東西值得榮耀地是家父及兩位兄長傳承了祖父的事業並有晚輩續傳後代人對先祖朴素的思想奉為家訓每：吟誦時記起祖父那雙牽著晚輩的大手感受著那種至愛的溫暖

人有黃金積玉樓
我有醫科度春秋
黃金自有用盡日
醫技伴家到白頭

辛卯九月
沐楊鼎手

先祖節業垂千古

楊氏堂祖训

賀楊峰先生

弘揚中醫文化

造福人類健康

劉軍於東京

壬辰季冬

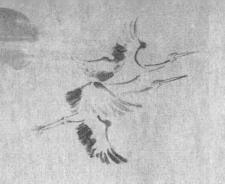

难忘札幌行

杨　峰

独自国外一颗心，

语言不通累吾心；

今夜空舍思万千，

好似孤鸟宿寒林；

虽说东洋好风光，

难忘祖国亲人情；

弘扬杨氏新功法，

任重道远往前行。

于 2013 年 3 月 17 日札幌子时

前　言

　　中医治病源远流长，薪传千载。如《神农本草经》为远古"三世医学之一"，由此形成的中药文化，既是祖国医学遗产，属于自然科学范畴，同时也是中华传统的文化遗产，具有丰富的民族文化内涵。

　　当今时代，中医药的发展有了新的成就，利用中医药治疗慢性病及疑难绝症有了新的突破，病人们受益匪浅。热爱并学习中医药的人越来越多，但是如果不讲究方法，便很难掌握中医药的精髓。中医药学包含十多门学科，如果这些知识不能牢记，在临床治疗中就没有针对性、灵活性、可靠性、安全性及科学性。

　　《中药趣记速认有捷径》一书是学习中药知识的初级读物，取古今中药学内容的知识，以变通的形式加之净化提取后，再次组合与升华而成，其内容简明扼要，通俗易懂，趣学速记，实用性强，适合中医药爱好者阅读或参考。

　　"趣记速认"包含以下五种方法：

　　（一）学习中药要有好奇心的诱导

　　学习中药时可以以故事为载体，因为在历史的长河中流传着许多神奇、神秘的传说，这些故事形象生动，想象丰富多彩，这样才能让学习者对每一味中药有深刻的认识，有兴趣学习，由浅入深地去记住中药的来源、命名、产地、采集、制作、用法、性味与功效。

　　（二）学习中药要从认识自身开始

　　学习中药要从认识自身开始，古人云："自知则明，知人则智。"例如，头发是中药里的血余炭。人体需要的微量元素，每天吃的、用的都是中药，如五谷、五果、五蔬、五禽及油、盐、酱、醋、茶、烟、酒等等。让学生明白这些基本知识，才能做到"有趣速记"。

　　（三）观景有助于中药趣记速认

　　看到的美景（动物与植物），如柳树、茶树、槐树、梅花、草竹等，看到的山、石、水、土及虫兽等，它们一身全是中药，都是人类健康的武器。

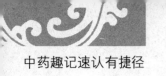

（四）中药名趣的归类与速记方法

1．按四气五味归类

如温热药、寒凉药、平性药等，以歌词、诗赋的形式把每类药物进行归类，让学习者加强分类速记。

2．以故事为载体

以讲故事的形式学习和记忆中药名。古代以中药名写情书屡见不鲜；李时珍开处方，用中药名骂贪官。

3．中药与方剂趣记速认的方法

如出外采药带徒，看到美景时，老师唱到："野花铺天地。"这句唱词让学生记住了五味消毒饮里的五味中药，即野菊花、金银花、蒲公英、天葵子、紫花地丁。当采集了这些药后，老师又告诉学生，这五味药是清热解毒药物，让学生记住功效、炮制方法及用药用量等。

（五）以讲笑话的形式传递知识

师带徒时，在每次上课之前，围绕课题内容讲一则笑话、故事，或唱一首歌，让学生通过对轶事趣话、诗词歌赋的接触而提高学习中药的兴趣。因为笑话、唱歌都是快乐的起点与热情学习的开端，如果学习者的兴趣和热情一开始就得到激发，有了良好的基础，明确中医理、法、方、药的原理，通过临床医师指教，就能够很好地牢记中药的共性、特性及其功效，掌握中医诊断与特色治疗方法，不久的将来将具备开拓创新的能力。古人云："明师出高徒。"我认为，"药理明，医道成"，诊病明，治愈成。

因本人水平有限，书中难免有不当之处，敬请同道朋友不吝赐教，致以衷心感谢！

杨 峰

2013 年 3 月 31 日

目 录

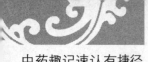

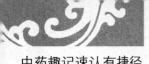

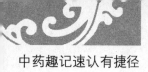

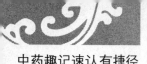

中药趣记速认有捷径

第一章
神农本草文化——108味草药的来历

中医药学是中华民族优秀的文化瑰宝之一。

中华民族有悠久的历史文化，《神农本草经》为远古"三世医学"之一，由此形成的中药文化，源远流长，薪传千载，它既是中医学遗产，也属于自然科学范畴。中医药学具有丰富的民族文化内涵，它不仅包涵着劳动人民质朴通俗的民间传说，亦洋溢着高雅的东方文化格调，更闪烁着无数医学家、养生家无穷的智慧，演绎着道家、儒家、佛家超凡脱尘的感悟。

古代劳动人民坚持不懈地与疾病作斗争，总结了丰富的经验，至今民间流传着许多中医药的神话故事，这些神秘的传说体现了中草药的神奇效果。它们以故事为载体，形象生动，让初学中医者在学习过程中产生兴趣，提高学习兴趣才有好奇心，有了好奇心就有决心、诚心、信心、善心、不达到用中医解除病患痛苦的目标不甘心。

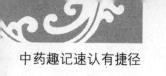

1. 麻黄称"麻烦草"的由来

相传，从前有一个卖药的老人，收了一个徒弟。刚学了一年半载，徒弟就骄傲自满起来，言行狂妄，有时还把卖药的钱偷偷地花掉。师傅三番五次地劝说，却终究无济于事。后来，师傅就对徒弟说："你现在可以另立门户了，收拾一下行李，走吧。"徒弟听了，傲慢地说："如果师傅再没有什么可教的，我马上就走，保证在江湖上闯出个名堂来。"师傅难过地提醒道："还有一种草药，你不能随便卖给人吃，病情辨别不清，吃了就会出问题的。"

徒弟听了，不以为然地问道："什么草药？"

师傅说："是无叶草。"

徒弟满不在乎地问："这药怎么啦？"

师傅语重心长地说："这种草药的根和茎用处不同，有四句话你要牢记：发汗用茎，止痛用根；一朝弄错，就会死人。千万记住！"

徒弟不耐烦地点点头，全当耳边风，压根儿就没有放在心上。

此后，徒弟离开后自己卖药。师傅不在跟前，徒弟的胆子更大了，认识的药虽不多，却什么药都敢用，没过几天，就忘记了师傅的叮嘱，用无叶草治死了一个病人。死者家属哪能善罢甘休，就把他告到官府里。一经审问，他便把师傅供了出来。

差役传来师傅，责问道："你是怎么教徒弟的？让他用无叶草把人治死了！"师傅便如实把情况说了一遍。

县官又问徒弟："你还记得那四句话吗？"徒弟想了想说："记得。"县官接着问他："病人有汗无汗？你用什么药治？"徒弟说："病人浑身出虚汗，我用无叶草的茎治。"县官大怒，训斥道："你这庸医，简直是胡治，病人已出虚汗，你还用发汗药，怎能不治死人？你为什么不牢记师傅的话？"于是，县官传令，将徒弟打四十大板，又判坐牢三年，师傅则无罪释放。

徒弟出狱后，找到师傅，痛哭流涕，承认错误，并决定痛改前非。师傅原谅了他，并继续耐心地传他以医道。因无叶草使他闯过大祸，惹过麻烦，所以，他就把无叶草叫"麻烦草"。后来，又因为无叶草的根是黄色的，故又改名叫"麻黄"。

《语译》称麻黄味辛、微苦，性温，能解表发汗，祛散风寒，并有宣肺平喘、利水消肿的作用，常用于治疗恶寒发热、头痛之风寒表实证、咳嗽、风水水肿等症。注意：入药去根及茎节用，麻黄根用于止汗固表。此药陈久者疗效最佳。

2. 陈伯坛巧用桂枝

桂枝具有发汗解表、温经通络的功用，可治感冒风寒、关节疼痛等症，其与发表药同用能发汗，与收敛药同用却能止汗。因此，医师用桂枝便有故事流传，广州"陈大剂"善用桂枝更是一宗杏林佳话。

据说清末光绪年间，一次两广督署谭制军患感冒，缠绵一个月未痊愈。其友人推荐名医陈伯坛（1863～1938年，广东新会人）为他诊治，谭制军便请友人带陈伯坛到府中。友人与陈伯坛同赴督署府时，告知谭制军曾服桂枝三分便流鼻血，嘱他切不可用桂枝作药方。

当时已是初夏季节，陈伯坛见谭制军仍穿棉衣，而且头上还渗出点点汗珠。切脉之后，陈伯坛诊断为《伤寒论》中的桂枝汤证，仍开出桂枝汤原方，而且桂枝用量重达九钱。谭制军的友人大吃一惊，心中暗想："你陈医生是否找死，早已告诉你别用桂枝的呀！这次连累到我这介绍人了。"但在谭制军面前，却又不便说。

谭制军拿过陈医生开的方子，细看他写的脉论，大为赞赏，说道："此公诊证有理有据，果是真知灼见。"随即命人照方煎服，结果第二天病情转轻。

原来，陈伯坛少年时博览群书，21岁考取广东第七名举人。早年他在书院就读时，阅读过古代名医张仲景的《伤寒论》，深为书中精辟的医学理论所吸引，由此潜心研究医学。考取举人的次年，陈伯坛便在广州书场街设馆行医，逐渐扬名。他在临床治疗中善于运用张仲景之方，并惯用较大剂量，故有"陈大剂"之称。此次他一剂医好谭制军，更为扬名，医馆门庭若市。1909年他应聘任广州陆军军医堂总教习。1924年，陈伯坛主办中医夜学馆。1930年，因其医馆所在地开辟马路需拆迁，乃举家迁居香港，继续行医，还经常参加中西医会诊，救治了不少垂危病人，在香港、九龙亦医名远播。后来，他又开办"伯坛中医学校"，弟子遍布港澳各地。陈伯坛著有《读过金

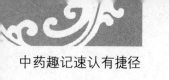

匮》和《麻痘言》两本医学著作。其《读过伤寒论》十八卷，深得中医同道的好评。

3．白芷止痛经的神奇功效

宋代汉阳史君王璙，博采民间验方，著《百一选方》，其中收录香白芷一味，炼蜜为丸称"都粱丸"，治妇人痛经有效。关于"都粱丸"的来源，还有一段有趣的传说。

公元960年，宋太祖赵匡胤建都汴粱（今开封），一时太平盛世，人才荟萃。传说南方一富商的宝贝女儿年方二八，患痛经，每逢行经即腹部剧痛，有时昏厥过去不省人事。虽遍访当地名医，疗效甚微，痼疾缠绵，形体日衰，容颜憔悴，精神萎靡。急得富翁食不甘味，夜不成寝。为了治好千金之疾，富翁携爱女带佣人日夜兼程到京都寻找名医。赶至汴粱，适逢女儿经期，腹痛阵作，呼天唤地。正巧，一采药的老翁路过闻之，经仔细询问病情后，马上从药篓里取出白芷一束相赠，嘱咐以沸水洗净，水煎饮用。富翁半信半疑，但眼看女儿岌岌可危，无药可施，只好就地炮制，一煎服而痛缓，二煎服而痛止，又服数煎后，来月行经，安然无恙，富翁喜出望外，四处寻得采药老翁以重金酬谢。从此，白芷一药，在庶民百姓中广为流传，后有人把白芷用沸水泡洗四五遍，等干后研末，炼蜜为丸，丸如弹子大。因为白芷在京都汴粱觅得，故取都粱为名，更增添了它的神奇色彩。

4．老农巧识牛蒡救母

古代，一旁姓老农，一家五口，二亩薄地，一头老黄牛，男耕女织也能维持一家生计。但是家中老母有病，症见"三多"及视力模糊（今之糖尿病）。一天，老农耕地累了，在一棵树下睡着了，醒来看到老黄牛在路旁吃草，把牛赶来继续耕地，这老牛拉起犁来比刚开始时轻松多了，他自感有点跟不上趟儿。第二天，老农又去耕地，休息时老牛又到路旁吃草，老农对昨日老牛吃过草后拉犁的力气大增有些奇怪，他想看看老牛吃的是啥草。过去一看，只见那草的叶子大而厚，像大象的耳朵，看牛吃得起劲，他就随手拔出一棵，哪知这草的根长得吓人，足有三尺多长，形状有点像山药，掰开里面呈白色，咬一口尝尝，微黏、带点土腥味，不知不觉把这草根吃完了，也没有不舒服的地方，反而觉得比刚才还精神了。于是，他拔了些带回家，让家人洗干净，切成段，再放几块萝卜一起煮，全家当汤喝。一连喝了七天，老母亲的眼睛突然明亮了，原来的"三多"症状也消失了，还能干点体力活了。家中其他人的精神也大有改变，小儿子原来脸色土黄、嘴唇发白，如今变得红通娇嫩，活泼可爱。全家人坐在一起议论这种草，要给它起个名字，老农说："是老牛吃过这种草后拉犁才有劲的，我姓旁，在旁字上面加个草字头，就叫'牛蒡'吧！"小儿子说："老牛吃了这种草就有劲，应该叫'大力根'。"从此以后，人们叫这种草为"牛蒡"，也叫"大力根"。

5．菊花仙子送菊花，母亲目疾终得治

很早以前，大运河边住着一个叫阿牛的农民。阿牛家里很穷，他七岁就没了父亲，靠母亲纺织度日。阿牛母亲因子幼丧夫，生活艰辛，经常哭泣，把眼睛都哭烂了。阿牛 13 岁时，对母亲说："妈妈，你眼睛不好，今后不要再日夜纺纱织布了，我已经长大，我能养活你！"于是，他就去张财主家做小长工，母子俩苦度光阴。两年后，母亲的眼病越来越严重，不久竟双目失明了。阿牛想，母亲的眼睛是为我而盲的，无论如何也要医好她的眼睛。他一边给财主做工，一边起早摸黑开荒种菜，靠卖菜换些钱给母亲求医买药。也不知吃了多少药，母亲的眼病仍不见好转。一天夜里，阿牛做了一个梦，梦见一个漂亮的姑娘来帮他种菜，并告诉他说："沿运河往西数十里，有个天花荡，荡中有一株白色的菊花，能治眼病。这花要九月初九重阳节才开，到时候你用这花煎汤给你母亲吃，定能治好她的眼病。"重阳节那天，阿牛带了干粮，去天花荡寻找白菊花。原来，这是一个长满野草的荒荡，人称天荒荡。他在那里找了很久，只有黄菊花，就是不见白菊花，一直找到下午，才在草荡中一个小土墩旁的草丛中找到一株白色的野菊花。这株白菊花长得很特别，一梗九分枝，眼前只开一朵花，其余八朵含苞待放。阿牛将这株白菊花连根带土挖了回来，又香又好看。于是，他每天采下一朵白菊煎汤给母亲服用。当吃完第七朵菊花之后，阿牛母亲的眼睛便开始复明了。

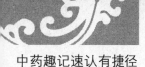

　　白菊花能治眼病的消息很快传了出去，村里人纷纷前来观看这株不寻常的野菊花。这一消息也传到了张财主那里，张财主将阿牛叫去，命他立即将那株白菊移栽到张家花园里。阿牛当然不肯。张财主便派了几个手下赶到阿牛家强抢那株白菊花，因双方争夺，结果菊花被折断，他们扬长而去。阿牛见这株为母亲治好病的白菊花横遭"强暴"，十分伤心，坐在被折断的白菊花旁哭到天黑，直至深夜仍不肯离开。半夜之后，他朦胧的泪眼前猛然一亮，上次梦见的那位漂亮姑娘突然来到他的身边。姑娘劝他说："阿牛，你的孝心已经有了好报，不要伤心，回去睡吧！"阿牛说："这株菊花救过我的亲人，它被折死了，叫我怎么活？"姑娘说："这菊花梗子虽然断了，但根还在，它没有死，你只要将根挖出来，移植到另一个地方，就会长出白菊花。"阿牛问道："姑娘，你是何人，请告知，我要好好谢你。"姑娘说："我是天上的菊花仙子，特来助你，无需报答，你只要按照一首《种菊谣》去做，白菊花定会种活。"接着菊花仙子念道："三分四平头，五月水淋头，六月甩料头，七八捂墩头，九月滚绣球。"念完就不见了。

　　阿牛回到屋里仔细推敲菊药仙子的《种菊谣》，终于悟出了其中的意思：种白菊要在三月移植，四月掐头，五月多浇水，六月勤施肥，七月、八月护好根，这样九月就能开出绣球状的菊花。阿牛根据菊花仙子的指点去做了，后来菊老根上果然爆出了不少枝条。他又剪下这些枝条去扦插，再按《种菊谣》说的去栽培，第二年九月初九重阳节便开出了一朵朵芬芳四溢的白菊花。后来，阿牛将种菊的技能教给了村上的穷百姓，这一带种白菊花的人就越来越多了。因为阿牛是九月初九找到这种白菊花的，所以后来人们就将九月九称作菊花节，并形成了赏菊花、吃菊花茶、饮菊花酒等风俗。

6．长工遭遇老爷弃，饿食柴胡治瘟疫

　　胡进士家有个长工叫二慢。

　　一年秋天，二慢得了"寒热往来"的瘟病，他一阵冷，一阵热，冷时打寒战，热时出冷汗。胡进士一看二慢病得不轻，不能干活了，又怕这病传染家里的人，就说："二慢，我不用你了，你走吧。"

　　二慢哀求道："老爷，我一无家可归，二无朋友可投，现在又病成这样，

让我上哪儿去呀？"

二慢气呼呼地说："我给你干了这些年，没少流汗，你就这么狠心？咱们也让大伙儿给评评理嘛！"

胡进士一听这话，怕别的长工听见，都不安心干活，忙改口说："二慢呀，你先去外边找个地方待些日子，等病好了再回来。这是工钱，拿走吧！"

二慢没有办法，只好出了进士大院。一出门，他就觉得浑身一阵冷，一阵热，两腿酸疼，每走一步都费很大劲儿。他迷迷糊糊地来到了一片水塘边。塘水快干了，四周杂草丛生，还长着茂密的芦苇、小柳树。二慢再也不能动弹，就躺在杂草丛里。

躺了一天，二慢觉得又渴又饿。可他一点力气也没有，站不起身，便用手挖了些草根吃。这样，一连七天，二慢没动地方，吃了七天草根。

七天过后，周围的草根也吃完了，二慢试着站起身。他忽然觉得身上有劲儿了，就朝进士大院走来。胡进士看见二慢，皱着眉头说："你怎么又回来啦？"

"老爷不是答应等我病好了就回来吗？"

"你的病全好啦？"

"嗯。我这就干活去。"

二慢说完，拿起锄下田了。胡进士也就不再说什么。从此以后，二慢的病再也没犯过。

过了些日子，胡进士的少爷也得了瘟病，一阵冷，一阵热，跟二慢得过的病一模一样。胡进士只有这么一个儿子，心疼极了。他请来许多医生，但谁也治不好，胡进士忽然想起了二慢，就把他找来，问道："前些日子你生病时，吃了什么药啊？"

"老爷，我没吃药，自己就好了。"

胡进士不信："你准吃什么药了，快告诉我。"

二慢说："我离开你家后，走到村外水塘，就倒在那里了，我又渴又饿，就挖草根吃。"

"你吃的什么草根？"

"就是当柴烧的那种草阿。"

"快领我看看去。"

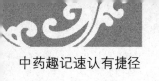

"好吧。"

二慢带着胡进士走到水塘边。他拔了棵吃过的草根，递给胡进士。胡进士急忙回家，命人洗净煎汤，给少爷喝了。一连几天，少爷就喝这种"药"，把病喝好了。

胡进士十分高兴，想给那种药草起个名字，他想来想去，那东西原来是当柴烧的，自己又姓胡，就叫它"柴胡"吧。

7. 孤寡老妪传知母

知母是一味常用的清热泻火药。其性甘寒质润，故有清热泻火与滋阴润燥并举的特点，可治疗肺胃实热、阴虚燥咳、骨蒸潮热、阴虚消渴、肠燥便秘等病症。关于"知母"这一药名的由来，还有一段有趣的故事。

从前有一个孤寡老太婆，无儿无女，年轻时靠挖药为生。因她不图钱财，把采来的药草都送给了有病的穷人，所以年老了却毫无积蓄。这苦日子倒能熬，但老人有块心病，就是自己的认药本事无人可传，想来想去，她决定沿街讨饭，希望能遇上个可靠的后生，认作干儿子，了却自己的心病。

一天，老人讨饭来到一片村落，向围观的众人说了自己的心事。一时间，讨饭老太太要认干儿子传授采药本事的消息便传开了。不久，有一个富家公子找到了她。这公子有自己的小算盘："学会了认药治病，岂不多条巴结官宦的路子。"于是便把老太婆接到家里，好衣好饭伺候着。但过了十几天，却一直不见老太婆提药草之事，这天，他假惺惺地叫了老人一声"妈"，问起传药之事，老太婆答道："等上几年再说吧。"这下子把公子气得暴跳如雷，他叫嚣起来："白养你几年了，你想骗吃骗喝呀，滚你的吧！"老人也不恼怒，笑一声，换上自己的破衣裳，离开了公子的家门。

她又开始讨饭。没多久，有个商人找到她，愿认她当干妈。这商人心里盘算的是卖药材，赚大钱。他把老太婆接到家，先是好吃好喝招待，可过了一个月，仍不见老人谈传药之事，心里就忍不住了，便又像公子一样，把老人赶出了家门。

一晃两年过去了，老人仍不停地沿街乞讨，说着心事，竟被很多人当成骗子。这年冬天，她蹒跚着来到一个偏远山村，因身心憔悴，摔倒在一家人门外。

响声惊动了这家的主人。主人是个年轻樵夫，他把老太婆搀进屋里，嘘寒问暖，得知老人饿着肚子，急忙让妻子做了饭菜端上。老人吃过饭就要走，两口子拦住了："这大冷的天，您上哪去呀？"当老人说还要去讨饭时，善良的两口十分同情，劝她说："您这把年纪了，讨饭多不容易，要是不嫌我们穷，就在这儿住下吧！"老人迟疑了一下，最后点了点头。

日子过得真快，转眼春暖花开。一天，老人试探着说："老这样住你们家，我心里过意不去，还是让我走吧。"樵夫急了："您老没儿没女，我们又没了老人，咱们凑成一家过日子，我们认您当妈，这不很好吗？"老人落泪了，终于道出了详情。而樵夫夫妇却没有介意："都是受苦人，图啥报答呀，您老能舒心就行了。"从此，樵夫夫妇忙着生计，很孝顺老人，老人就这样过了三年多的幸福时光，到了 80 岁的高龄。

这年夏天，她突然对樵夫说："孩子，你背我到山上看看吧。"樵夫不明就里，但还是愉快地答应了老人。他背着老人上坡下沟，跑东串西，累得汗流如雨，但还不时和老人逗趣，老人始终很开心。当他们来到一片野草丛生的山坡时，老人下地，坐在一块石头上，指着一丛线型叶子，开有白中带紫条纹状花朵的野草说："把它的根挖来。"樵夫挖出一截黄褐色的草根问："妈，这是什么？"老人说："这是一种药草，能治肺热咳嗽、身虚发烧之类的病，用途可大啦。孩子，你知道为什么直到今天我才教你认药么？"樵夫想了想说："妈是想找个老实厚道的人传他认药，怕居心不良的人拿这本事去发财，去坑老百姓！"老太婆点了点头："孩子，你真懂得妈的心思。这种药还没有名字，你就叫它'知母'吧。"

后来，老太婆又教樵夫认识了许多种药草。老人故去后，樵夫改行采药，但他一直牢记老人的话，真心实意为穷人送药治病。

8．不花钱的中药——芦根

江南有个山区，这地方有个开生药铺的老板。由于方圆百里之内只有他这么一家药铺，所以这个药铺老板也就成了当地的一霸。不管谁生了病都得吃他的药，他要多少钱就得给多少钱。

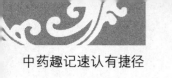

有家穷人的孩子发高烧，病很重。穷人来到药铺一问，药铺老板说，退热得吃"羚羊角"，五分羚羊角就要十两银子。穷人说："求你少要点钱吧，这么贵的药，咱穷人吃不起呀！"

药铺老板说："吃不起就别吃，我还不想卖呢？"

穷人没法，只有回家守着孩子痛哭。

这时，门外来了个讨饭的叫花子，听说这家孩子发高烧，家里又穷得买不起那位药铺老板的药，便说："退热不一定非吃羚羊角不可。"穷人急问："还有便宜的药吗？"

"有一个药不花一分钱。"

"什么药？"

"你到塘边挖些芦根回来吃。"

"芦根也能治病？"

"准行。"

穷人急忙到水塘边，挖了一些鲜芦根。他回家煎给孩子灌下去，孩子果然退热了。穷人十分高兴，就跟讨饭的叫花子交了朋友。

从此，这里的人们发高烧时就再也用不着去求那家药铺老板了。芦根成了一味不花钱的中药。

9. 诸葛亮巧用淡竹叶汤诱敌上当

相传，建安十九年，曹操独揽大权，在朝中威势日甚，此时刘备已取得了汉中，羽毛渐丰，在诸葛亮的建议下，发兵声讨曹操。先锋即是张飞、马超。兵分两路，张飞一路兵马到巴西城后，即与曹操派来的大将张合相遇。张合智勇双全，筑寨拒敌。张飞急攻不下后，便指使军士在阵前骂阵。张合不理，在山寨上多置擂木炮石，坚守不战，并大吹大擂饮酒，气得张飞七窍生烟，口舌生疮，众兵士也多因骂阵而热病烦渴。

诸葛亮闻知后，便派人送来了50瓮佳酿，并嘱咐张飞依计而行。酒抬到阵前，张飞吩咐军士们席地而坐，打开酒瓮大碗饮酒，自己更是把瓮大饮。有细作报上山寨，张合登高一看，果然如此，恶狠狠地骂道："张飞欺人太甚！"传令当夜下山劫寨，结果遭到惨败，原来张飞使的是一条"诱敌之计"，他们白天在阵前喝的不是什么"佳酿美酒"，而是孔明遣人送来的一种汤药——淡竹叶汤，既诱张合上当，又为张飞和众军士们解火治病。

淡竹叶，为淡竹的茎叶，多年生草本，生于山坡林下及沟边阴湿处。夏季末抽花穗前采割，晒干备用。其具有清热除烦、利尿的功效，可用于热病烦渴、小便赤涩淋痛、口舌生疮等症。民间验方颇多，如治口舌生疮，可采用鲜淡竹叶煎汤当茶饮有良效，夏日消暑也可用淡竹叶适量水煎，作凉茶饮用。

10．采摘夏枯草的故事

从前，有个秀才的母亲得了瘰疬，脖子肿得很粗，还直流脓水。一天，来了个卖药的郎中，他对秀才说："山上有种草药，可以治好这种病。"秀才立即求郎中帮忙。郎中上山采了一些紫色花穗的野草回来，剪下花穗，煎汁给秀才母亲吃，几天过去，秀才母亲的病好了，老太太十分高兴，嘱咐儿子留郎中住在家里，郎中也不客气，白天出去采药、卖药，夜晚就住在秀才家中。这样过了一年，郎中要回家，临走时对秀才说："我在你这儿住了一年，为感谢你一年来的盛情款待，现在我传给你一个治瘰疬的药方。"郎中说罢，便带秀才上了山。他指着一种长圆形叶子、开紫花的野草对秀才说："这就是治瘰疬的草药，你要认清。"秀才仔细地看了看，说道："认清了。""你千万要记住，这草一过夏天就没了。""嗯，我记住了。"

就在这年的夏末秋初，县官的母亲得了瘰疬，张榜求医，秀才听到以后立即揭榜去见县官，说："我会采药治这种病。"县官派人跟秀才一同上山，可是，怎么也找不到长圆叶、开紫花的野草，差人把秀才押回县衙，县官认定他是骗子，当堂就打了他五十大板。

第二年夏天，郎中又回来了，秀才一把抓住郎中说："你害得我好苦啊！"郎中一愣："怎么啦？""你教我认的草药怎么没有啦？"俩人又到山上一看，到处都有这草药，秀才奇怪地说："怎么你一来，这草药又有了。"郎中说："我不是对你讲过吗，这草药一过夏天就枯死了，要用就要早采。"秀才这才猛然记起，由于自己粗心大意，白挨了五十大板。为了记住这件事，秀才就把这草药叫做"夏枯草"。

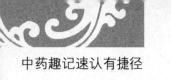
11．黄芩救李时珍，成就一代药圣

黄芩是中医常用的一味清热祛湿药。这小小的、并不显眼的黄芩，不仅救过我们伟大的医药学家李时珍的性命，还成就了李时珍一代宗师的地位。

李时珍生于明朝嘉靖年间，自幼聪明伶俐，好学上进，小小年纪就立志考取功名，光耀门庭。可是天有不测风云，在李时珍16岁时，突患急病，咳嗽不止，并且久治不愈。随着病情加剧，他每日吐痰碗余，烦渴引饮，骨蒸劳热，六脉浮洪，虽服用柴胡、麦冬、荆芥、竹沥等解表退热、润肺清心、清热化痰之剂，却毫无效果。方圆百里的名医都束手无策，认为他已无药可救。眼看小时珍的生命危在旦夕。

正在李时珍父母悲伤绝望之际，村子里来了一位从远方云游到此的道士，这位道士白发长长，颇有仙风道骨的味道。闻言道士专治疑难杂症，小时珍的父母急忙把道士请到家中给小时珍看病。道士给小时珍号了脉象后，捋捋长发说："不妨，不妨，此病只需服用黄芩30克，加水两盅，服用半个月即可痊愈。"小时珍的父母半信半疑地按方煎药。奇迹出现了，半个月之后，小时珍身热全退，痰多咳嗽的症状也消失了，身体渐渐恢复健康。一味黄芩居然起到了立竿见影的治疗效果。

李时珍深感祖国医学的神奇，更对这位身怀绝技的道士钦佩不已。从此，他便跟随道士刻苦研究医学，读遍历代医书，踏遍高山大川。功夫不负有心人，李时珍终于在医学上取得了巨大的成就，成为医林一代宗师。在他编著的《本草纲目》中，李时珍对救了自己性命的黄芩推崇备至，夸赞道："药中肯綮，如鼓应桴，医中之妙，有如此哉！"

12．瞎子八十目不瞑，只缘长年饮决明

传说古时候，有一位秀才，因为家境清贫，所以勤于读书，想考取功名。但由于用功过度，结果不到六十花甲就患了严重的眼疾，不但看书看不清楚，而且连走路也要拄着拐杖，因此人们都称他为"瞎子秀才"。无可奈何，瞎子秀才只好放弃读书考取功名的梦想，整天在自家门前呆坐，困坐愁城。这

年春天，一位从南方前来收购药材的药商从他门前经过，看到他门前长着的几棵不起眼的"野草"，眼睛一亮，便问瞎子秀才："你这几棵草卖给我好不好？"瞎子秀才没好气地反问："你给我多少银两？"药商先是一愣，然后笑了笑，态度随和地半开玩笑地说："你要多少银两，我就给你多少银两。"瞎子秀才以为他在和自己开玩笑，于是赌气地说："不卖！给多少银两也不卖！"药商见他心情不好，便悻悻离去。

夏天到了，瞎子秀才门前的那几棵草已经长到二三尺高，茎上开满了鲜黄色的花，散发出阵阵沁人心脾的清香。一天，那位南方药商又来了，还是要跟瞎子秀才买那几棵"野草"。这时，瞎子秀才醒悟过来，知道这几棵"野草"一定有什么价值，要不药商为什么三番四次来向我买？但一时他又不知道它们有什么作用，于是便决定不卖给他，想自己琢磨后再作决定。南方药商有点失望地走了。

到了秋天，门前那几棵"野草"结满了菱形的、灰绿色的、闪闪发亮的种子，芳香四溢。瞎子秀才眼睛虽然看不见，但他嗅到阵阵种子的香味，心想这一定是种好药，但又不知道能治什么病，于是便随手抓了一把，用它泡茶喝，天天如此，没想到时间一长，他的眼疾竟然渐渐地好转了，先是走路不用拄拐杖了，然后连看书也看得清楚了。又过了一两个月的时间，那位南方药商再次前来求购"野草"，但见"野草"尚在，种子却不见了，与此同时，他见瞎子秀才的眼疾大为好转，于是问道："您用草籽泡水喝啦？""是啊。"老秀才便把无意中用"野草"种子治愈眼病的事说了一遍。药商听了以后，滔滔不绝地说："这野草叫决明，又叫马蹄决明、钝叶决明、假绿豆和草决明，它的种子叫决明子，性味苦、咸、微寒，具有清肝明目、通便之功效，可治疗肝阳上亢、大便秘结、痈疖疮疡等症，是一种难得的良药啊，要不我为什么三顾贵舍前来买呢？"从此以后，瞎子秀才便常常以决明子泡茶喝，眼明体健，终于考取了功名，活到了八十多岁。为此，他曾吟诗一首，形容自己和草决明非同寻常的关系："愚翁八十目不瞑，日数蝇头夜点星，并非生得好眼力，只缘长年饮决明。"

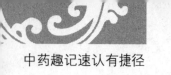

13. 黄连的由来

相传很早以前，在四川石柱县凤凰山上住着一位姓陶的医生，雇请了一位名叫黄连的帮工为他种花栽药。这位帮工心地善良，勤劳憨厚。

有一年春天，陶医生的独生女儿陶雯姑娘外出踏青，看见郊外山上长着一种绿色小花的野草，十分好看，便拔了几棵带回家，种在园子里。那帮工每天给园里种植的各种中草药上肥浇水，尤其不忘给那野花浇上一份。天长日久，这野草越发长得茂盛，葱绿滴翠，逗人喜爱。

次年夏天，陶医生外出给人治病，十多天都没有回家，可是妹妹却得了病，浑身烦热，上吐下泻，不几日，竟瘦得皮包骨头了。这时，陶医生出诊还未回来，由他的朋友给妹妹治病。尽管诊断十分精细，可连服了三剂药也不见轻，妈妈见女儿奄奄一息，见人就掉泪，帮工看在眼里，急在心上，便想起了那绿色的小花。上个月自己喉咙疼，偶尔掐了几片小花的叶子，嚼后咽下，尽管苦得要命，喉咙疼当天就见轻了。又嚼了几片，竟然一点也不疼了。莫非这野花能治病？想到这儿，他就连花带叶拔了一株，煎了碗水，端给妹妹喝。真神！前晌喝了，后晌就见轻了。妹妹又喝了两次，病就全好了。陶先生回来，听说此事，感动得拉住帮工的手，连声道谢，说："妹妹得的是肠胃热的重病，清热解毒的药才能治好，这开绿花的小草，看来对清热有奇效呀！"从此，这野草就入了药。

不久，那个叫黄连的帮工因病死在了陶家。因为这草药是帮工第一个试用的，为了纪念这个帮工，陶医生便把这种可以清热解毒、味极苦的中药材，用帮工的名字取了药名，叫"黄连"。

14. 金银花的由来

很久很久以前，在今河南省巩县、密县、登封三县交界的五指岭山腰里，住着一个姓金的采药老汉。他和山下一位姓任的老中医合伙，在山下开了一家中药铺。

金老汉的老伴早已去世，跟前只剩一个女儿，叫银花，生得聪明秀丽，从小就跟着爹爹上山采药，再由她每天把采到的中草药送到山下的药铺里去卖。任老医生也是个淳厚善良之人，又有一手高明的医术。他一面操持药铺，一面给人看病，还经常免费舍药给村里的穷苦人看病，故深受大伙儿的尊敬。

任老医生跟前只有一个儿子，因是冬天生的，故名任冬。小伙子勤劳勇敢又纯朴聪明，从小跟着父亲学习医术，15岁时又去登封少林寺习武。可以说，是个文武双全的好后生。由于两家交往密切，任冬和银花从小就非常要好，长大后由两小无猜变成了一对恋人。两家的老人也看出了两个年轻人的心事，就给他们订了终身。从此两家的关系更密切了。

却说，在他们居住的这个五指岭上，有一种叫金藤花的名贵草药，能解邪热、除瘟病。一天，金老汉和女儿银花正在山上采药，突然，乌云翻滚，狂风大作，吹得五指岭上飞沙走石，叫人睁不开眼睛。接着，黑云中出现一个怪物，伸出魔爪将银花一把抢走，一时间就不知去向了。

原来，这是一个名叫瘟神的妖怪，它本是北海边的黑熊精所变。这瘟神不知从哪儿听到，说是从五指岭上的一百株金藤花上采摘一百斤花苞，用一百斤天河水，煎熬一百个日夜，就可以熬成膏丹，服了这些膏丹就可以长生不老。所以这瘟神就跑到五指岭来，想采花制药。这天，瘟神听小喽啰禀报说山下有两个人来采摘金藤花，瘟神便发怒了，他想占山为王，不许任何人来采摘金藤花。可等他出洞来到山上一察看，却看见一个老汉带着一位美丽的姑娘。瘟神顿起歹意，便祭起狂风，喷出黑雾，掀起飞沙走石，趁金老汉和银花不备，一下将银花抢走。

金老汉忽然不见了女儿，只看见一股妖风盘旋而去，心里猜想女儿定是被妖风卷走，就拼了老命地在妖风后面追赶。追啊追啊，一直追到一条黑黝黝的深谷，也没找到女儿，却只见一阵瘴气迎面扑来，老汉顿觉头晕目眩，胸闷想吐，不觉昏倒在地。待他醒来，已是薄暮时分。金老汉见深谷之中根本没有女儿的踪影，只好摸索着回家，并寄希望于女儿也许没事早已回家等他去了。

瘟神把银花抢到洞中，就威逼她成亲，但银花宁死不从。后来，瘟神用尽了各种手段，见实在无法制服银花，就令小喽啰给银花戴上铁锁链，囚进一个石牢里。这瘟神还有个恶习，就是每日里吞云吐雾，散放瘴气，传播瘟疫。自打它来到五指岭后，五指岭一带的老百姓染上疫病的便越来越多。

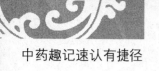

在山下开药铺兼治病的任老医生，发现近来病人陡然增多，并且得的都是很厉害的瘟疫，就觉得情况有点不妙。加上一连好几天不见金家父女下山来送药，不知是怎么回事，实在放心不下，就嘱咐儿子说："冬儿，咱们这儿患瘟疫病的人越来越多了，要给乡亲们治好瘟疫，必须用金藤花。你即刻上山去找你金大伯和银花妹妹，一是看看他们父女可好，我怪不放心的；二是帮着多采些金藤花回来。"

任冬听了此话，马上挎上朴刀直奔五指岭。任冬来到金大伯家，只见那匹白玉飞龙马拴在后院里吃草，却不见银花和金大伯。原来，这几天金老汉每天都是一大早就起来上五指岭去寻找女儿。任冬猜想父女俩一定上山去了，便也马上进山寻找。可奇怪的是，在平日父女俩常去采药的地方，怎么也找不到金家父女。任冬不死心，他翻过一架又一架的山梁，淌过一条又一条的溪流，穿过一条又一条的深谷，终于找到了金大伯，不过，金大伯这时正躺在草地上，人已昏迷不醒。任冬急忙上前呼唤，过了好一会，金老汉才睁开眼睛，清醒过来了。他见是任冬找来了，忙拉着他的手急切他说："冬儿，五指岭来了个瘟神，抢走了你的银花妹妹，你一定要设法除掉瘟神，救出银花啊！"任冬急忙把金大伯背回家中，请父亲照看，自己马上返身回到五指岭。他心中发誓一定要除掉瘟神，救出银花妹妹。

任冬来到黑黝黝的深谷，只见路越走越陡，山谷越来越深。突然，他看见峭壁上出现一个黑雾笼罩的洞口，里面隐隐约约传来女子的哭声。仔细一听，正是银花的声音。任冬抓住崖壁上的藤条，攀上了洞口，到洞里找到了被囚禁的银花。他砸开石牢门，只见银花妹妹满脸泪痕，面容憔悴地躺在潮湿肮脏的石板上，便立即跑过去，抱住银花说："银花妹妹，我救你来了。"同时，他为银花砸开锁链，抹去泪痕，并还要说些什么。银花急忙摆手不让他多说，拉上任冬就赶忙往洞外跑。两人出了洞口，顺着青藤溜下谷底，涉过山涧，爬过了座座山梁，终于回到了银花家。

这时，银花才喘了口气，急忙对任冬说："冬哥，我爹呢？"任冬告诉他金大伯已在他家治病，银花放了心。银花又着急地说："冬哥，我在洞中听瘟神说，他要散布瘟疫，让千家万户都染上瘟病，这样他就可以长期霸占一方，胡作非为了。"任冬点点头说："我爹正为此事犯愁呢。可又没法子治他。"银花说："任冬哥，我曾听见洞中的小喽啰说，他们的大王本领大，瘟病一般人治不了。要治瘟病除非金藤花。要想拿住他们大王，除了药王谁也没办法呢。"任冬想到金大伯和银花被瘟神欺侮，更想到那些被瘟疫缠身的乡亲们，他发誓要除掉瘟神，解救他们。想到这儿，他便问银花可知道药王住在哪里，银花说，听老辈人说药王住在蓬莱仙岛的灵芝洞里。

任冬说："咱们这就去找药王。"说完立刻去后院牵出那匹白玉飞龙马。他们两人刚刚骑上，那马就一声嘶鸣，直奔蓬莱仙岛而去。任冬和银花刚要走近蓬莱岛，突然间只见黑云翻滚，狂风大作。银花一看这情形跟上次一样，心里明白这是瘟神追了，急忙对任冬说："任冬哥，瘟神追来了，怎么办？"任冬果断地说："银花，我留下挡住他，你一个人去请药王。快去！"说完就跳下马背。银花怎么放心得下，也勒住马要留下。任冬说："银花，瘟神马上就到了，再说咱俩骑一匹马也跑不快。如果我不留下来抵挡瘟神，只怕咱俩谁都走不掉。请不来药王，怎么降服瘟神，拯救乡亲们呢？"任冬说罢，就朝马屁股上猛抽了一鞭，只见那马带着银花闪电一般地飞驰而去。

银花刚走，瘟神就驾着黑云赶来了。瘟神对着任冬冷笑："哈哈，你这小子狗胆包天，想让药王来治我，今日落在我手中，看你还往哪儿跑！"说着从黑云中伸出魔爪，要抓任冬。任冬一见仇人怒从心头起，举起随身带的朴刀就向瘟神砍去。瘟神想不到任冬竟敢与他对战，也就降下云头，急忙招架。二人恶战一场。瘟神善弄魔法，个头又黑又大，任冬虽然会些武艺，但也难敌妖法，奋战了十几个回合，还是被瘟神拿住了。瘟神逼问银花下落，任冬当然是至死不说。瘟神无奈，只好暂且把任冬押回五指岭的石洞中。

再说银花骑着白玉飞龙马，日夜兼程，翻过了九十九座山，涉过了九十九道川，历尽千辛万苦，终于来到蓬莱仙岛的灵芝洞前。见了药王，银花把事情的前后经过讲了一遍，最后请求药王去制服瘟神，为五指岭的百姓除害。药王见银花年纪这么小，却如此勇敢，且有爱民之心，就满口答应了银花的请求，同时从他身边挂的葫芦里倒出两粒仙丹，说："银花姑娘，你辛苦了，先吃了这个解解乏吧。"银花服了仙丹，顿觉饥饿疲劳全部消失，精神立时焕发起来。接着，药王牵出梅花鹿，带着沉香龙头拐杖、药葫芦和白玉杯，然后让银花骑上白玉飞龙马，用那根龙头拐杖在马肚子下面画了个"八卦"，接着往马背上猛击一掌，只见一道金光一闪，那白玉飞龙马立刻腾空而起，驾上一朵祥云，紧跟着药王骑的梅花鹿，一起向五指岭奔去。

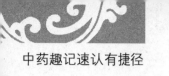

药王和银花一到五指岭，瘟神知道大事不好。它先把受尽折磨、宁死不屈的任冬推下背影潭里，然后张开血盆大口，要把五指岭上所有的金藤花都吞进肚子里去。正在这时，药王和银花赶到。只见药王手起杖落，打得瘟神连声惨叫，急忙驾起一团黑云，往西南方向逃去。药王急忙追上，瘟神被打得连连求饶，却又一边继续往西南逃跑。据说，趁药王一个疏忽，还是让瘟神逃走了，以致在一段时期仍继续危害西南山区的人们。

再说任冬被瘟神推进背影潭淹死了，但他的尸体就是不往下沉，总是直立在水中，乡亲们发现之后，便把他的尸体打捞上岸，葬在燕儿坡前。银花回到家中，父亲已经死去，任老医生也因思儿心切去世了。后来，她又听说连最后一个亲人任冬哥也已被瘟神害死，不禁悲愤交加，痛不欲生。她来到父亲和任老伯坟前祭拜，之后，又来到燕儿坡任冬的坟前。她一见任冬哥的坟墓，想到不久前两人分手时的情景，忍不住痛哭起来。哭哇、哭哇，止不住的泪水如同串串珍珠滴洒在任冬的坟冢上，意想不到的是，坟上顿时长出了一丛丛茂密的金藤花蔓。可是，银花一点也没觉察到。她太悲痛了，一直痛哭不已，眼泪哭干了，哭出了滴滴鲜血。殷红的鲜血洒在金藤花蔓上，藤蔓上就开出了金灿灿的花朵。到后来，银花实在太悲痛了，便一头碰死在任冬坟前的岩石上。

乡亲们听到银花惨死的消息，无不悲痛万分。大家把她和任冬合葬在一起。合葬刚刚完毕，一个奇迹突然出现了。乡亲们看见整个五指岭漫山遍野都开满了金藤花。花儿金灿灿、银闪闪、一簇簇、一丛丛，光彩夺目，如云似霞。接着，当地凡是患了瘟疫的病人，喝了金藤花茶，立刻都痊愈了。

等到药王从追赶瘟神的千里之外返回五指岭，听到了银花已经死去的消息，非常惋惜地来到五指岭上，看到满山盛开的金藤花，对乡亲们说："这些花是任冬和银花的化身哪！"说着，他拿出白玉杯，倒上一杯水，把两朵金藤花放进杯内。只见那两朵花在水中游弋不定。药王把杯子端到乡亲们面前说："看，两朵花儿在抖动，是因为两个年轻人还放心不下啊。"说完就对着玉杯念了几句，告知说五指岭的乡亲们病都治好了。杯中的花朵立刻安定地直立于杯中。

后来，人们为了纪念银花和任冬这两个为人民献身的年轻人，就把金藤花叫做"金银花"和"任冬花"，又叫做"忍冬"。为祝愿银花和任冬永远成双成对，也有人把这种花叫做"鸳鸯藤"、"二花"或"双花"。

说也奇怪，直到如今，其他地方产的金银花泡在水中都是浮躺在水面上的，只有巩密关燕儿坡前产的金银花，泡在杯中是花身直立而不会下沉，据说这是药王亲口封过的。

15. 神秘的传药老人白头翁

有个年轻人闹肚子，一阵一阵地疼得直冒汗。他捧着肚子去找医生，恰巧医生被别人请去了。年轻人只得回家。不料，他走在半路上又疼上了劲，疼得他肠如刀绞、行动不得，只好躺在地上。

这时，一位白发苍苍的老爷爷拄着拐杖走来，他问年轻人："你怎么睡在这儿呀？小伙子！"

年轻人答道："我正在闹肚子，疼坏啦！"

"怎么不去看医生？"

"医生不在家呀。"

"那就找点药吃啊！"

"让我哪里找去？"

"嘿，你身边不就有治闹肚子的药吗？"

"在哪儿？"年轻人急问。

老爷爷用拐杖指着路边一颗果实上长着白毛的草，说："这东西的根就是药。你挖回去煎汤，只要连吃三剂就好了。"

"真的吗？"

"你看，我都这么一把年纪了，还能说瞎话吗？告诉你吧，这是我家独传的秘方，就借你的嘴传给世人吧。"

老爷爷说完，转身走了。

年轻人还是半信半疑。过了一会，他觉得肚子好受了一点，就挖了几棵果实上长着白毛的野草回家了。到了家，他并没有煎汤吃。可是到了下半夜，肚子又疼起来，泻肚子的次数也增多了。年轻人实在受不住了，只好试试老人的办法。他把那些野草的根洗干净，又切了片，煎成汤。这天晚上，他喝了一剂；第二天早晨，又喝了一剂……到第三天，肚子竟然不疼了，也不泻

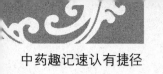

了。年轻人十分高兴。

后来，邻居中有许多人得了痢疾。那个年轻人就扛上铁锹，到村外荒地里去挖这种药草。他挖了一篮子回来，送给病人。病人吃过都好了。人们问年轻人："你什么时候学会医道啦？"

年轻人便对大家讲述了老爷爷传授单方的故事。

人们又问："哪儿的老爷爷？"

"我忘问啦。"

"这叫什么药草呢？"

"老爷爷没说。"

年轻人十分后悔。过了几天，他来到上次碰见老人的地方，想找到老人，当面致谢。可是，问来问去，怎么也打听不出那位老人的来历和下落。大伙都说："没有见过这么一位老先生啊！"

年轻人很失望。他坐在与老人相遇的道边上发愣。这时，他看见土埂上有一颗长满白毛的药草，正随风轻轻摇动。那长着白毛的药草，多像一位白发老头啊！年轻人惊叫道："哎呀，那位老爷爷怕是南极仙翁显圣，亲传秘方来了吧！对，不能让后辈忘记那位传药的老爷爷，这种草就叫'白头翁'吧。"

16．马齿苋的由来

从前一富商人家，家里有三个儿子，老大、老二都娶了媳妇，老三年幼，也买了个童养媳。童养媳才十一二岁，体瘦身弱，可家里的苦累活全都落在她一个人头上。整天吃剩的、穿破的不说，稍有差错，婆婆不停地打骂。再加上大嫂为人奸诈刁钻，常常在中间搬弄是非，挑唆婆婆平白无故地打骂她，自己则在旁边看笑话。童养媳有话没处说，只有把苦水暗暗地往肚子里咽。所幸的是，二嫂为人忠厚善良，遇上她挨打受气，就想办法劝解，使她感到了一点安慰。

有一年，村里流行痢疾，半个月就死了许多人。童养媳不幸也被传染上了，成天拉肚子、跑茅房。大嫂非常恐慌，担心自己被传染，就对婆婆说："死丫头不能干活了，还留她干什么？万一把咱们传染上了后悔也来不及，不如趁早把她赶出去。"婆婆一听，觉得有理，可是又一想，赶出家门毕竟名声不好，不如把她赶到菜园子的茅棚里去住。

童养媳只得搬到茅棚里。几天过去了，没有人给她送饭，她饿得实在受不了，又不敢偷吃园子里的菜，只得从地边掐了许多野菜，在棚子里用锅煮着吃。就这样连吃带喝过了三天，却没想到痢疾竟然止住了，身上也有劲了。两天之后，病居然全好了。

她赶紧回家，只见丈夫穿着孝衣，门上挂着白纸幡，原来婆婆和大嫂都因闹痢疾死了，只有二嫂还躺在床上，她急忙返回园子，挖了半篮子野菜，煮好后喂二嫂吃，连续吃了三天，二嫂的病也好了。

这件事马上在村里传开了，村人纷纷挖这种野菜吃，果然灵验。但人们都不知道这种野菜叫什么名字，只见它长得像马的牙齿，就把它叫"马齿苋"。从此以后，人们都知道，马齿苋是能治拉肚子的良药。

17．济生堂不济生，地丁草治疗毒

地丁的全称叫"紫花地丁"，是堇菜科多年生草本植物，因花开紫色而得名。传说古时候有两个苦难兄弟在偶然中发现了它有清热解毒的奇特功效。

从前，有两个要饭郎整天在一起乞讨，日久结拜为兄弟。有一天，弟弟的一根手指突然生了疗疮，红肿发亮，痛得坐卧不安。哥哥带弟弟来到附近镇上一家卖疗疮药的"济生堂"药铺，谁知老板一看是要饭的却不"济生"了，任兄弟俩磕头求情也不行。

兄弟俩又找问了好几处，也没能买到疗疮药。转眼到了傍晚，他们来到一片山坡上休息，弟弟突然哭起来，直叫"手指烧痛"，哥哥急忙安慰着，却也一筹莫展。此时，满天晚霞照在山坡上，哥哥突然发现眼前有紫草花，在霞光中格外鲜艳，便不由得掐了几朵放在嘴里嚼着，觉得苦丝丝凉爽爽的。他灵机一动，连忙把嚼着的花瓣吐出来，顺手按在弟弟的手指头上，安慰说："先让这湿花瓣给你凉凉吧！"

没想过了一会儿，弟弟高兴地告诉哥哥，他的手指舒坦多了，再过一会儿，竟然不痛了，哥哥闻之一跃而起，大声说："哎呀，天无绝人之路，说不定这花草是良药，能治疗毒啊！"于是连根带叶挖了许多。回到夜宿的庙里，他们把草分成两份，一份捣烂外敷，一份煎水喝，两天后，弟弟的疗疮

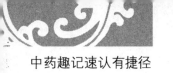
全好了。

想起最初求医去的那家药铺老板，兄弟俩决定扔掉讨饭根，以上山采药为穷苦人治疗疔疮毒为生。为了让人们记住这种顶头开紫花的草药，兄弟俩就根据这种草梗笔直，像一根铁钉，顶头开几朵紫花的形象，取了"紫花地丁"的名字。

地丁是清热解毒类中药里功卓力宏的一种，它突出的功效是清热解毒，消痈散结，对痈肿、疔疮、丹毒、乳痈、肠痈、毒蛇咬伤、瘰疬、跌打损伤等外科疾病的热、毒、肿、痛、结类疾病都有确切的疗效。此外，地丁对内科疾病的目赤肿痛、黄疸、痢疾、肠炎等也有很好的效果。

18．飞毛传情报佳信，治痈疗毒蒲公英

孙思邈带着徒弟到离江边不远的陈村去行医，一住就是十几天。他们发现这个村子两百多户人家都喜爱吃蒲公英（又叫黄花地丁、公英等），但陈村人却都叫它"飞毛草"。他们凉拌吃、炒熟吃、腌着吃，小孩喜欢揪苔杆吃。要问啥原因，村中的人们会给你讲一个生动而感人的故事。

贞观三年，唐太宗派李靖统帅部队征讨东突厥时，陈村有一对新婚夫妇，男的叫松郎，女的叫翠竹，甜甜蜜蜜，十分恩爱。结婚刚过半年，松郎就得应征从军。在临别那天，翠竹送松郎到村外十里处，松郎顺手采了一株蒲公英，金黄灿灿，格外鲜活，插在爱妻的发角，含情脉脉地望着她，并说道："请多保重。"翠竹含着泪花说："好男儿志在报国，从军是应该的，盼你能经常采些飞毛草，趁刮东北风时放起来，让飞毛飞回家乡，以慰为妻思念之心！"松郎点点头说："记下了，只要我不战死，一定放飞毛给你。可是，你怎么能认识哪些是我放的飞毛呢？"翠竹说："你用红花汁将飞毛草染成红色，我见红飞毛就知道是你放的了。""好！也盼望你趁刮西南风时给我放飞毛，你把飞毛用草汁涂成绿色，我见到绿色飞毛就知道是你放的了。"松郎兴奋地说。接着翠竹坚定地回答："一定！"

夫妻分别之后，翠竹经常到野外采集飞毛草，采了很多很多，都用绿草汁染成绿色，每当遇到刮西南风就放一些出去。但每当遇到刮东北风，她便站在村口等，盼望接到红色飞毛。有一次，一连刮了三天东北风，翠竹在野

外接着从东北飘来的朵朵像小伞样的飞毛。她把接到的几十朵飞毛一一都仔细瞅了又瞅，但都是雪白的毛冠下面坠着芝麻大的种子，只可惜没有一朵是红色的，它便把它们放飞。直到第三傍晚东北风减弱时，翠竹终于接到了两朵绝色的飞毛，她高兴而激动地把接到的两朵红色的飞毛让姐妹们看。但姐妹们看了，这哪是什么红色，分明是沾了泥土的飞毛，可嘴上还是说："对！是红色的，是松郎给你放的。"

从此以后，翠竹陆续接到一些"红色"的飞毛，这样就收集了好多。立春以后，她把飞毛种在院子里，一场春雨过后飞毛种子发芽，长出地面，一天天长大。空心的杆儿顶端开出了金黄色的花儿，十分喜人。翠竹更是情有独钟，有空就凝神观赏，深思想象。松郎走后八个月，翠竹生了个男孩，高兴得她连忙放出了大把绿色的飞毛，给丈夫报个喜。不幸的是，孩子满月不久，翠竹患了乳痈，村上曾有三个妇女患乳痈丧了命，这简直太可怕了。一天夜里，翠竹乳房红肿、溃烂，疼痛难忍，想到自己活不长久了，便跌跌撞撞到院子里采了些飞毛草咀嚼吞下，意欲把松郎的情义装在心里，然后回到房里，等候死亡的到来。翠日，她没有死，反倒觉得乳痈轻了些，于是她继续吃飞毛草，越吃越感觉好转，一连吃了十多天，乳痈竟然好了。

话说松郎，在边寨经常采飞毛，染飞毛，放飞毛，又经常盼飞毛，等飞毛，接飞毛，每遇西南风从远处飘来飞毛，他都要接住不少仔细察看，里面果然有绿色的，他深信这是妻子放出来的。让战友看看，战友们见那只是沾上了一些苔藓，但大家还是说："是绿色的，一定是你的爱妻放的。"松郎也把接到的飞毛种子种在兵营附近，随着春天的到来，长出一片片飞草。一次征战吃紧，松郎十多天未好好吃饭、喝水，患了咽喉肿痛症，疼痛难忍，又思念妻子，便采了些飞毛草吃下，以慰苦思之心。不料，吃了飞毛草以后，嗓子痛居然减轻了，又吃了几天，咽喉肿痛完全好了。三年后，松郎随胜利之师回朝，告假回乡探亲，这对恩爱夫妻又重相聚，孩儿已经会叫爹爹，真是欢天喜地。

就这样，蒲公英能治病的事便在当地传开了，人们都爱吃蒲公英。孙思邈听了这个故事，再经过探索，了解到蒲公英性味苦、甘、寒，归肝、脾、胃三经，能清热解毒，消肿散结，可治多种疾病，把它作为中草药记载下来。至今仍作为消水拔毒的药物，经常用来治疗乳痈（乳腺炎）等病症。

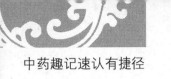

19. 鱼腥草的来历

800多年前，年过花甲的金代名医刘完素有一次带众弟子上山采药，遇狂风骤雨，回府后即暴病。又发高热，又打寒战，频频咳嗽，痰液浓稠。服苇茎汤、桔梗汤均不能奏效，令家人和众弟子惊慌失措。

当时，恰逢张元素采药路过，闻之忙入刘府探望，并送一贴草药，说此药已试用多人，甚灵。刘完素看那药像三白草，心想用它清热利水、消肿解毒尚可，怎能治肺痈重症？正犹豫之间，有一弟子已拿草药去煎汤，刘完素不好意思当面阻止，只好由他而去。不一会，那弟子把药煎好了，刘完素一看药汤色如红茶，气味辛香，才知道这药并不是三白草，刘完素这才将药汤服下，连服三天，果然热退痰消，咳嗽也变少了，病情化险为夷。

刘完素忙派人请来张元素当面道谢并请教所用之妙药为何物。张元素从药筐里取出一束鲜草药，顿时鱼腥气扑鼻。张元素说："此乃蕺菜，俗称鱼腥草，功能清热解毒，祛痰止咳，消痈排脓。此为鲜品，其气腥臭，阴干后腥气消失。前送老先生者为其干品也。"刘完素大开眼界，深感祖国药学博大精深，学无止境，他将这一药物的性状、功能、主治等认真记下，并在后来的行医生涯中常常使用，屡见奇效。该药如今仍是中医一味常用药物。

20. 白花蛇舌草的由来

白花蛇舌草又叫蛇舌草、二叶葎、竹叶菜、蛇利草，性味微苦、甘、寒，入胃、大肠、小肠经，苦寒可清热解毒，甘寒可清利湿热，对痈肿、咽痛、蛇伤等有较强的解毒消痈作用。关于白花蛇草的由来，民间流传着一个有趣的故事。

从前，有一位名医被邀去为一位重病人诊治，病人胸背鳌痛，低热羁缠，咯吐秽脓，众医不效。名医诊病阅方，一时找不到恰当的治疗方法，疲乏之间，名医伏案小息，忽见一位白衣女子飘然而至，说："此君乃是大好人，乐善怀仁，惠及生物，见有捕蛇者，他即买下放生，先生务必精心施治，救他一命。"名医向白衣女讨教良方，白衣女说："请随我来。"他随白衣女来到户外，白衣女却飘然而去，在白衣女所站的地方有条白花蛇，蛇舌伸吐处化作丛丛小草。正惊异间，名医被脚步声惊醒，原是病人家属来请先生用饭，名医说："且慢，请随我来。"名医和病人家属来到户外，果见埂坎边长着许多梦中所见的那种开着小白花的纤纤小草。于是便采了些，嘱其煎服。病人服后果然觉得胸宽了许多。次日连服逾斤，病便痊愈。

名医查遍当时的历代本草，也未查出这种小草属于何药。他感而吟诗："白花蛇舌草纤纤，伏地盘恒农舍边，自古好心多善报，灵虫感德药流传。"

21. **牡丹**仙子送药救织女

丹皮是牡丹的根皮，性味苦、辛、微寒，能清热凉血、活血散瘀，配生地可治血热或劳伤吐血、衄血；配桃仁、银花能治血滞经闭、疮毒，是一味常用中药。关于牡丹皮还有一段美丽的传说。

相传1000多年前，苏州虎丘山下有一位织绸好手，名叫刘春。随便哪种花，随便哪种鸟，她只看上两眼就能织出来。她所织出的花，像刚摘下的一样，鲜艳水灵；彩鸟仿佛人一呼唤，便会拍翅飞翔，活灵活现。这一年，府台老爷的女儿要办嫁妆，限刘春一个月内织出24条真丝嵌金被面，花样是牡丹，但刘春从来没有见过这花中之王，不知如何织法。半个月过去了，刘春愁得脸色蜡黄，日渐消瘦，一天半夜，她突然口吐鲜血，扑倒在织布机上。这时，一位美丽的姑娘飘然而至，将一瓶药液倒入刘春的口中，刘春即刻苏醒，姑娘轻声说道："我是牡丹仙子，因抗拒武则天要让百花在严冬开放的旨意，从洛阳逃出。"说完，她用手向窗外一指，庭院内立即出现一朵朵怒放着的牡丹花，刘春喜出望外，望着这些盛开的牡丹，立即飞梭织起花来，一朵朵娇艳的牡丹花织出来了，招来成群的蝴蝶，府差拿起被面飞快送往州府。但刚进府门，被面上的牡丹花全部凋谢了，黯然无光，府台老爷气得派人去捉刘春，但刘春早已与牡丹仙子离去，只给乡亲们留下了那个药瓶。药瓶内只有半瓶根皮样的药材，后来人们才认出那根皮正是牡丹皮。

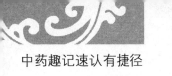

22．地骨皮的由来

枸杞根皮又名地骨皮，枸杞根为什么会叫"地骨皮"呢？这其中还有一段传说。

话说有一天，慈禧太后觉得胸闷，眼睛模糊，朝廷御医诊治无效。有位钱将军对御医们说起了一件事。原来，他母亲也曾患过类似的病，后来，一位土郎中，挖来枸杞根，洗净后剥下根皮，嘱其煎后服用而病愈，众御医闻之，便推举将军献方。

慈禧太后立即诏令钱将军回乡取药，钱将军不负众望，从家乡取回一大包枸杞根皮，太后眼睛渐渐明朗，精神也好多了，便问钱将军用的是何种妙药。钱将军忖思，枸杞的"枸"和"狗"同音，为免太后生疑，便择个吉利名称"地骨皮"，太后欣然赞道："好，我吃了地骨皮，可与天地长寿！"从此，枸杞根便叫地骨皮了。

23．黄根改称大黄的由来

中草药里的大黄，原来不叫大黄，叫"黄根"。为什么后来叫成"大黄"了呢？有这么一段故事。

当年有个姓黄的郎中，他家祖传下来擅长采挖黄连、黄芪、黄精、黄芩、黄根这五味药草，到他这一辈还专门用五味黄药给人治病，所以大伙儿都管他叫"五黄先生"。

每到春三月时，五黄先生就进山采药，靠山有个小村，他每次进山采药时就借住在村里马骏家中，直到秋后才离去，马骏务农，全家只有夫妻二人和一个孩子，五黄先生与马家结下了深厚的交情。

有一年，五黄先生又来挖药，他走到靠山村时发现马家的房屋没有了，乡亲们告诉他说："马家遭难啦！去年冬天一场大火，房屋被烧得精光，他媳妇被烧死。如今，只剩下光棍爷儿俩，跑到山上去住石洞啦。"

五黄先生十分难过，就到山洞找到马骏父子，马骏看见五黄先生，抱头痛哭，五黄先生说："你现在一无所有，不如带上孩子跟我挖药，卖药去吧。"

马骏很高兴，从此就跟着五黄先生学挖药，他们像风中的杨花一样四处飘荡，不到半年工夫，马骏就学会了挖五黄药。但是，五黄先生却从不教他治病。

一天，马骏说："老哥，你怎么不教我治病呢？"

五黄先生笑道："我看你这人性子太急，不适合当郎中。"

马骏有些不满，便暗暗注意五黄先生怎么给人治病，什么病该下什么药，日久天长，马骏多少也摸透了一些门道，就背着五黄先生给人治起病来。碰巧，还真让他治好了几个人，马骏十分高兴。

有一天，五黄先生不在，跟前一位妇女身体虚弱，骨瘦如柴。

马骏问："你怎么不舒服？"

妇女说："泻肚子。"

本来止泻应用黄连，马骏却给她用了泻火的黄根。病人回去吃了两剂药，大泻不止，没过两天就死了。

病人家属哪里答应，一打听原来是马骏开的方子，就把他扭送进了县衙。县官审明经过，就断了马骏一个庸医害人的罪名。这时，五黄先生赶来，跪在堂前，说："老爷应该判我有罪。"县官问："你是什么人？怎么有罪？""他是跟我学的医，我教得不好，罪在我身，跟他无关。"县官问明他俩的关系，感到这两个人如此重交情，很是敬佩；平日，他也听说过五黄先生的大名，所以，就尽力为马骏开脱。最后，县官罚他们送给死者家属一笔钱，就放他们两人出衙了。

马骏羞愧万分，对五黄先生说："我不该不听你的话，往后再也不敢自以为是了。"

五黄先生说："学治病可不能性急呀。你看，错用了药就会出人命的。"

后来，马骏踏踏实实地埋头挖药，人也变得稳重多了，五黄先生这才教他行医。为了记住前面的教训，五黄先生从此便将五黄药中的黄根，改名为"大黄"，免得后人再错用了这一味药。

24. 甘遂反甘草导致人命的警示

李时珍行医时，运气不济，虽然病人不少，但疗效总是欠佳，尽管他诊

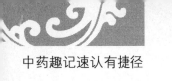

治疾病时小心翼翼，但仍然磕磕绊绊。

有一次，李时珍治疗一个脾胃虚弱的病人，为了小心谨慎，李时珍给他仅开了一包甘草粉，嘱其回家拌饭服。但未想到患者在回家的途中，买了一碗面条，当时因为没有筷子，患者就随手在路边折了两根小棍当筷子将面条吃了，同时，药也吃了。结果回家没有多久，这个患者就死了。原来，这名患者随手在路边折的是甘遂的茎，甘遂反甘草，吃了就会死人。

出了这件事后，李时珍感慨不已，以后诊治疾病就更加小心了。

25. 威灵寺威灵仙，化骨除湿真灵验

威灵仙为毛茛科植物威灵仙的干燥根及根茎。性温，味辛、咸，具有祛风除湿、通络止痛之功效。用于治疗风寒痹痛、四肢麻木、跌打损伤等症状。说起"威灵仙"药名的由来，还有一段传奇的故事呢。

从前，江南一座大山上有座古寺，名叫威灵寺。寺里有个老和尚，治风湿痹病、骨渣子卡喉很出名。老和尚治病时，总是先焚香念咒，再将香灰倒在一碗水里，让病人喝。说来也怪，病人喝下香灰水，病就好了。老和尚说，这是老佛爷施法救的。因此，他不但骗了不少香火钱，还得到了人们的信任。都说威灵寺的佛爷有求必应，老和尚是"赛神仙"。

其实，老和尚那盛香灰的碗里放的不是一般的茶水，而是一种专治风湿痛、骨渣子卡喉的药汤。老和尚每天让一个小和尚在密室里煎这种药。这个小和尚每天除煎药外，还得烧火做饭、打扫院子等。但老和尚还经常打骂他。小和尚有气难出，便想了一个捉弄老和尚的办法。在煎药时，故意换上根本不能治病的野草。

这天，有个猎人的儿子被兽骨卡住了喉咙。猎人抱着儿子来威灵寺找老和尚治病。可是，小孩喝了药汤毫不见效，兽骨渣仍横在喉里，憋得他脸色发青，哭不出声。老和尚一看，急得浑身冒汗，生怕当场出丑，便对猎人说："你身上准不干净，冒犯了佛爷。去吧，佛爷不想救你孩子了！"

当猎人抱着气息奄奄的儿子走出大殿时，小和尚端着一碗药汤从后门迫上说："佛爷不灵，吃我的药吧。"小孩喝下药汤，不一会儿，兽骨便化了，小孩得救了，猎人连声感谢。从此，老和尚的香灰水再也不能治病了，可求小

和尚治病的人却越来越多。人们都说，威灵寺前门的香灰水不治病，后门的药汤倒治病。

一天，有个患风湿的樵夫求药，他忘了走后门，直接跑到大殿上找小和尚。这时老和尚才恍然大悟，原来香灰水失灵的原因就出在小和尚身上。他气得脸色铁青，牙齿咬得咯咯响。可当着樵夫的面，他又不便发作，急匆匆走出大殿，要找小和尚算账，谁知一没留神，失了足，从台阶上摔上来，跌死了。

此后，这个小和尚就成了威灵寺的主持。他大面积种这种专治风湿和化骨渣子的草药，凡是到威灵寺求医的，小和尚都分文不取。由于这种草药出自威灵寺，治病又像仙草一样灵验，所以大家都叫它"威灵仙"。

26．麻风病人欲轻生，绝处逢生雷公藤

雷公藤又名断肠草，为卫矛科植物雷公藤的根、叶及花，相传"神农尝百草，死于断肠草"。几年来，人们对于神农的献身精神，充满了敬佩和惋惜之情，而这个传说给"断肠草"也抹上了神秘的色彩。

蒲松龄的名著《聊斋志异》中，有篇关于"水莽草"的故事，讲述一个姓祝的书生，路途口渴，巧遇卖茶的美丽少女，买茶一杯饮下，顿时腹痛难忍，中毒身亡，原来此茶是用水莽草泡的，姓祝的书生死后，变成了"水莽鬼"。但他不肯找"替身"害人，反而救助了许多中毒之人。

李时珍在《本草纲目》里记载："莽草，又称芒草，鼠草。此物有毒，食之使人迷惘，故名。"生长在镇地者花红，呼为火把花，生长在岳阳者谓之黄藤，如入人畜腹内，即粘肠上，半日黑烂，又名"烂肠草"。

湖南岳阳有座黄藤岭，满山遍野长着雷公藤，当地人轻生时，只需服下六七枝雷公藤的嫩芽，就魂归西天。十几年前，有位被麻风病折磨得痛不欲生的青年，特地找到此山，采了一把雷公藤，煎服一碗，想以此了结生命，不料服后上吐下泻，昏睡了一天，不但没死，反而全身轻快，病痛去了大半。这个"绝处逢生"的故事传到某麻风病防治院，医生因此而受到启发，于是试用雷公藤煎剂内服治疗麻风病，获得成功。

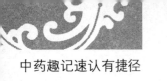

27．**穿山龙**的由来

穿山龙，又名穿地龙、穿龙薯蓣，为薯蓣科多年生缠绕性草本穿龙薯蓣的干燥根茎，民间常用来治腰腿酸痛及筋骨麻木病症。关于穿山龙的来历，在我国东北地区还流传着一个动人的故事。

很早以前，在东北长白山一带的人都很容易得一种病，这种病在人年轻时还不碍事，可到了中年就慢慢严重起来，先是腰酸腿疼，再就是行动困难，后来就发展成瘫痪。得了这种病的人，一般都会丧失劳动能力，生活很苦。

虽然长白山一带很大，但药铺只有一家，开药铺的是一位老先生和他的小女儿。老先生医术精湛，为人和气，为穷人治病从不拿诊费，所以人们都很亲切地叫他"老中医"。他的小女儿也很懂医术，经常同父亲出门去采草药，邻居们都叫她二丫头。

老中医一直很苦恼，因为他始终不能找到一种草药来治疗这种瘫痪病人。二丫头很了解父亲的心事，她看见每天上门求诊的瘫痪病人都失望地回去，更坚定地下了决心，一定要找到一种药来治疗他们。

说干就干，一天，二丫头背了一个筐子，筐里装了一把镰刀、一包馒头，就出发了。二丫头要去的地方是龙潭。龙潭是这一带一个很危险的地方，听老人们说那里经常有野兽出没，还说有黑龙精住在那里，许多猎人都不敢去龙潭，但二丫头想：那里一定有可以治病的珍稀草药，所以就毫不犹豫地出发了。

二丫头翻山越岭来到了龙潭，她先在山边搭了个草棚，安顿了一下，马上就背着筐子上山了。她尝遍了各种草药，但没有一种是可以用的，她很难过。回到草棚后，她一个人呆呆地坐着，想起乡亲们瘫痪不能动，想起父亲焦急的眼神，她难过地哭了，哭着哭着就睡着了，梦里有一位黑衣青年来到草棚，二丫头吓了一跳，忙问："你是谁，来干嘛？"青年人彬彬有礼地鞠了一躬说："我非常敬佩姑娘的胆识，更加想帮姑娘一把，共同找到一种治疗瘫痪病的药。"二丫头说："怎么办呢？全龙潭我都找过了，没有一种是有用的。"青年人说："姑娘不用着急，只管待在棚子里便是了，等天一亮后到棚子外面去挖一种带龙鳞的草就行了。"说完，青年人就走了。

一转眼天就黑了，接着电闪雷鸣，好像马上就要下暴雨了，二丫头从梦里惊醒过来，定了定神，一看外面，咦，怎么和梦里一样，正在打雷闪电，二丫头忙走出草棚一看，只见天上有一条小黑龙，正在往山上撞，撞一下就落下许多龙鳞，二丫头顿时流出眼泪，她不忍心再看下去，就走进草棚。不一会儿，天慢慢地亮了，二丫头便按梦里黑衣青年的交代，走出草棚，果然，她一出来就看见棚子外面生了许多长有鱼鳞的草，二丫头已意识到这就是那个黑衣青年，也就是小黑龙身上的鳞片，她心中非常感动，便含着泪割了满满一筐子带下山来。

回家后，老中医便以这种草药为主，再配了几味别的草药，用来治疗瘫痪病，没想到效果十分显著。

以后，二丫头把龙潭经历的事告诉了乡亲们，大家也都非常感激那小黑龙，为了表示对他的纪念，加上这种草的根茎十分像龙，叶又好似龙鳞，而且串根生长，生命力极强，于是便叫它"穿山龙"或"穿龙骨"。

28．五加皮的由来

据传，唐代大诗人李白游罢安徽黄山后，途经富春江，当船至睦州时，他弃船登岸，到山中拜访一位名叫权昭夷的隐士，隐士取出美酒佳肴与李白对饮，李白见所斟之酒色红如玉，饮之其味醇厚甘香，席间鱼形似银鱼，食之细嫩鲜美，不由得拍手叫绝。

经再三问及，隐士才告知："此酒乃睦州严陵某家用上等粱黍，配以五加皮、玉竹、红花等中药，采用严家的天下第五泉的朱水配制而成，饮之有活血、祛风湿、强筋骨、悦色之功效，久服能延年益寿，其鱼产于严陵滩，又名陵鱼。"

二人举杯畅饮，把酒夜谈，次日，李白告辞，隐士赠李白五加皮药酒十斗，陵鱼数斤。

当晚，船至严陵滩，李白见江中有一巨石，即置酒举杯，独自开怀畅饮，数杯之后，益觉山色美，江色秀，酒味香，鱼味鲜，深感权昭夷赠酒肴之情，即于石上赋诗一首："我携一樽酒，独上江渚石，自从天地开，更长几千尺，举杯向天笑，天回日西照，永愿坐此石，长垂严陵钩，寄谢山中人，可与尔

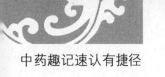

同调。"喝得酩酊大醉,夜卧江石,后人根据李白的故事写了一首诗:"色如榴花重,香比蕙兰浓,甘醇醉太白,益寿显神功。"这是对李白醉酒五加皮的生动写照。

李白能成就这名扬天下的佳句,五加皮药酒可谓功不可没,也正是由于大诗人的佳句和传说,才使五加皮药酒得以广泛流传和发展。五加皮药酒至今仍是临床治疗风、寒、湿痹证的常用药物。

29．藿香的由来

藿香为唇形科多年生草本植物广藿香的地上部分,主产于广东。夏、秋季枝叶茂盛时采割,趁鲜切段用,或阴干生用。性味辛、微温,归脾、胃、肺经,具有化湿、解暑、止呕之功。关于藿香,民间还流传着一个凄美的传说。

很久以前,深山里住着一户人家,哥哥与妹妹藿香相依为命。后来,哥哥娶妻后就从军在外,家里只有姑嫂二人。平日里,姑嫂二人相互体贴,每天一起下地,一块儿操持家务,日子过得和和美美。一年夏天,天气连日闷热潮湿,嫂子因劳累中暑,突然病倒,只见她发热恶寒,头痛恶心,倦怠乏力,十分难受。藿香急忙把嫂子扶到床上说:"您恐怕是中暑了,治这种病不难,咱家的后山上就有能治这种病的香味药草。让我赶快上山去把它采来,早日治愈您的病。"嫂子念小姑年轻,出门不便,劝她别去。藿香却全然不顾,执意进出深山。

藿香一去就是一天,直到天黑时才跌跌撞撞回到家里,只见她手里提着一小筐药草,两眼发直,精神萎靡,一进门便扑倒在地,瘫软一团。嫂子连忙下床将她扶坐床上,询问缘由,才知她在采药时,不慎被毒蛇咬伤右脚,中了蛇毒,嫂子听后顿时神情紧张,赶紧脱下藿香右脚的鞋,只见在藿香的脚面上有两排蛇咬的牙印,右脚又红又肿,连小腿也肿胀变粗了,嫂子一面惊叫,一面抱起藿香的右脚准备用嘴从伤口处吮吸毒气,但藿香因怕嫂子中毒,死活不肯,等乡亲们听见嫂子呼救并将郎中找来时,已为时过晚。

嫂子用小姑采来的药草治好了病,并在乡亲们的帮助下埋葬了藿香,为牢记小姑之情,嫂子便把这种有香味的药草亲切地称为"藿香",并让大家把它种植在房前屋后，地边路边，以便随时采用。从此，藿香草的名声越来越广，治好了不少中暑的病人，因为是药草的缘故，久之，人们便在"霍"字头上加一个"艹"，将"霍香"写成了"藿香"。

30. 佩兰钦定"野马追"

野马追又名佩兰、尖佩兰、白头婆，为菊科植物野马追的地上部分。性平，味苦，具有化痰、平喘之效，常用于治疗慢性支气管炎、痰多咳喘。关于野马追的由来，还有一个传奇的故事。

传说战国时代楚怀王磨下一名大将项伯，带兵征战于盱眙，由于水土不服，许多士兵和战马患上了支气管疾病，咳嗽不止，连项将军的宝龙驹也未能幸免，于是他急召军医救治，可惜无对症之药。眼看着宝龙驹病入膏肓，这时有人建议把马一杀了之，以补军粮，项伯却不忍心，念其随己征战多年，功劳显赫，遂将它放归山野，听其自然。数月后的一天，项将军到新扎营地视察，看到越来越多的士兵和战马染上咳嗽病，战斗力锐减，十分焦急。忽然，他听到了一阵熟识的战马嘶鸣声自远而近，定睛一看，原来是自己日夜思念的宝龙驹，数月前它已病入膏肓，怎么如今变得生龙活虎呢？宝龙驹似乎懂得主人的意思，让项将军骑上马背，载着他向远方的山林急奔而去，项伯手下一千人马也随其后，这时，只见宝龙驹径直奔向一种不知的植物，津津有味地嚼咬起来，其他战马见状也纷纷吃起来。说来也真神，那些原先咳嗽不止、气息奄奄的战马吃了这种植物后，顿时止了咳嗽，并很快变得精神抖擞，之后，项将军的士兵们采集了大量的这种草药，用来治疗咳嗽病，无不见效。于是，全军迅速恢复了战斗力，遂鹿中原，所向披靡。后来，楚怀王为了纪念这种"救命草"，钦定其名"野马追"。

自此，"野马追"的传奇故事及其神奇疗效便在盱公路一带流传开来，当地老百姓每当患了咳嗽病，亦采其药用，昔日的咳喘顽疾不再肆虐。

31. 砂仁的由来

传说很久以前，广东西部的阳春县发生了一次范围较广的牛瘟，全县境

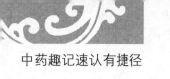

内方圆数百里的耕牛，一头一头地病死，唯有蟠龙金花坑附近村庄一带的耕牛没有发瘟，而且健强力壮。当地几个老农感到十分惊奇，便召集这一带的牧童，查问他们每天在哪一带放牧？牛吃些什么草？牧童们纷纷争说："我们全在金花坑放牧，这儿生长一种叶子散发出浓郁芳香、根部发达、结果实的草，牛很喜欢吃。"

老农们听后，就和他们一同到金花坑，看见那里满山遍野生长着这种草，将其连根拔起，摘下几料果实，放口中嚼之，一股带有香、甜、酸、苦、辣的气味冲入了脾胃，感到十分舒畅，大家品尝了以后，觉得这种草既然可以治牛瘟，是否也能治人病？所以就采挖了这种草带回村中，一些因受了风寒引起胃脘胀痛，不思饮食，连连呕呃的人吃了之后，效果较好。后来人们又将这种草移植到房前屋后，进行栽培，久而久之成为一味常用的中药，这就是阳春砂仁的由来。

目前中药处方中，选用的砂仁主要有三种：一种是阳春砂仁，一种是中海南壳砂仁，一种是进口的缩砂仁，但以阳春砂仁质量为最佳。

32．马夫与车前草

相传尧舜禹时期，江西雨水过多，而河流因泥沙淤阻，致使连年发生水灾，使老百姓的水田被淹没，房屋被冲倒，无家可归。

舜帝知情后，要禹派副手伯益前往江西治水。他们采用疏导法，疏通赣江，工程进展很快，不到一年就修到了吉安一带。

当年夏天，因久旱无雨，天气炎热，工人们发昏发烧，小便短赤，病倒的人不计其数，大大地影响了工程的进度。

舜帝知道后，派禹带医生前往工地诊治仍无济于事，禹和伯益将军在帐篷前来回踱步，坐立不安。一天，一位老大爷捧了一把草要见伯益将军和禹，禹命大爷入帐，问及其事，老大爷说："我是喂马的马夫，我观察到马群中有一些马儿撒尿清而亮，饮食很好，而一些马儿却不吃不喝，撒尿短赤而少，原来那些饮食好些的马经常吃长在马车前面的这种草，我就采了这种草喂那些生病的马，结果第二天这些病马全好了。我又试着用这种草熬成水给一些有病的工人喝，结果他们的病也好了。"禹和伯益听后十分高兴，于是命令手下都去采这种草来治病。结果患病的士兵喝了这种草熬成的水后，不到两天就痊愈了。

因为马匹是在马车前面吃的这种草，所以就将这种草药命名为"车前草"。

33. 茵陈的由来

有一个黄痨病人，面色姜黄，眼睛凹陷，枯瘦如柴。这天他拄着拐杖，一步一哼地找到华佗："先生，请你给我治治吧。"

华佗见病人得的是黄痨病，皱着眉摇了摇头说："眼下医生们都还没找到治黄痨病的办法，我对这种病也是无能为力呀！"

半年后，华佗又碰见那个人。谁想这个病人不但没有死，反倒身强体壮，满面红润。华佗大吃一惊，急忙问道："你这病是哪位医生治好的？快告诉我，让我跟他学学去。"那个人答道："我没请先生看，病是自己好的。"华佗不信："有这种事？你准是吃过什么药了吧？""药也没吃过。""这就怪了。"

"哦，因为春荒没粮，我吃了些日子野草。""这就对啦！草就是药，你吃了多少天？""一个多月。""吃的是什么草啊？""我也说不清楚。""你领我看看去。""好吧。"他们走到山坡上，那个人指着一片野草说："就是这个。"华佗一看，说道："这不是青蒿吗，莫非能治黄痨病？嗯，弄点回去试试看。"于是，华佗就用青蒿试着给病人下药治病，但一连试了几次，病人吃了没一个见好的。华佗以为先前那个病人准是认错了草，便又找到他询问："你吃的是几月里的蒿子？""三月里的。""唔，春三月间阳气上升，而草发芽。也许三月的青蒿有药力。"

第二年开春，华佗又采了许多三月间的青蒿试着给患黄痨病的人吃，这回可真灵了！结果吃一个，好一个，而过了春天再采的青蒿就不能治病了。为了把青蒿的药性摸得更准，等到第三年华佗又做了一次试验，他按月把青蒿采来，又分别按根、茎、叶放好，然后给病人吃，结果，华佗发现只有幼嫩的茎叶可以入药治黄痨病，为了使人们容易区别，华佗便把可以入药的幼嫩青蒿取名叫"茵陈"，他还编了四句话留给后人。

"三月茵陈四月蒿，传与后人切记牢；

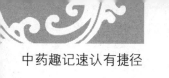
三月茵陈能治病，四月青蒿当柴烧。"

34. 薏苡仁的由来

有一味中药叫"薏苡仁"，它是本科植物薏苡的种仁。因其表面呈白色，光亮如珠，故又名薏米、薏珠子、裕米等。有一个成语叫"薏以明珠"，是指无端受人诽谤而蒙冤的意思，它来自一段历史故事。

相传，薏苡仁原产于我国和东南亚。它作为宫廷的膳食之一，药用也有2000多年的历史。据《后汉书·马援传》记载：东汉大将军马援在交趾作战时，因南方山林湿热蒸郁，瘴气流行，他便经常食用薏苡仁，不仅能轻身，还能战胜瘴气。在马援平定南疆凯旋归来时，装了一车薏苡仁，作为种子以引种栽培。却不料此举被一些居心叵测之人所用，反诬他搜刮了民间大量珠宝。为此，马援气愤地当众将这一车薏苡仁倒入漓江，谣言顿时不攻自破。当地人民热爱这位廉洁奉公的将领，便将漓江边的山取名为"伏波山"，而这薏苡仁也有了"薏珠子"的美称。

这一事件，朝野都认为是一宗冤案，故把它称为"薏以之谤"。白居易也曾写有"薏以谗忧马伏波"之诗句。

35. 金钱草的由来

叶子像金钱的草，就是人们非常熟悉的金钱草，因其叶子圆形或近追加圆形，颇似金钱而得名。民间有一种说法，认为这种草比金钱还贵重，故以"金钱"称之。

相传很久以前，有一对年轻恩爱的夫妻，平时日子过得很美满，有一天，丈夫突然腹痛，不久便死去了。妻子请来医生要查明丈夫的死因。医生根据死者的发病部位剖腹，在胆囊内取出一块小石头。为了纪念丈夫，妻子用红绿丝线织成一个小网，把石头放在里面挂在脖子上，形影不离地佩戴着亡夫腹内的遗物。有一天，她上山砍柴时，发现挂在脖子上的石头小了许多，为了解开这个迷，她又去请教医生，医生听了她话，觉得可能是她在山上砍柴时，接触到了一种能化石的草药，后来，医生和那位妇女一起上山，在她砍柴的地方把各种草都割下来，试包石头，果然有一种草包了石头后，石头缩小，医生就采了许多这种草，用来治疗结石病人。人们都说，这种草真了不起，能治病，比金钱贵重，就叫它"金钱草"，也有人因为它能化石，叫做"化石丹"。

关于金钱草的药用价值，许多医典都有收录。《百草镜》记载："金钱草治跌打损伤，产后惊风，肚痛，便毒，痔漏，擦鹅掌风，汁漱牙痛。"《本草求原》记载："金钱草祛风湿、止骨痛，浸酒舒筋络，止跌打闪伤，取汁调酒更效。"

36．丁香的由来

传说有一显贵，自恃才高八斗，瞧不起平民百姓。一日过河，无船无桥，央求一农夫背他，并许以银两。农夫说："我出一上联，你若能对出，不要银子背你过去。"显贵欣然应允。农夫说："水冷酒，一点，二点，三点水。"显贵百思不得其意，回去后卧床不起，遍请名医，金石无效，竟然一命呜呼了。之后在坟头长出一株丁香花，其同僚见了大悟："他终于把下联对出来了——丁香花，百头，千头，万（茵）头。"这里所说的丁香花，就是中药"丁香"。

丁香为桃金娘科植物丁香的花蕾，有温肾助阳的功效。

37．橘红的由来

相传在明朝初年，有一北方人到化州任县太爷，他长年累月罹患喘咳痰多的病，每晚都要衙役煎药服。有一次，在一个风雨交加的初中夜晚，衙役懒得到外面取水，便在庭院内金鱼池里取水煎药给县太爷饮，县太爷服后顿觉心胸舒坦，喘平气顺，痰消安。次日，县太爷便一再追问原委，衙差推搪不过，便将真情告知，县太爷感到蹊跷，便亲临该池，见水池周围有几棵橘红树，橘红花盛开，香气馥郁扑鼻，池水中飘浮着许多橘红花。县太爷料想必定是橘红之功效，于是，便将原来的药方配加橘红数片煎服，连服数日后，不料喘咳病竟然全好了。

橘红为芸香科橘属四季常绿乔木。性味辛、温、微苦，具有理气化痰、

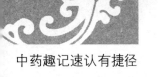

止咳、疏肝健胃、止痛等功效。据《化州县志》载：化州镇赖家园所产的橘红，称为正口化州橘红，药效特别好，主要原因是该地蕴藏着礞石，土层深厚，橘红生长时吸收了土壤里的礞石所致。

38. 佛手的由来

很早以前，金华罗店一座高山下，住着母子二人。母亲年老久病，终日双手抱胸，自觉胸腹胀闷不舒。儿子为了给母亲治病，四处求医无效。一天夜里，儿子梦见一位美丽的仙女，赐给他一只犹如仙女手样的果子，经母亲一闻，病就好了。可是，醒来一看，母亲病情依旧，原来那是一场梦。于是，儿子下决心要找到梦中见到的那种果子。经过多少天的翻山越岭，当他坐在岩石上休息时，突然看见一只美丽的仙鹤，一边舞一边歌："金华山有金果，金果能救你老母。明晚子时山门口，大好时机莫错过。"

第二天午夜，儿子爬上金华山顶的山门，只见金花遍地，金果满枝，金光耀眼。一位美丽的女子飘然而来，儿子定睛一看，正是梦中所见的仙女。仙女说道："你的孝心感人，今送你天橘一个，可治好你母亲的病。"儿子感激不尽，恳求仙女再赐给他一棵天橘苗，以便母亲天天能闻到天橘之香，永解病痛。

仙女满足了他的要求，儿子回来后，将天橘给母亲服用，母亲胸腹胀闷的症状很快消失了。仙女赐给的天橘苗经过儿子的辛勤培植，很快传遍整个山村，给更多的人享用。乡亲们认为，这位仙女就是救世观音，天橘像观音的玉手，因此称之为"佛手"。

《本草纲目》中对佛手有这样的描述："虽味短而香芬大胜，置笥中，则数日香不息。寄至北方，人甚贵重。古作五和糁用之。其味不甚佳而清香袭人，地人雕镂花五鸟，作蜜煎果食置于几案，可供玩堂。若安芋片于蒂而以湿纸围护，经久不瘪。"

金华佛手常青，果实金黄，象征吉祥，历来就有"果中仙品，世闻奇卉"之美誉，或握伸，千姿百态。成熟后，色泽金黄、油亮，香气馥郁，闻之沁人心脾，使人神清气爽。

39. 一味山楂显神奇

唐代唐玄宗的宠妃杨玉环，脘腹胀满，大便泄泻，不思饮食，唐玄宗为此坐卧不安。御医盈庭，名贵药品用尽，贵妃的病不但没有好转，反而加重。

深秋，一道士化缘路过皇宫，自荐能为贵妃治病。唐玄宗亲自屈驾前往。道士思道："此乃脾胃柔弱，饮食不慎，积滞中脘，御医所用之药，滋补腻滞，实反其道也。"于是，挥毫写出"棠球子十枚，红糖三钱，熬汁饭前饮用，每日三次"。然后扬长而去，唐玄宗将信将疑，谁知用药半个月后，贵妃的病果真痊愈。

棠球子，就是今日所说的山楂，其味甘酸，性微温，有消食积、散瘀血、驱绦虫、降脂活血之功效，主治肉食积滞、痢疾、腰痛、疝气、肠气，对于产后恶露不绝、小儿乳食停滞、高血压、高血脂等，效果尤佳。

40. 莱菔子的由来

叶天士，名桂，号香岩，江苏吴县人，清代杰出的医学家，生于医学世家，祖父叶时、父亲叶朝采都精通医术，尤其以儿科闻名。叶天士12岁开始从父学医，14岁时父亲死了，于是抱着失去亲人的痛苦，拜父亲的门人朱某为师。叶天士聪慧过人，悟性高，一点即通，尤其虚心好学，凡听到某位医生有专长，就向他行弟子礼，拜其为师，十年之内，换了十七个老师，并且他能融会贯通，因此医术突飞猛进，名声大震。尚书沈德潜曾为他立传，说："以是名著朝野，即下至凡夫俗子，远至邻省外。"叶氏不仅精通医术，而且治学讲求弘搜博览，学究天人，精细严谨，使医术与学术相得益彰，他认为"学问无服，无不知有叶天士先生，由其实至而名归也。"

叶天士为医不喜欢以医自名，临终前对他的儿子说："医可为而不可为，必天资敏悟，又读万卷书而后可借术济世。不然，鲜有不杀人者，是以药饵为刃也。吾死，子孙慎勿轻言医。"

传说清朝乾隆年间，苏州府有一富家公子，年已三十还沉溺于酒色。有一天，此公子为酒色窃用家里的一千多两银子，被其父发觉，挨了一顿责骂。

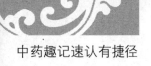

他本就虚弱的身体加上受了刺激，竟然病倒了。开始像伤寒，后来渐渐地神志昏迷，卧床不起。

其父请来一位郎中，诊视之后，认为是纯气虚之证，每日用独参汤治疗。谁知越补痰火越结，最后竟然身强如尸，皮下还生了不少痰核。家人都以为他快不行了，已准备后事。此时，有位好心人对其父说："叶天士是当今名医，住处离这儿不远，何不去请他诊治？"其父一听，立即派人去请。

叶天士来后，经细心诊视，忍不住放声大笑起来。在场的亲属都吃一惊，顿时止住哭声，疑惑地望着他，叶天士说道："你们哭哭啼啼地为他准备后事，认为他无救了是不是？我看，若现在重打他四十大板也死不了。"

其父亲一听叶天士出言不逊，不以为然，当即对他说："我儿自得病后，光吃人参就花了一千多两银子。你要是能治好他的病，我愿拿出一千两银子作为酬谢。"叶天士摇头说道："银子能让别人动心，对我却不然，再说，我自从行医以来，还没有收过这么丰厚的诊金，我还是先治病要紧。"说罢，便开了一张清火安神之类的普通药方，然后，又留下自带的药末，让病人一起服用。

病人服药之后，三天能讲话，五天能坐起，一个月便如常人。此时，正值富家公子花园里的牡丹花盛开，全家会同亲友饮酒赏花，以庆祝公子病体康复，叶天士刚好路过此处，顺便来看看公子病体恢复得如何，大家便邀请其入席，少不了一番感谢之辞。

叶天士数杯酒下肚后，对其父说："令郎服一千多两银子的人参差点送了命，吃了我的药末便转危为安，少说也得把药的本钱给我吧！"其父连忙点头说："那时一时疏忽，未能付给药金，这当然是少不了的，还请先生说个数目。""此病人参价值千两，去病药末，自当倍之，两千两银子吧！"叶天士答道。其父一听，顿时面露难色，在座的其他人也都面面相觑，一言不发。

叶天士突然大笑起来，说道："不要害怕，不要害怕！我那药末是花八文钱买来的萝卜籽研成的。"大家方知叶先生是故意在开玩笑，便也一齐大笑起来，叶天士又说："公子周身的痰核，皆因由补助痰邪所疑而成的，半载后方消。"后来果如其言。

治病贵能对症用药，非以贵重取奇，更非滥补取功。此案以极平淡之清火安神剂佐以莱菔子而治愈，不能不令人叹服！莱菔子，可治咳嗽痰喘、食积气滞、胸闷腹胀、下痢后重，有消食除胀、下气化痰的功效。

41. 槐米止血的传说

"槐树，槐树槐，槐树底下搭戏台，人家的闺女都来了，俺的闺女咋不来。"这是流传在砀山一带的童谣。

槐树为仙树，槐仙子总是借槐花的袅袅香气走出南天门，洞察人间的凡事，槐树下搭台唱戏，有迎接仙女下凡之说，特别是"三月三"这一天，平时很少露面的大闺女、小媳妇也都可以从娘家或婆家走出来看戏。

砀山一村庄有一大户，清晨早就套车去接闺女，太阳丈高，没见人影，于是又差大领前往看个究竟，大领正候在树上等着看戏，听到吩咐，急忙下来，赶到闺女家一瞧，原来姑娘的鼻子出血，家人正熬药诊治，啥法都试了，就是流血不止。郎中见大领满头满身沾的都是槐米，心想：槐为"鬼木"，也许此花可以治这邪症。于是，吩咐家人在药中加点槐米，可姑娘服后，效果不佳，一家人叽叽喳喳相互埋怨，大领见状，急忙说："吵，吵，吵吧！吵到黑，就有好戏看了。"郎中一听："对呀！凡血见黑则止，槐米为何不炒焦再用呢？"于是又重新制剂，果然见效。大领一看，呵，我来得还正是时候，赶快套车走人，说不定还能赶上看戏。

所以，童谣后面还加一段词："说着说着来到了，穿着布鞋打箍拐。"因为姑娘血病初愈，不敢见风，穿戴整齐不说，走路还蹒蹒跚跚的，童谣末尾唱到："妮，妮，哭啥来？搁个女婿不成才。"原来，姑娘通过槐米之事相中了大领，至于后来如何，与中药传说无关，不加详说。但槐米炒焦使用，确实是大领无意中提醒的，直到现在还在沿用。

42. 白薇治病，知恩图报

白薇为萝藦科植物直立白薇或蔓生白薇的根。性味苦、咸、寒，归肺、胃、肾经，具有清热凉血之功，主治阴虚内热、风温灼热多眠、肺热咳血、温疟、产后虚烦血厥、热淋、血淋、风湿痛、瘰疬。

关于白薇的由来，民间传说着一个美丽的故事。

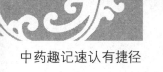

战乱年间，老百姓最怕兵，打了败仗的兵，和土匪差不多，烧杀奸抢，无所不干，打了胜仗呢，当官的给他们放假，算是奖赏，更加放纵士兵干坏事，所以，那年月的老百姓一听说打仗，就得赶紧逃避兵祸，这叫"跑反"。

这一年，又打起仗来，周围几个村的人全跑反走光了，只有一个生病的人跑不了，他的妻子便陪他在家，两口子明知军队一过来就没有好结果，但也只能听天由命。

这天夜里，妻子正在煎药，忽听有人敲门："大哥，开门呀，救救我吧！"

那是个很凄惨的士兵，走进门来便跪下恳求道："大哥大嫂，快救命！"

"你这是怎么啦？"

"我们败啦！兄弟们死的死，逃的逃，就剩下我一个，大哥要有旧衣裳给我换一身吧，不然被抓去就得杀头。"

病人很是同情，就叫妻子找了一身衣服给他换上，病人的妻子把大兵换下的军衣仍进了门外的水坑。

没过多会儿，一队人马杀来，把这家的房子围住了。一个兵头凶狠地闯进门，问道："有没有看见逃跑的士兵？""没有。"

兵头揪住妇女，又问："那两个男人是谁？"

"床上躺着的是我丈夫，他正闹病，这位是我请来的医生。你看，这不正在煎药吗？"

兵头一脚把药罐子踢翻，又命人把他们三个拉到门外一通乱打，那伙当兵的趁机一拥进屋，能拿的拿，能装的装，最后把房子点着了火才走。

等这伙人走远，逃难的大兵帮着病人妻子把火扑灭，又抢救了一些粗重家具，然后，他哭着说："大哥大嫂，你们为救我受害了，太对不起你们了。"

病人说："反正我这病也没法治，活一天是一天吧！"

"你得了什么病？"

"浑身发热，手脚无力。"

"多长时间啦？"

"躺了整整一年。"

"请过医生没有？"

"请过好多位了，吃什么药也不好。"

落难的大兵走上前，按住病人的手腕切脉。过了一会儿，他说："这病我能治，等天亮了我去找药。"

第二天，大兵挖回几颗椭圆形叶子、开紫色花朵的野草，说："大嫂，你把根洗干净，煎了给大哥吃，然后多挖一些，让大哥多吃几天，病准好。"

"谢谢你啦！"

"谢什么，多亏你们夫妻救了我，时候不早了，我得走啦！"

病人急忙说："留个名字吧，以后咱们当朋友来往。"

"我叫白威，只要不死准来看你们。"

说完，落难的大兵走了，病人的妻子煎好了药，丈夫喝完觉得浑身舒服了许多，以后，又连吃一个月，他的病真的好了。

逃难的乡亲们回村后，都问病人怎么好的，病人说："有个朋友送的药。"

"什么药？"

"就是这种草。"

"叫什么名字？"

"嗨，那他可没说，不过，他答应来看我的，到时候再问吧。"

可是，过了许多年白威也没来，为了纪念白威，就用他的名字称呼他传的药草，不过，写成字就是"白薇"了。

43．未婚公主先孕，原是花蕊石作祟

花蕊石是一味临床上常用的止血药物，在这么美丽的名字后面，还有一段动人的故事。

传说在南宋时期，杭州凤凰山麓的皇宫内有位漂亮的小公主，年方十四，还未出嫁，有一段时间她却忽然患起病来，整日茶饭不思，面黄肌瘦，精神倦怠。当时皇帝请了不少医生来为她诊治，都不见效，就张榜招医，许诺若能治好小公主的病，将给予重赏。不久，皇宫门前来了一位郎中，要求给公主看病，太监领他来到公主的寝宫外面，郎中见寝宫内外花团锦簇，异香扑鼻而来，使人陶醉，他给公主切脉后眉头不觉一皱，对皇上说："公主是有孕在身。"皇上大怒道："胡说八道，公主尚未婚配，长居深宫，怎能怀孕？"郎中答道："公主怀的不是人孕肉胎，而是花孕石胎，这是因为公主长在深宫，

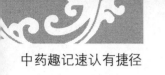

喜爱鲜花，常在花丛中，走动嬉戏，连寝宫内也串花为帘，时间一长，被花之精气聚胎，名为花蕊石。"皇上听罢觉得也有道理，就叫他开药治疗，公主服药后，不至一顿饭工夫，果然产下一个石头怪胎，晶莹剔透，花香扑鼻，之后公主谈笑自如，病体完全康复。皇上因郎中治好了公主的病，要报答郎中，问他需要什么时，郎中提出将那块花蕊石赏给他，皇上应允了，郎中就带上那块花蕊石走了。说也神奇，以后凡遇到出血的病症，只要服用花蕊石就能止住，原来花蕊石还是一味具有很好止血作用的中药。

花蕊石，又名煅花蕊石、花乳石，为矿石类含蛇纹石大理岩的石块。中医认为，本品性味酸、涩、平，入肝经，有止血化瘀之功，适用于各种出血。本品既能收敛止血，又能活血化瘀，由于其活血作用较强，所以怀孕妇女禁止使用。

44. 白及的由来

白及为兰科多年生草本植物白及的块茎，是一味古老的收敛止血的中药。

有关"白及"药名的来历还有一个传说。大约在西汉时期有一位将官，一次跟随皇上御驾亲征，没想到战事失利，队伍溃散，他只好护送皇帝急急回京，他们一路杀了十几个番将，刚要进关时，却突然闪出六员番将，拦住去路，这位将官力保皇帝先进关，自己返身迎敌，终因连日征战而疲劳过度，被敌人砍了几刀。但他忍痛拼杀回来，在临近关前时，不幸又被番将一箭射中，跌落马下，被关内的兵丁救起。

皇上急命太医抢救，最后，断了的筋骨被接上了，其他伤口的血也止住了，就是肺被箭射穿，伤口流血，呼吸急促，吐血不止，眼看会有生命危险，太医束手无策，皇帝急了，命人四处征召能人医治。很快，一位老农拿着几株叶子像棕榈叶、根像菱角肉的草药献给皇帝，说："请把这药草烘干，磨成粉，一半冲服，一半外敷于箭伤处。"别无良法，太医们只好速速照办。果然，将官用药后，不久便肺伤愈合，也不吐血了，皇上要厚赏老农，被拒绝，老农说："我什么也不要，只求圣上叫太医把这药草编到药书里，公布于天下，使更多的人能治好肺伤出血。"皇帝答应了，问这药草叫什么名字，老农答："还没名呐，就请圣上赐名吧。"皇帝想了想，问老农："你叫什么名字呀？"老农回答叫"白及"。皇帝笑道，那就给它取名"白及"吧。于是，白及就被载入最早的药学专著，并一直运用至今。

其实，按李时珍的说法，白及得名是因"其根白色，连及而生"。

中医认为，白及性味苦、涩、寒，质黏而涩，入肺、胃、肝经，功能收敛止血，消肿生肌。药理学研究证实，白及含大量的黏液质，其中有多种聚糖，还含挥发油、淀粉，有缩短凝血时间及抑制纤溶的作用，能形成人工血栓而止血。

45. 仙翁、黄鹤与仙鹤草

"昔人已乘黄鹤去，此地空余黄鹤楼。黄鹤一去不复返，白运千载空悠悠。晴川历历汉阳树，芳草萋萋鹦鹉洲。日暮乡关何处是？烟波江上使人愁。"这是唐代诗人崔颢的《黄鹤楼》诗。诗人在诗中写出了仙，写出了鹤，写出了草，这首诗可能概括了当地流传的一个故事。

古时候，在芳草萋萋鹦鹉洲的一座楼内住着一位老人，老人一边行医，一边修仙，很受乡亲们的尊重。一日，一只黄鹤落在楼前，发出哀哀的叫声，乡亲们围观，老人闻声同楼，见是一只流血的黄鹤，于是老人采来一把草药，将拧出的草药汁滴于黄鹤的伤口处，很快就止住了血。之后，在老人的精心喂养下，黄鹤很快就康复了。一日清晨，老人向乡亲们辞行后，乘着黄鹤飞往天上去了，乡亲们才知道这位老人已经成仙，而黄鹤则是仙界派来迎接老人的。

望着远去的老人，乡亲们恋恋不舍，望着远离的乡亲们，老人也恋恋不舍，天黑以后，老人到了天上，无奈黄鹤一去不复返，老人知道再也不可能回到家乡，探望乡亲们，老人只能腑望家乡，日暮乡关何处是？老人只望见江上烟波，而没有望见家乡与乡亲们，更增加了老人的思乡情。

虽然昔人已乘黄鹤去，此地空余黄鹤楼，但乡亲们依然怀念老人，后来，乡亲们把老人称为仙人，把老人住过的楼称为黄鹤楼，把老人乘坐的黄鹤称为仙鹤，把老人给黄鹤治病的草药称为"仙鹤草"。

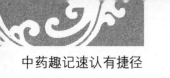

46．延胡索的由来

　　延胡索，又称元胡索、玄胡索，简称为延胡、玄胡，系罂粟科植物延胡索的根茎，是常用的止痛中药。其药性辛、苦且温，入肝、胃经，有活血散瘀、行气止痛之功效，故可用于血瘀气滞所致的脘腹疼痛、胸痹心痛、痛经、跌打损伤等症。

　　关于延胡索的由来，民间还传说着这样一个故事。

　　很久以前，有个无儿无女的老汉上山砍柴，不小心跌倒了，昏厥过去，不知过了多长时间方苏醒，由于伤重，既站不起来，更走不动，饥饿的老汉，只得用双手在草地里乱挖，想挖点草根之类的充饥，突然扒出几颗黄灿灿的东西来，饥不择食的他就吞吃了，谁知吃后伤痛好转，精力好起来了，他边扒边吃，没多久，竟然能站起来，一拐一拐地走回家。

　　老汉神秘地对老伴说："那黄灿灿的东西真管用，可能是治跌打损伤的妙药。"第二天一早，老伴按照老汉的吩咐，到山上挖了一些回来，天天煎汤给老汉吃，吃了几天，伤全好了。消息一传开，凡有跌打损伤者都争先恐后地去挖那东西吃，结果都治好了，乡亲们不约而同地请老汉给这东西起个名，老汉想了想，这东西有点像葫芦，圆滚滚的，就叫"圆葫芦"吧。久而久之，乡亲们为了叫起来顺口，最后一个字便舍去了，叫"圆葫"，后来，人们干脆叫它"元胡"。

47．红花的由来

　　宋代顾文荐的《船窗夜话》载：新昌有一姓徐的妇女产后病危，家人请来名医陆日严诊治，待他赶到病人家时，患者气已将绝，唯有胸膛微热，陆日严诊后考虑再三说："此乃血闷之病，速购数十斤红花方可奏效。"他用大锅煮红花，沸腾后倒入几只木桶，取窗格放在木桶上，让病人躺在窗格上，用药气熏之。药汤冷后再加温倒入桶中，如此反复，过了一会儿，病人僵硬的手指开始伸动，半天左右，病人渐渐苏醒，脱离了危险，家人不胜感激。

　　红花，为菊科一年生草本植物红花的筒状花冠，主产于河南、河北、浙江、四川、云南、山东等地，夏季花瓣由黄变红时采摘。红花的功效主要是活血通经，用于血瘀经闭、痛经、腹中包块等症。

48. 益母草的由来

夏商时，有一贫妇李氏，在生孩子时留下瘀血腹痛之症，她的儿子都已长大成人，可她的病始终没有治好，体质越来越虚弱。大儿子劝她求医治疗，李氏伤心地说："咱们连隔夜粮都没有了，哪有钱治病呢？"

一天，大儿子想出一个办法后便急匆匆地走出门去。他在十多里之外找到一位采药人，诉说了自己母亲的病苦，那采药人一听喜上眉梢，说："你母亲的病我能治好，但需纹银十两，大米二十斗。"大儿子忙说："钱粮都不成问题，只要你能治好我母亲的病，报酬好说。"大儿子问："那你什么时候采药呢？"采药人却说："这个你不必问了，明天早晨你带着钱粮来取药便是了。"

这天，刚刚接近黄昏之时，那采药人便扛着锄头，背着药篓悄悄地进了山。李氏的大儿子也蹑手蹑脚地跟在采药人的后面，只见采药人在一个山坡上停下来，挖了两把草，就急忙走了，李氏的大儿子看在眼里，记在心上，他立即找到那采药人挖药的地方，借着月光，看到的竟是一种叶子呈手掌状，开着淡红色花和淡紫色花的草，他赶紧将自己带来的口袋打开，用手挖了很多这种草，连夜赶回家给母亲煎汤喝。七天后，疗效大显，母亲不像以前那样腹痛了，再喝七天后，瘀血也不见了。后来，李氏的大儿子就用这种草药给很多妇女治好了病，人们给这种草药起了个名字，叫"益母草"。

歌诀："益母草苦，妇科为主，产后胎前，生新去瘀。"

49. 牛膝的由来

牛膝是一种临床常用中药，具有活血祛瘀、补肝肾、强筋骨、利尿通淋、引血下行之功效，常用于瘀血阻滞、跌打损伤、腰膝酸痛、下肢无力、尿血、小便不利、尿道涩痛等症。说起来，牛膝还有一段传说呢。

相传从前一郎中，采药行医多年还是光棍一条，后来年纪大了，就收了几个徒弟，一边采药为人看病，一边传授医术给徒弟们。几个徒弟也很刻苦

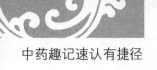

中药趣记速认有捷径

学习，但徒弟们的思想品德如何，郎中心里还没个底，郎中深知，要做一名有声望的医师，精湛的医术是必需的，但更重要的是，还要有高尚的医德。看来，要想把治病救人的真本事传下去，还得对几个徒弟进行一番试探。

于是，有一天，郎中把几个徒弟叫到一起，语重心长地对他们说："我现在年纪已大了，身体又差，以后看来再也不能采药行医了。你们几个跟了我好几年，也都学会了一般的采药、制药以及看病的技术，现在你们各自谋生去吧！"几个徒弟听后都低下了头。"师傅挖了一辈子药，给人看了一辈子病，可能已积攒下一大笔钱财了吧？"心里打起了小算盘的大徒弟急忙说："师傅呕心沥血，教会了我们医术，我们又怎么能忘记您老人家的恩情呢！师傅现在年迈体弱，就搬到我那里住吧，我会像照顾父母一样照顾您老人家的。"看来真没白教这个徒弟了，郎中听了满心欢喜，便把行李搬到大徒弟家住下，开始时，大徒弟招待得还不错，整天问寒问暖，关怀备至，但背地里却偷偷地把师傅的包袱打开，翻腾了好一阵。当看到师傅的包裹里尽是些破烂衣服时，大徒弟就对师傅冷淡起来，整天唠叨个不停，对郎中左挑鼻子右挑眼，郎中看透了大徒弟的心思，便把行李搬到二徒弟家。谁知二徒弟和大徒弟一样，发现师傅没钱时也冷下脸来。无奈，师傅只得搬到三徒弟那里，岂知三徒弟更是个十足的财迷，当他知道师傅只不过是个穷郎中时，只让师傅住了三天，就要师傅搬到别处去。真想不到这些徒弟每个人都是认钱不认人，郎中伤心得痛哭起来，无奈带着行李流落街头，最小的徒弟得知后，连忙把师傅请到自己家里。"我身无分文，还能白吃你的饭吗？"郎中问小徒弟。"师傅如父母，徒弟供养理所当然，您老人家尽可放心。"小徒弟对师傅说。到小徒弟家没住够三天，郎中就病倒了，小徒弟守候床前，里外照顾着，像对亲生父母一样孝顺，郎中看他实心诚意，表里如一，心里不由地暗自高兴。病好后，郎中把小徒弟叫到跟前，解开贴身的小包，拿出一种草药对小徒弟说："这是一种补肝肾、强筋骨的草药，我现在传你吧！"

不久，郎中去世了，小徒弟为其安葬送终，后来小徒弟就靠师傅传下的秘方，成为一个德高望重的郎中，但这种草药叫什么名字，师傅也没说，小徒弟见其形状特别，茎上有棱节，很像牛膝的膝骨，就给它起了个药名，叫"牛膝"。

50. 王不留行缘恶行，得人心者得天下

北方有一段歌谣说："穿山甲、王不留行，大闺女喝了顺怀流。"夸张地说出了穿山甲和王不留行这两味中药的通乳作用。王不留行是一种草的种子，怎么起了这么个怪名字呢？

传说王不留行这种药是药王邳彤发现的，经试验，具有很好的舒筋活血、通乳止痛的作用，可是给它起个什么名字呢？邳彤想起当年王郎曾来过家乡的事。

王郎率兵追杀主公刘秀，黄昏时来到邳彤的家乡，扬言他们的主子是真正的汉室后裔，刘秀是冒充汉字的孽种，要老百姓给他们送饭送菜，并让村民腾出房子给他们住，这村里的老百姓知道他们是祸乱天下的奸贼，就不搭他们的茬儿，天黑了，王郎见百姓还不把饭菜送来，不由心中火起，便带人进村催要，走遍全村，家家关门锁户，没有一缕炊烟，王郎气急败坏，扬言要踏平村庄，斩尽杀绝，此时一参军进谏道："此地青纱帐起，树草丛生，庄稼人藏在暗处，哪里去找，再说，就是踏平十里村庄也解不了兵将的饥，不如赶紧离开此地，另作安顿，也好保存实力，追杀刘秀。"王郎听了，才传令离开了这个村庄。

邳彤想到这段历史，就给那草药起了个名字叫"王不留行"，就是这村子不留王郎食宿，借此让人们记住"得人心者得天下"的道理。

51. 月季花成就美满姻缘

月季花，又名长春花、月月红、四季红、胜春，药用为蔷薇科常绿直立小灌木月季的干燥茎。性味甘、淡、微苦、平，归肝经，具有活血调经、解郁消肿之功，用于肝郁血瘀之月经不调、痛经、经闭、胸腹胀痛、疮痈肿毒、跌打损伤、瘰疬等症。

月季花不仅有较高的观赏价值，而且对许多有毒气体具有吸附作用，是保护环境、美化环境的优良花卉。

关于月季花，还有一段美丽的故事。

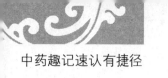

传说很久以前，神农山下有一高姓人家，家有一女，名叫玉兰，年方十八，温柔沉静，很多公子王孙前来求亲，玉兰都不同意，因为她有一老母，终年咳嗽、咯血，多方用药，全无疗效。无奈之下，玉兰背着父母，张榜求医，治好我母病者，小女以身相许。有一位叫长春的青年揭榜献方，玉兰母亲服其药，果然康复，玉兰不负前约，与长春结为百年之好。洞房花烛之夜，玉兰询问什么神方如此灵验，长春回答说："月季月季，清咳嗽良剂，此乃祖传秘方，冰糖与月季花合炖，乃清咳嗽止血神汤，专治妇人病。"玉兰记在心里。

52．求生食土鳖，疗伤识药性

明朝年间，江南一小镇上有一位姓朱的开设一家武馆，奇怪得很，凡来武馆习武者，有伤筋动骨的，只要服用朱武师给的药粉，很快就痊愈了，仍可照常习武。

此事被一姓杨的医生得知，便登门求其医术，朱敬其医德，就从实相告。原来，朱某幼年时，家境十分贫穷，父母早逝，靠祖父抚养，祖父在一家油坊打工谋生。一日，不慎从高处摔下来，腿断骨折，主子嫌其拖累，便抛到油渣棚内，任其死活。那年，油渣棚生了许多土鳖，祖父就终日依靠土鳖求生，没想到一月有余，断腿和伤痛居然痊愈了。后来，祖父就用土鳖给人治病，治者必愈，祖父临终前，就将此方法传给了朱某。

朱武师见杨医生为人诚实，不辞劳苦，求医术以解救病人，十分敬佩，便将"土鳖焙干碾成药粉，一次一撮"之方传给杨医生，杨医生即用此方疗伤接骨，颇为灵验。此后，杨医生便将此方录入了他著的《医方摘灵》一书，从此流传于世。

土鳖之所以有此疗效，据《本草纲目》记载：土鳖，性咸、寒，归肝经，其功效为破血消癥、续筋接骨，用治血瘀经闭腹痛、月经不调、产后瘀阻及跌打筋骨折伤等。有伤筋动骨、偏瘫患者不妨照方一试。

53．神奇的荆三棱

荆三棱又称三棱，是一味很好的软坚散结药。传说古时候一位工人，因肚子长了个瘤，偶尔就会发作疼痛，他因为没有接受治疗，最后瘤越长越大，终于没救了，他在临终之前交代家人，在他死后一定要替他将这个瘤子取出来再下葬。

不久，这个工人死了，家人按照遗嘱请人为他开腹，果然肚子里发现一个比拳头还大的硬块，质地坚硬，就像石头一样，表面还有一层层的纹理，呈现出五彩色，非常特别，家人惊讶之余决定将它做成一只刀柄，并保留下来。

几年后的一天，工人的儿子准备上山工作，心血来潮带着这把刀一起上山除草，砍呀砍，就在砍到一株荆三棱的根部时，根皮擦过刀柄，坚硬的刀柄竟被刮出深深的一道沟痕，他觉得很奇怪，但还是继续工作，后来刀柄渐渐软化，不一会儿工夫，整个刀柄竟化成一摊水。

三棱最早已记载于《本草拾遗》，为黑三棱科植物黑三棱的干燥块茎。味苦，性平，入肝、脾二经，为破瘀行气、治疗肿瘤及硬块的常用药。

54. 刘寄奴的由来

刘寄奴本来是一个宋朝皇帝的小名，之所以后来成为治疗跌打损伤的一个草药的名字，源于一个故事。

根据唐初史学家李延寿所撰的《南史》载：襟高祖刘裕，小字寄奴，微时，伐薪于新洲，遇大蛇，射之，大蛇负伤逃窜，第二天刘寄奴前往查看，听见有杵臼声，寻声查找，发现有几个儿童在树林中捣药，他们都穿着青衣，刘寄奴问这些孩子："你们为什么在此捣药，在为谁治病？"这些儿童答道："我家主人为刘寄奴所射，今合药敷之。"刘寄奴问他们："你们为什么不杀他呢？"孩子们答道："寄奴王者，不可杀也。"孩子们跑后，刘寄奴将他们捣的药收好带回。

此后，在战争中每遇金疮，刘寄奴就把这种草药拿出来敷在伤口处，伤口很快愈合了，久而久之，人们就把这种草药称为"刘寄奴"，民间还把刘寄奴称为"九里光"和"六月雪"。

刘寄奴为菊科植物奇蒿的全草，主产江苏、浙江、江西等地，具有破血通经、消肿散瘀止痛之功效。《日华子本草》记载刘寄奴"主心腹痛，下气，

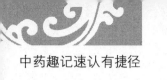

水胀，血气，通妇人经脉，癥结"。临床上常用于治疗各种跌打损伤、经闭、金疮出血之症。

55．一味贝母显神奇，既救儿来又救媳

有一个得了"肺痨病"的孕妇，因为身体虚弱，孩子刚生下来就晕过去了，当她苏醒时孩子已经死了，连生三胎，都是这样。公婆和丈夫十分烦恼。

有一天，算命的瞎子从门前经过，婆婆叫瞎子先生来给媳妇算算命，排一排八字，瞎子问算何事，婆婆就把媳妇连生三胎死孩子的事说了，瞎子把生辰八字排了一下，说："你媳妇属虎，出生时出洞虚，非常凶恶，头胎儿属羊，二胎儿属狗，三胎儿属猪。猪、狗、羊都是虎嘴里的食，被他妈妈吃掉了。"婆婆不信，说："虎毒不食子，她怎么会吃亲生孩子呢？"瞎子说："这是命中注定，无法挽救。"婆婆道："有办法保住下一胎孩子吗？"瞎子屈指一算，说："办法倒有，就怕你们嫌麻烦！"婆婆说："不瞒先生说，我家三房就守着一个儿子，三家香火一炉烧，只要生个活孩子，让我们干什么都行。先生，你说吧。"瞎子说："再生下一胎时，瞒住孩子的妈妈，抱着孩子往东跑，跑出一百里到东海边，那里有一个海岛，爬上海岛就万事大吉了，虎怕海水，下不得海，上不了海岛，吃不了孩子，孩子就能保命了。"

老婆婆把瞎子的话告诉老头和儿子，他们心中都有了数。

没到一年，媳妇又生孩子了。同以前一样，孩子刚生下，母亲就晕过去了，丈夫也顾不得照料妻子，抱起孩子就往东跑，可跑出十多里孩子便死去了，一家人非常伤心："怎样才能把孩子养活呢？"这天，瞎子又来算命了，婆婆把孩子死去的情况告诉了他。瞎子说："跑慢啦，得跑得比虎快，使虎追不上孩子，孩子才能保住。"

又过一年，媳妇又要生孩子，丈夫准备了一匹快马，喂饱饮足。孩子刚落地，他就用红被单包好，跳上马，重打三鞭，快马如流星一样往东跑去，跑了一里地，到了东海边，他又跳上一只快船，划到海岛住了下来。

孩子的母亲过了一个多时辰苏醒过来，不见孩子，急得直哭。

五天过后，丈夫从海岛回来说："爬上海岛只三天，孩子又死了。"一家人伤心极了，老夫妻俩和儿子商量，要把媳妇休掉，再娶一个能养活孩子的，

媳妇闻听，伤心地哭起来。

这时，有个医生从门口经过，他走进屋问道："你们有什么为难的事吗？"媳妇就把情况告诉了医生。

医生看她面色灰沉铁青，断定她有病，就说："我自有办法，叫你生个活孩子。"

公婆和丈夫都不相信。

医生说："瞎子算命是瞎说，信他干什么？你媳妇不是硬，是有病。肺脏有邪，气力不足，儿不能长寿。肝脏缺血，供血不足，使产妇晕倒。我教你们认识一种草药，让她连续吃三个月，一年后保证她能生下个活孩子。"

在医生的劝说下，公婆把媳妇收留下来，讲定如果再生死孩子，便休她。

从此丈夫每天按医生教的方法上山挖药，煎汤给媳妇喝。喝了三个月，媳妇果然怀孕，十月临盆，生下一个大胖小子。大人没有发晕，小孩平安无事，一家人高兴得简直闭不上嘴。孩子过了一百天，他们买了许多礼物，敲锣打鼓，到医生家道谢。

医生高兴地问道："我的草药灵不灵？"

"灵，真灵！"

"这种草药叫什么名字？"丈夫问医生。

"它是野草，没有名字。"

"我们给它起个名字吧。"

"好！"医生想了想，问道："给它起个什么名字呢？"

"我的孩子名叫'宝贝'，母亲又安全，就起名叫'贝母'吧！"

"好一个响亮的名字！对，就叫它'贝母'。"

"贝母"的名字就这样留传下来了。

56. 胖大海的由来

胖大海味甘，性寒，可宣肺、利咽、清肠，主治痰热咳嗽、声哑、咽喉肿痛、大便干结等病症。开水冲泡，每次2～3个即有效。说起胖大海的由来，还有一段感人的传说。

在古代，有个叫朋大海的青年跟着叔父经常乘船从海上到安南大洞山采

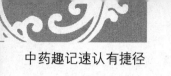

药，大洞山有一种神奇的青果能治喉病，给喉病患者带来了福音，但大洞山上有许多野兽毒蛇出没，一不小心就会丧命。朋大海很懂事，深知穷人的疾苦，他和叔父用采回来的药给穷人治病，少收或不收钱，穷人对大海叔侄非常感激。

有一次，叔父病了，大海一人到安南大洞山采药，一去几个月不回来，父老乡亲们不知出了什么事，等叔父病好了，便到安南大洞山了解缘由，叔父回来后说："据当地人说，去年有一个和我口音相似的青年采药时，被白蟒吃掉了。"大海的父母听了大哭，邻友们跟着伤心流泪，说他为百姓而死，大家会永远记住他，便将青果改称"朋大海"，又由于大海生前比较胖，也有人叫"胖大海"。

57．朱砂的由来

古时候，有些人不信医而信巫。有了病不去求医，常去找巫神。在蕲州（今湖北省蕲春县），有许多人患癫狂病，当时的医生治疗此病往往疗效不佳，可这病遇到巫神，却是治一个好一个。因此，人们更是"信巫不信医"了。孙思邈的徒弟黄忠厚和赵月梅想探出巫神的秘密，去除邪念，于是就商量了一个办法。

有一天，孙思邈被蕲州刺史邀请去赴宴。黄忠厚和赵月梅装扮成夫妻，到一个偏僻街巷的小店租了房间。

晚上，月梅装扮成一位青丝挽发髻、插了金钗、穿着绣花粉红衣衫和石榴裙的俊媳妇，愁容满面地找到巫神，说她丈夫黄忠厚的癫狂病突然发作，请巫神救治。巫神急忙随她来到小店住房，只见她丈夫披头散发，满脸泥污，躺在地上，说着疯话。

他见巫神来到，提高了嗓门大声道："我是玉皇大帝的女婿，老丈人让我统带天兵天将下凡，扫荡妖魔鬼怪……"巫神一看，年轻媳妇的丈夫果然疯了。他就点火把，撒松香，竖起桃木棒，准备驱"鬼"。巫神又端了一碗净水放在桌子上，拿起一张画好的符，然后嘴里念念有词："天灵灵，地灵灵，一天三朝过往神。过往神，有神灵，鬼使神差下凡去。吾奉太上老君命，急急如律令，为你驱鬼来治病。只要喝下圣符水，妖逃鬼散病根除。"说着，巫神就要点火烧符。黄忠厚早有准备，"嗖"地跳起来，一把抢过符纸，抬腿一脚把巫神踢出门外，嘴里还骂道："我是玉皇大帝的女婿，哪里来的妖道胆敢如此无礼？你这个老东西！"巫神被踢倒在地，刚爬起来，门已关紧。他叫了半天没人理，只好自认倒霉回家去了。

黄忠厚和赵月梅兄妹这时各自先把那碗水喝了一口，什么味也没有，确实是碗净水。再看看符纸，也没什么稀奇的。两人反复琢磨道："这不治病啊！"最后月梅说："还是请师傅来判定吧！"随即出门去请孙思邈。

孙思邈赴宴归来，不见两位徒弟，正在着急之时，忽听月梅急切地叫了一声："师傅！""怎么？出了什么事？"孙思邈惊奇地问道。月梅把刚刚发生的事情全部告诉了孙思邈。孙思邈随月梅来到小店，仔细观察，最后盯住画符上的朱砂，用手指着说："莫非是它能治病？"兄妹俩这时你看看我，我看看你，望着孙思邈那沉着而坚定的眼神，又都把目光集中到了画符上的朱砂上。第二天，他俩把一个得了癫狂病的病人找来，把一点朱砂放在水里给病人喝。那人喝了以后，没过几天，病情果然好转了。

从此，兄妹俩人才知道巫神"驱鬼"治癫狂病，只不过是符上的朱砂有药性罢了，朱砂从此便成了治疗癫狂病的一味中药。

58. 琥珀的由来

琥珀，本是一味重镇安神类中药，在远古时代就被人们视为珍宝。公元前四世纪，希腊人誉之为"北部的黄金"。古罗马时代，琥珀是昂贵的装饰品。在我国，琥珀被古人称为"神药"。

传说有一天孙思邈外出行医，看见一行出殡的队伍迎面走来。他停在路边观看，忽然上前一步按住棺材大喊："且慢！且慢！"送殡的人以为他是疯子，要赶他走，他说："人还没有死，你们怎么忍心埋了呢？"众人说："人早死了，你不要胡说。"孙思邈说："人要死了，血会凝固的，你们看棺材底下正在滴鲜血，怎么说人死了呢？"众人一看，果然有细细一道血丝向外流，就打开棺材请他看，只见一女人面黄如纸，小腹很高，裤下正向外渗着鲜血，这女子的丈夫哭着说："我妻子婚后十年没有生育，这次怀孕一年多了，昨天才觉胎动，又难产死了。"孙思邈试了病人的鼻息和脉象，以红花烟熏死者的

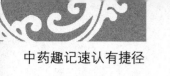

鼻子，又急取琥珀粉灌服，孕妇很快苏醒过来，众人把孙思邈当成了神仙，一齐跪下磕头。孙思邈道："此乃琥珀之功也。"又送给病人丈夫一剂药，一幅图，嘱咐他："赶快把病人抬回去，喝下这剂药，再按图接生，保证母子平安。"结果，病人回去后顺利地生下了一个大胖娃娃。

相传三国时期，东吴孙权的儿子孙和，不慎用刀误伤了心爱的邓夫人，面部伤口很大，医生就用琥珀末、朱砂及白獭的骨髓等中药配成外用药为其敷治，邓夫人面部的伤口被治愈后，不仅不留疤痕，反而显得白里透红，更加娇艳可爱。从此，琥珀成为古代妇女"嫩面"的常用之药。

59. 柏子仁的由来

柏子仁始载于汉朝的《神农本草经》，书中称其有"主惊悸、安五脏、益气、除湿痹、久服令人润泽、美色、耳目聪明、不饥不老、轻身延年"的功效。提起柏子仁"轻身延年"的功效，还有一段传说呢。

相传在汉武帝当政时，终南山中有一条便道，为往来客商马帮的必经之路。

有一年，人们传说山中出了个长发黑毛怪，其跳坑跨涧，攀树越岭，灵如猿猴，快似羚羊，于是商人们心惶惶，非结伙成群不敢过山。

消息传到了当地县令耳中，县令怀疑这是强盗耍的花招，于是命令猎户围剿怪物。哪知，捕获的怪物竟然是一位中年毛女。

据毛女所述，她原是秦王的宫女，秦王被灭后逃入终南山。正当饥寒交迫，无以充饥时，遇到一位白发老翁，教她食用柏子仁、柏汁，初时服用，只觉得苦涩难咽，日久则觉得满口香甜，舌上生津，以致不饥不渴，身轻体健，夏不觉热，冬无寒意。时逾百余岁，仍不见老。

毛女服柏子仁长寿的消息一传出，世人便争相服用，其"轻身延年"的功效也流传至今。

60. 大胆保秀才中举成名，远志助丈人生意兴隆

古时候，某地有一秀才，娶了药铺老板之女为妻，其妻颇通药理。

一年仲夏，秀才将赴省城参加三年一度的乡试。行前其妻将一节浅棕黄色的圆木交给他，道："相公，你带上此木，能保身体健康，考场不惊，一举夺魁的。"秀才不解其意，笑着打趣道："难道叫我恐吓考官不成？"妻子解释道："不是，相公此次赶考，千里迢迢，天气酷热，日间赶路，夜来读书，加之蚊叮虫咬，岂不有害健康？此木名'大胆'，内服有安神补益、强壮之功效，可治心悸、失眠、健忘等症；外用又可治一切痛症、肿毒、疔疮诸疾，难道不是可保相公一路安康吗？考前服之，镇静安神，临场不惊，尽情发挥，文艺、书法俱佳，能不夺魁？"秀才听了，茅塞顿开，连连点头称是，依妻子之言，果然考中第一名解元。

秀才中举之后，深感此木神效，然厌其名庸俗。既然能益智强身，何不更名"远志"？跟老丈人说之，老丈人点头称妙，还加上一味平和、镇静、安神的良药"枣仁"，组成"枣仁远志汤"，并以女婿做活广告，生意格外兴隆。

61. **龙骨**因甲骨文片而身价倍增

中药里常用的龙骨、龙齿，其实是古代动物的骨骼化石。龙骨的主要作用是镇惊、敛汗涩精、固肠止泻，早在战国时期的医书《神农本草经》中，即认为龙骨能治疗泻痢、便血、惊痫、白带过多等疾病，而东汉时期的医学家张仲景则创制了桂枝龙骨牡蛎汤，用以治疗心悸、神昏等神经衰弱症状。

在这些治病的龙骨中，还蕴含着一个重大的发现：清代光绪年间，河南安阳有一个理发匠，身患疮疖而无钱买药医治，就用捡来的骨片碾成粉，敷在疮上，不久脓水被吸干，伤口也痊愈了。他请教过大夫，说这甲骨片就是中药龙骨，于是他四处收集这种骨片，卖给药铺。后来，一个叫王懿荣的官员患了痢疾，按医生的处方从药店抓来龙骨等药物，当查验药物时，他发现在这些龙骨上有刀痕，仔细一看，是一些像文字的符号，与青铜器上的铭文竟然十分相似，原来这些甲骨是商代古人所用的骨片，上面的文字即是甲骨文，是同时期的文字，于是，这些刻字的甲骨文身价倍增，成为了研究历史的重要线索。

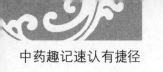

62．治愈姑娘相思病，美满姻缘合欢花

相传很久以前，泰山脚下有个村子，村里有位荷员外，晚年生得一女，取名"欢喜"。这姑娘在18岁那年，清明节到南山烧香，回来得了一种难治的病，精神恍惚，茶饭不思，一天天瘦下去，请了许多名医，吃了很多药，都不见效。荷员外贴出告示，谁能治好荷小姐的病，千金重谢。告示被西庄一位穷秀才揭了去。这位秀才，除苦读经书之外，又精通医术。只是家中贫寒，眼看就该进京赶考了，手中尚无分文盘缠，便想为小姐治好病，得些银钱作进京之用。原来小姐得的是相思病，西庄秀才正是她清明节在南山遇到的那位白面书生，今日一见，不治也好了大半。这秀才不知姑娘的心事，只管诊脉，看脸色、舌苔，说："这位小姐是因心思不遂，忧思成疾，情志郁结所致。"又说南山上有一棵树，人称"有情树"，羽状复叶，片片相对，而且昼开夜合，其花如丝，清香扑鼻，可以清心解郁，定志安神，煎水饮服，可治小姐的病。荷员外赶快派人找来给小姐服用，小姐的病果然好了起来。一来二往，秀才也对小姐有了情意。不久，秀才进京应试，金榜高中，回来便和小姐结成了夫妻。后来，人们便把这种树叫做"合欢树"，这花也就叫"合欢花"了。

合欢花为豆科落叶乔木植物合欢树开的花，目前，临床上多用合欢树的皮，称"合欢皮"。其性平，味甘，归心、肝经，具有安神解郁、活血消肿之效，主要用于治疗忿怒忧郁、烦躁不眠、跌打骨折、血瘀肿痛及痈疮疔毒等症。

63．乞丐口渴饮粪水，偶愈疾病识牛黄

明朝万年间，江南有一个姓葛的乞丐。有一天，他来到江西景德镇的荒郊野外，突然中了温邪。只见他周身发热，烦躁不安，出现了神昏谵语、癫狂状。

他自觉口干舌燥难忍，一时却又找不到水喝。他用手搭棚举目四望，见前面路边有两口大粪缸，内容物大不一样，一个缸口龌龊不堪，一个缸中却清澈如泉水。葛乞丐顾不了许多，掏出自己的讨饭碗往清的那个缸中舀了满

满一碗，咕嘟咕嘟地猛喝下去。

喝完这碗水后，他感觉这碗水甜如甘泉，沁人心肺。葛乞丐喝完水后，又迷迷糊糊地躺倒睡在树下。

第二天早晨，他一觉醒来，浑身上下轻松舒畅极了。他心里明白，这全靠喝下的那碗粪水的功力，可转念一想，怎么这样清甜的水，会和粪便混在一起呢？其中定有缘故，于是他好奇地折了一根树干，在那粪缸里陶了起来，不一会儿，他从缸中捞出一副牛肠肚来。他用水洗了洗，又除掉肠肚上的腐烂物后，露出了一颗鸡蛋大小的黄色结块。葛乞丐认定这是一块宝药，他赶快装入内衣，满心欢喜地下山去了。

原来葛乞丐拾得的是一颗上等的好牛黄。牛黄具有息风止痉、化痰开窍、清热解毒、助消化、缓泻的作用。后来，他用这颗牛黄治愈了好多人的瘟疫、惊痫中风、疮疡肿痛诸症，一时声名大噪。

64．治风滋补话天麻

天麻又名鬼督邮、定风草，又因其茎如箭杆而争赤，故名"赤箭"。传说唐明皇李隆基每日清晨调服一盅赤箭粉，作为滋补上品以保健养生，然后再临朝理政。在他登基不久，他的姑母太平公主欲效仿祖母武则天，企图谋朝篡位，于是命潜伏在唐明皇身边的心腹宫女袁蓉蓉在为皇上调制赤箭粉时，投放毒药，不料事情败露，毒死唐明皇的阴谋未能得逞，而宫女袁蓉蓉却惨遭杀害。事后，唐明皇更加防备有加，但乃每日服用益寿珍品赤箭粉。

在四川、运南的民间，有"蜜饯为果或蒸煮食用天麻"的习俗，作为一种祛风除湿、轻身延年的滋补食品。天麻性平，味甘，入肝经，有息风定惊、利腰膝、强精力的功效，主治眩晕眼黑、头风头痛、肢体麻木、半身不遂、语言謇涩、小儿惊厥动风等症。

过去人们一直认为，天麻为治风之神药，而忽略了它的补益作用。宋代名医沈括曾经说过："草药上品，除五芝之外，赤箭为第一，此神仙调理养生之上品。"明代著名中医药学家李时珍也认为："补益上药，天麻第一，世人只用之治风，良可惜也。"这说明天麻不仅能治风定惊，而且还有助阳气、通血脉的作用，可补五劳七伤，久服益气力。

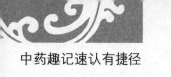

近代临床研究表明，天麻所含的天麻多糖可增强机体的免疫功能，天麻注射液能改善心肌和脑部营养的血液量，提高机体的耐缺氧能力，对治疗老年痴呆症、增强老年人记忆力、改善老年人脑部血液流通都有较好的疗效。

65. 地龙治愈蛇缠腰，活洞宾救了众医官

传说，宋太祖赵匡胤登基不久，患了"蛇缠腰"（带状疱疹），他的哮喘病也一起复发了。宫廷里的太医们绞尽脑汁，也没有回春之术。赵匡胤一怒之下，把所有进宫治病的医官都关进了大牢。

一天，一位医官想起洛阳有个擅长治皮肤病的药铺掌柜，外号"活洞宾"，就推荐他给赵匡胤来治病。

"活洞宾"奉旨来到宫中，仔细看了赵匡胤的病情，只见环腰布满了豆粒大的水泡，像一串串的珍珠。赵匡胤摆出威严的样子问道："朕的病怎么样？""活洞宾"道："皇上不必忧愁，小民有好药，涂上几天就会好的。"赵匡胤冷冷一笑道："许多名医都没有办法，你怎敢说此大话？""活洞宾"说："倘若不能治好皇上的病，小民情愿杀头。若治好了，望皇上答应我一件事。"赵匡胤问："什么事？""活洞宾"道："请皇上释放被监禁的医官。"赵匡胤道："待朕的病治好了，就答应你的要求。"

"活洞宾"来到殿角打开药罐，取出几条蚯蚓放在两个盘子里，拌上蜂蜜，不久，蚯蚓即溶为液体。"活洞宾"用棉花蘸上此液体涂在赵匡胤的患处，赵匡胤立刻感到全身清凉舒适。他又捧上一盘药品请赵匡胤服下。赵匡胤惊问："这是何药？既可外用，又可内服？""活洞宾"怕讲出实话反而使赵匡胤疑心而不愿服用，便随机应变地说："皇上是神龙下凡，民间俗药怎能奏效？此药名曰'地龙'，龙补龙自有神效。"赵匡胤听了非常高兴，就把药汁服下去。七天后，赵匡胤疹消、喘止。从此，"地龙"的名声和功用也就广泛地流传开了。

66. 猎户无意得麝香，县官独霸妾胎伤

麝香，乃中药材之珍品。它的香味浓烈，保香力极强。屋里哪怕放上一

丁点儿，脏气不能停留，蛀蝇不敢进来，故有"香气之冠"的美誉。《本草纲目》记载：它"辛温无毒"，有"通诸窍，开经络，透肌骨"等功能，主治中风痰厥、神志昏迷、心腹暴痛、恶疮肿毒、跌打损伤等症。在中成药里，至少有百种以上的方剂配伍中有麝香，如安宫牛黄丸、小金丹等。关于此药的发现，还有一段神奇的传说。

相传，在很久以前，有一对唐姓父子，居住在深山里，以打猎为生。一天，父子俩在深山老林涉猎，儿子为追捕一只野雉，不慎掉下山涧，唐老汉飞奔至山涧，见儿子倒在地上不能动弹。山涧微风阵阵，飘来缕缕奇香，沁人心脾。老汉欲背起儿子，却见儿子正在贪婪地吸着这奇特的香气，伤痛好像正被渐渐驱散。唐老汉顺着香气看去，见不远处有一块不毛之地，香气正是从这里发出来的，老人扒开泥土发现一个鸡蛋大小、长着细毛的香囊。唐老汉小心地将其取出，装入儿子的衣袋带回家中。不久，儿子的伤不治而愈。后来，每遇到穷人跌打损伤，唐老汉就用麝香为其治疗。

此事一传十，十传百，很快传到县太爷的耳朵里，县官垂涎三尺，派衙役将香囊抢去，交给自己的小妾收藏。小妾将香囊视为奇宝，随身携带，香囊发出的阵阵清香，令小妾增添了不少魅力。正当小妾为之高兴得意之时，哪知已怀孕三个月的胎儿坠了下来。县太爷一怒之下将香囊丢入河中。再说唐老汉失去香囊后十分伤心，上山打猎时处处留意，一心想再找一个。其实老汉得到的香囊，是一种叫麝香的动物，雄性的腹部有一装着分泌物的囊袋，人们把这种香袋叫做"麝香"。

67. 灵蛇灵兔送神药，冰片明目现奇效

冰片为常用的中药，系龙脑香科植物龙脑香树干经水蒸气蒸馏所得的结晶。关于它的药用和来历，还有一个美丽的故事。

有个失去父母的盲孩子，因为不愿在哥嫂家里吃闲饭，夜晚偷着摸到山坡上的一座小土地庙里。这是一座破败的土地庙，已经没有香火，庙门总是敞开的，并且传说有鬼怪出没。盲孩子怕冷，就把庙门关上，蜷缩着睡在墙角。深夜山里呼呼地起了几阵大风。风声过后，有人在庙外说话："咦，今天庙门还关上了，肯定有人在里边睡觉，那么咱们就别进去惊动了，坐在外边

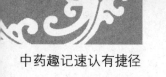

歇会儿就走吧。""哎呀，蛇大哥，你总是那么善良，真让我钦佩。"一个温柔的声音说。"不！说起来我还不如你，小兔妹妹，人们都喜欢你，却害怕我，也憎恨我。"蛇长叹了一声。

沉默了一会儿，蛇忽然说道："咱们赶快走吧！我已经感觉到了今晚睡在这个破庙里的是个瞎了眼的孩子，他孤苦无助，可别把他吓坏了。听到蛇和野兔都会说话了，他肯定要害怕。既然他听清了，我就送他一件宝贝。我的家就在离这儿不远的小庙东边，一棵大树下，那有一个洞，洞里有一个小碗，碗里装着些冰块，他用冰块抹抹眼睛，从此眼睛就看得见了，我只是白天住在那里，夜晚我就出去漫游了。"

盲孩子悄悄地把蛇的话记在了心里。

又是几阵风声，已经有了非凡灵性的蛇神与兔神奔向了远处。

山野恢复了故有的寂静。盲孩子摸索着出了土地庙，又摸索着找到了那个树洞，而且找到了那碗里宝贵的冰块，用冰块一点，他的眼睛顿时复明了。苦难的盲孩子就这样成了幸运儿。

68. 人参故事之"吹曲的书生"

很久以前，在完达山下有一个村庄，村里有个书生，这个书生一不会种地，二不会做工，除读书外，对吹、拉、弹、奏样样精通。书生的父母、哥嫂都是靠种田过日子，生活很艰难。由于书生不会种田，只会吃饭，家人看不惯，经常训斥他。

有一年，书生同村里人一起上山，心想说不定能挖棵人参挣几个钱。临走前，除带上生活用品外，还把管笛带在身边。领头的不同意带着这些东西，但书生非带不可，大伙也就同意了，上山后开始几天还能吃苦耐劳，过了几天，由于一无所获，加上身体劳累，书生就在窝棚里偷懒，待大伙上山后，自己便到山岩上吹起小曲来，日复一日，放山季节过后，别人都弄到大小人参一两棵，可唯独书生两手空空，回到家中，兄嫂更是看不起他。第二年，书生又同村里人一起去放山。除带上干粮、行李外，还带上笛子，劲头还和去年一样，头几天干劲十足，后来渐渐不上山了，天天吹拉弹唱，吹完一曲又一曲，唱完一首又一首。一天，就在他吹曲子的岩石旁不远处，站着一个女子入神地听曲，一曲完了就靠近一步，渐渐地到了书生身边。书生吹完曲后自言自语道："咳，我要回家去了，以后不能在这吹曲了！"女子听后，开口道："大哥这次来还是两手空空，我觉得过意不去，每次听曲，应该有所报答，请你再留几天，我还要听曲。"书生答应了女子的要求，别人下山了，书生留下了伙计剩下的干粮，留在山上，天天为女子吹曲。

一天，书生对女子说："我的干粮快吃光了，我该回家了，不能为你吹曲了，一年又白白地过去了。"女孩子说："你来的目的不就是为了挖人参吗？这好办，我可以帮你挖人参，我是人参姑娘，为了报答你的恩情，明天请跟我来。"第二天，书生早早吃完了饭，到岩石旁等待，不一会儿，人参姑娘便出现在书生面前，领书生到山后坡，书生一看，满山坡的人参花，红红一片，书生无从下手，说："这么多的人参为何别人看不见呢？"女子说："人的福命天定的，所以他们看不见，现在你可以随便挖了。"书生挖了一棵最大的、花儿最红的人参，用布包好就回家了。

回到家的第一天晚上，书生睡得正香，忽听一女子在身边说话，书生睁大眼睛一看，这不是人参姑娘吗？女子说："我就是你挖到的那棵人参哪，我过够了深山生活，如果阿哥你不嫌弃我的话就娶我为妻吧。"书生听后高兴地从床上跳下来，一把抱住人参姑娘，不知说啥是好。第二天，消息在全村传开了，父母兄弟高兴地张罗办喜事，不久，他们就高兴地结婚了。从此以后，全村人就由书生和人参姑娘领路到山里放山，每年都挖到好多人参，人们过上了幸福的生活。

69．神仙偶遇猪拱地，童心未泯识党参

传说吕洞宾和铁拐李两位神仙从中原来到太行山云游，看见四周犹如仙境一般，二仙赞叹不已。

当他们走到平顺地界时，忽然看见了一头山猪，在山坡上的土里乱拱，二仙童心未泯，想看个究竟，见山猪拱过的地方，黑土疏松，油光发亮，土里长着一种似豆秧的东西。

铁拐李把它放在口中，边嚼边跟着吕洞宾赶路。走过了几程，吕洞宾气喘吁吁，回头再看铁拐李，却神情如常，紧紧跟随。

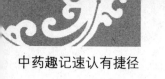

途中他遇见一樵夫，樵夫说："这是一种神草，传说古时上党郡有户人家，每晚都隐约听到人的呼叫声，但每次出门看望，却始终不见其人，在一个深夜，主人随声寻觅，终于在离家一里多远的地方，发现一株不平常的形体和人一样的植物，因出在上党郡，所以叫'党参'。"

70．胡适与**黄芪**的情缘

胡适先生开始与黄芪结下不解之缘是 1920 年的事情。那年秋天，他因得病，吃了不少西药，总不能完全见好，后来幸得名医陆仲安先生诊治，遂以黄芪为主药医好了他的病。时隔不久，胡适先生的友人马幼渔的弟弟患水肿，肿到肚腹以上，两眼都不能睁开，众医均束手无策，陆仲安先生重用黄芪等药，不出百日，便治好了他的病。也就从那时起，胡适先生便对黄芪有了比较透彻的了解，中年以后，他渐感疲惫不堪，力不从心，便常用黄芪泡水，代茶饮用，特别是在讲课之前，总要先喝几口黄芪水，以致精力倍增，讲起话来如洪钟，滔滔不绝，于是他将这个"诀窍"告诉了周围的人，也使他们受益匪浅。

71．**鹿茸**的神奇功效

相传，从前有三兄弟，父母死了以后，他们就分了家。老大为人尖刻毒辣；老二为人吝啬狡诈；老三为人忠厚老实、勇敢勤劳，受到人们的称赞。

有一天，兄弟三人相约，一起去森林里打猎。老三勇敢地走在前面，老二胆小走在中间，老大怕死跟在后边。

走着走着，树林里发出了异样的响声。老大、老二都吓得躲在大树后面，蹲下来不敢动弹，只有老三无畏地向发出声音的地方走去。哦！原来是一只长着嫩角的鹿。老三不慌不忙，端起了猎枪，扣动扳机，"砰"一声，马鹿被击中头部，倒在草丛里一动不动了。把鹿打死了，怎么分呢？"我看就这样分吧！大哥是一家之首，就应该分头；弟弟是一家之尾，应该分脚和尾巴。"狡猾的老二说："我不上不下，不前不后，不头不尾，应该分身子。"尖刻的老大连连摆手说："不行不行，打猎还分什么我大你小！最合理的办法是，谁打着哪里就分哪里，打着什么分什么。"精明的老二就极力表示赞同。

忠厚的老三争不过他们，只好提着一个没有肉的鹿头回家了。按照寨规，不管谁打得野味，都要分一部分给大家尝尝。老三难办极了，鹿头上一点肉也没有，怎么分给大家呢？他想出一个办法：去借了一口大锅来，满满两挑水倒进去。然后就把鹿头放到锅里煮，由于太少，鹿角也不像过去那样砍下来扔掉了，都放进去，熬成了一锅骨头汤，把汤给寨子里的每个乡亲都端去一碗。

怪事出来了，吃了很多鹿肉的老大、老二没有把身子补好，而喝了鹿头汤的人，却个个觉得全身发热，手脚有了使不完的劲儿，人也强壮了。

"这到底是为什么？"有经验的老人想：以前吃鹿肉从没吃过鹿角，所以就没起到什么作用，这次老三把一对嫩角都放进去煮了，所以效果截然不同。以后，人们反复试了几次，证明嫩鹿角确实有滋补身子的功效！因为嫩鹿角上长有很多茸毛，大家就把这种大补药叫做"鹿茸"了。

72. 补气抗疲劳的红景天

据记载，清代康熙年间，我国西部的巢望阿拉布坦发动叛乱，企图分裂祖国，为了平息叛乱，康熙御驾亲征。由于西部高原干旱，环境恶劣，加上官兵们长途跋涉，队伍劳累，士气低落，而人参"造热"，不宜使用，在这种情况下，部队的战斗力大大减弱，屡屡战败。幸好有一位老药农，将草药红景天给兵士们泡酒服用，结果大家体力恢复，士气大振，一鼓作气打败了叛军。

康熙给红景天取名"仙赐草"。乾隆年间，蒙古土尔扈特部从前苏联伏尔加河流域回归祖国时，给乾隆皇帝的贡品中就有红景天。东北部分地区，民间常用其作补品和治疗疾病，用它煎水或泡酒来消除重体力劳动带来的疲劳及抵抗高寒山区的冬季寒冷。

现在，无论是高原地区，还是在平原地区，红景天都被广泛用来治疗缺氧性疾病，如慢性肺心病、支气管哮喘、老慢支、老年人记忆力下降等。日本等国还以红景天为主要原料，研制了供宇航员、飞行员、运动员等高强度工作者服用的制品，充分体现了红景天抗衰老、抗缺氧、抗寒冷、抗疲劳、抗辐射的独特功效。

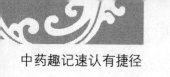

73．疼痛难忍嚼树皮，解除病痛识杜仲

杜仲，又名思仙、思仲、木棉、丝连皮、红楝树皮。它是落叶乔木杜仲树上割下的树皮，按一定方法和规格加工成的一种名贵药材。杜仲具有补肝肾、强筋骨之功能，主治腰膝疼痛、两足软弱、阳痿遗精、胎动不安等。杜仲还能降血压，有减少胆固醇吸收的作用。关于杜仲，还有一个美丽的传说。

很多年以前，湖南洞庭湖货运主要靠小木船运输，船上拉纤的纤夫由于成年累月低头弯腰拉纤，以致积劳成疾，他们当中十个有九个患上了腰膝疼痛的顽症。有一个青年纤夫，名叫杜仲，心地善良，他一心只想找到一味药能解除纤夫们的疾苦。为了实现这一愿望，他告别了父母，离家上山采药。有一天，他在山坡上遇到一位采药老翁，于是满心喜悦地走上前拜见，可老翁连头也不回地就走了。杜仲心急如焚，屈指一算，离家已经三七二十一天了，老母所备的口粮也已吃光，至今仍希望渺茫，于是，他又疾步追上前去拜求老翁，并诉说了纤夫们的疾苦。老翁感动泪下，赶忙从药篓中掏出一块能治腰膝疼痛的树皮递给杜仲，指着对面的高山叮嘱杜仲："山高坡陡，采药时可要小心性命啊！"

杜仲连连道谢，拜别了老翁，又沿山间险道攀登而去。半路上，他又遇到一位老樵夫，老樵夫听说杜仲要上山顶采药，连忙劝阻："孩儿，想必你家还有老小，此山巅天鹅也难以飞过，猿猴也为攀缘发愁，此去凶多吉少啊……"杜仲一心要为同伴解除病痛，毫不动摇，他艰辛地爬到半山腰时，只听见乌鸦悲嚎，雌鹰对着雄鹰哀啼，好像也在劝他快快回去。杜仲身临此境，真是心慌眼花，肚子也饿得咕咕作响，突然一个跟头翻滚在山间，万幸的是，身子悬挂在一根大树枝上。过了一会儿，他清醒过来，发现身边正是他要找的那种树，于是拼命采集。但终因精疲力竭，又昏倒在悬崖，最后被山水冲入缥缈的八百里洞庭。洞庭湖的纤夫们听到这一噩耗，立即寻找，找了九九八十一天，终于在洞庭湖畔的山间树林中找到了杜仲的尸体，他手上还紧紧抱着一捆采集的树皮，纤夫们含着泪水，吃了他采集的树皮，果真腰膝痛好了。为了纪念杜仲，人们从此将此树皮正式命名为"杜仲"。

74．求仙丹山霸数次伤郎，遇柴夫续断得以传后世

从前，有个江湖郎中，成年走山串乡，挖药、卖药，给人治病。

有一天，郎中来到一座山村。碰巧，村里有个青年死了，家里人正抱着他嚎啕痛哭，郎中走过去一看，青年的面色不像死人，伸手按住他的手腕，发现还有一丝脉息，便对一位哭啼的老人说："他是你的什么人？"

"是我儿子。"

"怎么死的？"

"发高烧突然就死了。"

"气绝多久啦？"

"有一个时辰吧。"

"别哭了，他还有救！"

"啊？那快请你救救他吧。我就这么一个儿子呀！"

郎中把药葫芦打开，倒出两粒药丹，又让人撬开青年的牙关，用水灌下去。过了一会儿，青年忽然喘息起来。郎中说："叫他躺两天就好了。"

老人扑腾跪下，给郎中磕了三个头，说："你真是活神仙！这起死回生的是什么药啊？"

"这叫还魂丹。"

这件事一下子就传遍了全村。大伙儿把郎中留在村里，都纷纷求他给家里的病人看病。

这村有个山霸，开了一座药铺。他听说走乡郎中有还魂丹，就红了眼。一天，山霸摆了酒席，请郎中喝酒。郎中来到山霸家中，问道："老板找我有事吗？"

"请坐，先喝酒。"

"这不明不白的酒，叫我怎么喝啊？"

山霸只好明说："你不是会制还魂丹吗？咱们合伙开药铺吧。"

"这……"

"我保你发财。"

"不不，这丹是祖传下来救人用的，不求赚钱。"

"那你把炼丹的方法传给我，你想要什么我都答应。"

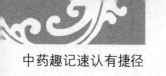

郎中只是摇头。

山霸顿时变了脸，把桌子一拍："敬酒不吃吃罚酒！哼，今日不献出丹方，我就打断你的两条腿！"

郎中冷笑道："不管你怎么做，我的丹药只给病人吃。"

山霸一挥手，几个狗腿子就把郎中架到院子里，一阵乱棒，打得郎中死去活来，浑身是血，扔出了门外。

郎中忍着疼爬到山上，挖了些药草吃下。

一个月后，郎中又走乡卖药了。山霸心想：莫非没把他的腿打断？便把打手叫来，吩咐这回一定要打断郎中的双腿。郎中又被抓了去。打手们这次打得更凶更狠，直到把郎中的腿打得断成几截，才把他扔到山沟里准备喂狼。

这次，郎中爬也爬不动了，只好在山沟里躺着。

有个砍柴的小伙子发现山沟里有人，急忙走过去一看，认出是好心的郎中，便问："你这是怎么啦？"

郎中话也说不出来了，他打着手势，让小伙子背着他走上山坡，又用手指了指一种叶子像羽毛、开着紫花的野草，意思是叫小伙子给他挖来。小伙子明白了，当时就挖了许多这种草，又把郎中背回家，把药草煎给郎中吃。两个月过去，郎中的伤又好了。他对小伙子说："我不能在这儿住下去了，这接骨治伤的药草就借你的嘴传给乡亲们吧。"两人正说着话，山霸和他的打手们又来了。山霸一看郎中还活着，便下了毒手，指使打手们杀死了郎中。郎中死后，砍柴的小伙子就按照郎中的嘱托，把接骨的药草传给了乡亲们，并给它取了名字叫"续断"，也就是骨头断了能再续接上的意思。不过，郎中的还魂丹却从此失传了。

75. 当归不归，娇妻改嫁

相传，有个新婚青年要上山采药，其妻依依难舍，青年也甚为留恋，在含泪惜别时，嘱咐爱妻在家里艰苦度日，如果三年不能归家，允许她改嫁。哪知青年一去三年，由于山深林密，路途遥远而无法通讯。三年来妻子见丈夫全无消息，忧虑交加而致气血并虚，得了严重的妇女病。婆婆见媳妇形体日瘦，神情日疲，茶饭不思，顿生怜恤之心，劝他改嫁。妻子初有不舍，后来也以为丈夫一去已过三年，料想凶多吉少，便经不住人们的劝说而另择配偶了。谁知她改嫁后不久的一天，采药青年突然回来了。当他得知妻子已经改嫁，后悔不迭，乃托人捎信要求再见一面，共叙别后情景。妻子应允，相见时竟抱头痛哭。在悔恨交加中，青年得知她家境艰难，便赠一些药材，叫她去卖钱度日。青年走后，患病已久又多情的女子见前夫如此铁石心肠，顿时瘫软在地，想起自己的不幸身世，一阵心酸，痛不欲生，就胡乱拿些药来煎服，以此来了却残生。哪想到连吃几天，脸上竟渐有血色，红润起来，病也不治而愈，后来人们记取青年药农当归而不归，害得妻子改嫁的沉痛教训，遂将此药取名为"当归"。

76. 张景岳妙用熟地

明代著名医学家张景岳，学识渊博，精医尚武，医著宏富，是温补派的宗师。

由于他擅长温补，在长期的医疗实践中，对熟地的药性和功用具有全面、深刻的认识和理解，通晓熟地的配伍应用，因而对治疗某一类疾病具有独到之处，形成自己独特的医疗风格。他能善用、巧用、妙用熟地于温补之剂中，故被人称为"张熟地"。

张景岳不仅善用熟地，而且还用熟地解救难民。公元1596年秋，张景岳眼见朝廷昏庸，华夷之间骨肉相残，决然弃戎从医，归途沿路，采药救民。一日，他路过柳庄，闻村前哀声连天，得知村中青壮年被征从戎，老幼妇孺饥寒交迫，无奈以土茯苓为食，结果寒伤脾胃，腹胀便秘，惨死无数。张景岳急忙下马，将随身所带的熟地分给众饥民充饥，并劝恤村民到山野掘采生地，蒸晒成熟地代食，既解饥饿，又能养血润肠。当张景岳辞别乡亲父老时，村民们依依相送，由于村民只知其性，未悉其名，因念其以熟地救命之恩，故纷纷夹道奋呼之"张熟地"。

77. 华佗与白芍

东汉神医华佗在其后宅辟药园、凿药池、建药房、种药草，广为传授

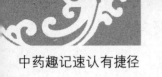

种植、加工中药材技术。每味药他都要仔细品尝，弄清药性后，才用到病人身上。

有一次，一位外地人送给华佗一棵芍药，他就把它种在了屋前。华佗尝了这棵芍药的叶、茎、花之后，觉得平平常常，似乎没有什么药性。

一天深夜，华佗正在灯下看书，突然听到有女子的哭声。华佗颇感纳闷，推门走出去，却不见人影，只见那棵芍药。华佗心里一动：难道它就是刚才哭的那个女子？他看了看芍药花，摇了摇头，自言自语地说："你自己全身上下无奇特之处，怎能让你入药？"转身又回屋看书去了。

谁知刚刚坐下，又听见那女子的啼哭声，出去看时，还是那棵芍药。华佗觉得奇怪，喊醒熟睡的妻子，将刚才发生的事给她描述了一遍。妻子望着窗外的花木药草说："这里的一草一木，到你手里都成了良药，被你用来救活了无数病人的生命，独这株芍药被冷落一旁，它自然感到委屈了。"华佗听罢笑道："我尝尽了百草，药性无不辨得一清二楚，该用什么就用什么，没有错过分毫。对这芍药，我也多次尝过了它的叶、茎、花，确实不能入药，怎么说是委屈了它呢？"

事隔几日，华夫人血崩腹痛，用药无效。她瞒着丈夫，挖起芍药根煎水喝了。不过半日，腹痛渐止。她把此事告诉了丈夫，华佗才知道他确实委屈了芍药。

后来，华佗对芍药做了细致的试验，发现它不但可以止血、活血，而且有镇痛、滋补、调经的功效。

78. 阿城驴皮胶的由来

唐朝时，阿城镇上住着一对年轻的夫妻，男的叫田铭，女的叫阿娇，两人靠贩驴过日子。

阿铭和阿娇成亲五年后，阿娇有了身孕，不料，阿娇分娩后因气血损耗，身体很虚弱，整日卧病在床，吃了许多补气补血的良药，也不见好转。阿铭听人说驴肉能补，心想，让阿娇吃些驴肉，也许她的身体会好起来。于是，就叫伙计宰了一头小毛驴，把肉放在锅里煮。谁知煮肉的伙计嘴馋，肉煮熟了便从锅里捞出来吃。其他伙计闻到肉香，也围拢来尝尝，一锅驴肉不一会儿全进了伙计们的肚里。煮肉的伙计慌了，拿什么给女主人吃？无奈，只好把剩下的驴皮切碎放进锅里，倒满水，熬了足有半天工夫才把皮熬化了。伙计把它从锅里舀出来倒进盆里，却是一盆浓浓的驴皮汤。汤冷后竟凝固成黏糊糊的胶块，伙计把这驴皮胶块送给阿娇吃。阿娇平时喜吃素食，不曾吃过驴肉，尝了一口，直觉得喷香可口，竟然不几餐便把一瓦盆儿驴皮胶全吃光了。几日后奇迹出现了，她食欲大增，气血充沛，脸色红润，有了精神。

自此以后，驴肉胶可大补，是产妇的良药，便在百姓中间传扬开了。阿铭和阿娇开始雇伙计收购驴皮熬胶出卖，生意十分兴隆。有些庄户，见熬驴皮胶有利可图，也相继熬胶出售。可只有阿城当地的驴皮胶有滋补功能。县太爷带着郎中先生来到阿城调查，经过实地探测，发现阿城的水井与其他地方的水井不同，比一般的水井深，水味甜，水的重量也沉重许多。

县太爷十分惊喜，这才知道驴皮胶可以补气补血，还赖此地得天独厚的井水。于是下令：只准阿城镇百姓熬胶，其他各地一律取缔。

79．龙眼的传说

龙眼是中医传统补药，因其含有丰富的营养，对虚劳羸弱、失眠健忘等症有很好的治疗作用。民间关于龙眼治病还有一个动人的传说。

传说很久以前，江南某地有一个钱员外，家有粮田千顷，家财万贯，但美中不足的是，年过半百仍膝下无子。钱员外连取三房妻室，总算在53岁时得了个儿子。晚年得子，合家欢喜，取名钱福禄，视为宝贝。小福禄娇生惯养，长得又瘦又矮，10岁的他看上去仍像四五岁，这下可急坏了钱员外。

钱员外有位通晓医药的远房亲戚王夫人，她见福禄这般模样，就对钱员外说："少爷乃先天禀赋不足，后天过于娇贵，饮食不节，损伤脾胃。若要强身健体，非吃龙眼不可。"王夫人还讲了有关龙眼来历的传说。在哪吒闹海那年月，哪吒打死了东海龙王的三太子，还挖了龙眼。这时正好有个叫海子的穷孩子生病，哪吒便把龙眼让他吃了。海子吃了龙眼之后，病好了，长成彪形大汉，活了一百多岁。海子死后，他的坟上长出一棵树，树上结满了像龙眼一样的果子。人们从来没有见过这种果子，呀！太好吃了，真是香甜可口。穷孩子吃了这种果子不但没有出什么危险，而且身体变得越来越强壮。从此

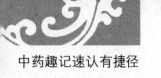

人们才开始把这种果子当做补药吃，并叫它为"龙眼"。在东海边，家家种植龙眼树，人人皆食龙眼肉。钱员外听后，立即派人去东海边采摘龙眼，并加工制作成龙眼肉，每天蒸给福禄吃。久而久之，福禄果然身体变得越来越强壮。

80. "百人合力"采百合

相传，曾经有一伙海盗打劫一个渔村，除把渔民家里的金银财宝和粮食衣物抢劫一空外，还把许多妇女和儿童挟持走，带到茫茫大海中的一个孤岛上。

由于孤岛上没有船只，所以妇女和儿童都没法逃跑。过了几天，海盗又出海打劫。然而，在海盗出海后，海上突然刮起了台风，把海盗的贼船打翻了，海盗们一个个都葬身海底。守在孤岛上的妇女和儿童得到了暂时的解脱，但半个月之后，海盗抢来的粮食便被他们吃完了。面对茫茫无际的大海，既没有船只来救援，又没法给村里人送个信来接应，他们只能等待着，并挖些野菜，采点野果，在岸边捡点鱼虾来充饥。有一次，他们挖来一种草根，圆圆的，像大蒜一样，根块肉厚肥实，便把它洗干净，放到锅里煮熟，一品尝，还有点香甜味，大家随即饱饱地吃了一顿。此后，他们就一直采挖这种草根来充饥。

一天，他们发现有只船来到孤岛，妇女和儿童都异常高兴，他们把被海盗劫持的经历对船上的采药人讲了一遍。采药人甚表同情，并惊奇地问道："岛上没有粮食，这么长的时间，你们吃什么呢？"领头的妇女说："开始我们吃粮食，后来又挖一种草根吃，像大蒜一样，又甜又香，又能当饭吃，我们就是靠它熬过来的。"采药人一听，又看见船上的儿童都吃得胖乎乎的，妇女们也满脸丰盈红润，便断定这是一种有营养的药草，于是，挖了些这种草根带回去种植。经过验证，此草的茎块能够润肺止咳、清心安神，药效还真的不小呢！

至于这种药草叫什么名字，还没人知道，因考虑到遇难的妇女和儿童正好是一百人，此药是他们百人合力共同采挖品尝后才发现的，所以，采药人就给它起了个名字叫"百合"。从此，"百合"这个名字便一直沿用了下来。

81．数千男女入东海，为寻仙药麦门冬

据《十州记》载：相传，在秦始皇时代，有一只鸟衔来一株草，绿叶像韭菜，淡紫色花瓣，与绿叶相映，煞是雅致。秦始皇便派人问鬼谷子，此草为何？据说，鬼谷子擅长养性持身，精通医术，见此草便说："此乃东海瀛州上的不死之药。人死后三天，用其草盖其身，当时即活，一株草就可救活一人。"秦始皇闻之，遂派方士徐福为使者，带童男童女数千人，乘楼船入东海，以求长生不老之药。

当然，徐福只能一去不返，秦始皇寻仙药也只是梦想。其实，麦门冬并不如鬼谷子所言，会有那么神奇的功效。

82．长寿之乡寿仙谷，延年益寿石斛功

相传，为南极仙翁故里的寿仙谷，地处素有温泉之乡、生态之乡、森林公园之称的浙江武义县中部，是仙霞岭与括苍山脉的交汇处。远看谷中树木苍郁、深山幽邃、重峦叠嶂、气势磅礴、仙雾缭绕；近看岩泉潺潺、芳草茵茵、芝兰满目，宛如世外桃源。

相传玉皇大帝手下有一员英武的大将——青龙，爱上了王母娘娘的侍女——温柔美丽的金凤，为了自由和爱情，他们不顾冒犯天规，毅然下凡到人间。玉帝大怒，派了天兵天将前往捉拿，他们于是躲到常年云雾缭绕的寿仙谷中，连千里眼、顺风耳也找不到；又说是追兵首领黄龙，念青龙手足之情，有意放过他们，后来玉帝知道了，迁怒于黄龙，将他打入杭州宝石山的一个石洞中，那就是今天的黄龙洞。

话说当年青龙与金凤居于谷中一石洞里，过着男耕女织、安宁幸福的生活，还有了爱情的结晶，生了一个虎头虎脑的男孩。这个孩子吸收了谷中之灵气，自幼聪慧过人，超凡脱俗，而又心地善良，长大后精通医术，常不畏艰险，腰系缆绳，飞渡百丈深谷，采集悬崖上饱浴云雾雨露之滋润、受天地之灵气、吸日月之精华的铁皮石斛、灵芝等仙草，治病救人，驱瘟辟邪，为民造福。因广积善德，千年之后，羽化成仙，被玉帝册封为主管人间健康长

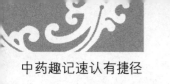

寿的老寿星——南极仙翁。

　　青龙和金凤当年隐居的山谷由此而得名"寿仙谷"，南极仙翁出生的石洞叫做"龙凤洞"，洞壁上至今尚有含情相望的龙影和凤形。

　　寿仙谷一带的百姓历来长寿，当地还有我国保存最完好的古村落，比如名闻遐迩的郭洞古生态村和俞源的太极星像村，那里90岁以上的寿星比比皆是，其长寿比例要比被国际自然医学会命名为"世界级长寿之乡"的广西巴马县还高出9倍，因此寿仙谷是名副其实的长寿之乡。谷中百姓不光长寿，而且更重要的是个个身体强健，比如桃花庄的周老奶奶，90多岁高龄的老人，依然耳不聋，眼不花，还能穿针引线呢！

　　健康长寿是人类共同的梦想，寿仙谷人的长寿之谜吸引着许多科学家前去探究，尽管目前尚无明确的答案，但有两个因素是举世公认的：一是寿仙谷是一块远离污染的净土，有着得天独厚的自然环境；二是当地百姓自古以来就采食山中珍贵的药草——铁皮石斛、灵芝等药材，用于防病治病、益寿延年。

83．驻颜延年数玉竹

　　相传，唐代有一个宫女，因不堪忍受皇帝的蹂躏而逃出皇宫，踪入深山老林之中。无食充饥，便采玉竹为食，久而久之，身体轻盈如燕，皮肤光洁似玉。后来宫女与一猎人相遇，结庐深山，生儿育女，到60岁时才与丈夫及子女回到家乡。家乡父老见她依然是当年进宫时的青春容貌，惊叹不已。

　　玉竹又名"葳蕤"，属滋阴养气补血之品，古人称玉竹平补而润，兼有除风热之功，故能驻颜润肤，祛病延年。

84．黄精姑娘遇险巧遇黄精

　　黄精能补气润肺，是一味有名的中药。关于黄精的由来，有着一段动人的传说。

　　从前有个财主，家里有个丫环名叫黄精。黄精出身很苦，可天生一付好容貌。财主色迷心窍，一心想要黄精做小老婆。

财主捎信给黄精的父亲说，你家祖祖辈辈种我的田，吃我的粮，而今我要黄精做小老婆，你要是不愿意，就马上还我的债，滚出我的家门。

　　阳雀不与毒蛇同巢，一家人急得没办法，只好让黄精赶快躲出家门去。漆黑的三更夜，黄精逃出了财主的庄园。可是，她刚刚逃出虎口，就被狗腿子发觉了。于是，财主马上派家丁打着灯笼火把去追赶黄精姑娘。黑灯瞎火的黄精深一脚浅一脚地跑啊跑，鬼晓得怎么跑到了一座悬崖边，这时身后的灯笼火把越来越近了，姑娘一狠心跳下了悬崖。

　　黄精心想这下必死无疑，可没想落到半山腰时被一棵小树挂住了，摔到了树边的一小块斜坡上。她只觉得浑身一阵阵火辣辣地疼，一下子昏了过去。不知过了多久，她睁眼一看，吓了一大跳，只见身下是万丈深渊。几天来她没喝过一口水，没吃过一粒米，身子非常虚弱。她见身边长着密密麻麻的野草，黄梗细叶，叶子狭长，开着些白花，便顺手揪下一把草叶，放在嘴里暂且充饥。一次，她拔下一棵有手指粗的草根，放在嘴里一嚼，觉得又香又甜，比那些草梗草叶好吃得多！打这以后，黄精姑娘便每天挖草根过日子，一边寻找上山的路。太阳升起又落，月亮落了又升，转眼过了半年。一天，姑娘爬上了一块大岩石后面，只见一棵酒杯粗的黄藤从崖顶上垂了下来，她抓住藤萝向上爬，这时才发现自己的身子变得非常轻，轻得像燕子一样，非常轻松地爬上了山顶，连气都没有喘。

　　上了山顶，她径直朝西走去。走着、走着，看见前面不远处有一个村落，她走到一家门前："主人家，请给碗饭吃吧。"

　　只见里边走出来一位六七十岁的老婆婆，看了姑娘一眼说："讨饭也不看看时间，人家大清早还没有生火呢，哪来的饭吃啊。"说完又回屋去了。

　　"老妈妈请行行好，我好几天没吃东西了，有碗剩饭也行。"黄精说道。

　　老婆婆见她说得怪可怜的，就开门让黄精进了屋，又去热了碗剩饭，烧了碗热汤。过了一会儿，只见一个背柴火的老头儿进了门。老婆婆指着黄精对老头儿说："这是个苦命的讨饭姑娘，她家乡闹旱灾，爹娘都死了，讨饭到这里，咱们就收下她做闺女吧！"老头儿看着姑娘，点了点头。从此，黄精姑娘就在老婆婆家住下了。

　　日子一长，姑娘便把身世告诉了大妈、大伯。黄精遭难跳崖没死，全靠吃草叶、草根活了半年多，这下可叫大妈、大伯吃了一惊，都说姑娘命大、

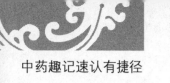

造化大。姑娘的遭遇渐渐地传遍了全村。

村里有个采药老人，他听到姑娘吃草根能活这么长的时间，见到黄精姑娘那么水灵，就问姑娘吃的是什么样的草根。姑娘带着老人在山上找到了那种草根。采药老人挖起后放在嘴里细细地品尝，觉得味道清香甘甜，吃后身子又暖和、又舒服，精力旺盛。后来，他把这种草根给病人吃后，病情减轻了；给老年人服用，身子骨渐渐变得硬朗了。

因是黄精姑娘发现的这种草，所以大家就给它起名叫"黄精"。

85. 女贞子的传奇故事

从前，有个善良的姑娘叫贞子，嫁给一个老实的农夫。两人都没了爹娘，同病相怜，十分恩爱地过日子。哪知婚后不到三个月，丈夫便被抓去当兵，任凭贞子哭闹求情，丈夫还是一步三回头地被强行带走了。

丈夫一走就是三年，音信全无。贞子一人整日里哭泣不已，总盼着丈夫能早日归来。可是有一天，同村一个当兵的逃了回来，带来她丈夫已战死的噩耗。贞子当即昏死过去。乡亲们把她救过来后，她还是一连几天不吃不喝，寻死觅活。

临死前，贞子睁开眼，拉着二姐的手说："好姐姐，我没父母没儿女，求你给我办件事。"二姐含泪点头。"我死后，在我坟前栽棵冬青树吧。万一他活着回来，这树就证明我永远不变的心意。"贞子死后，二姐按她的遗言做了，几年后冬青树枝繁叶茂。

果然有一天，贞子的丈夫回来了。二姐把贞子生前的情形讲了，并带他到坟前，他扑在坟上哭了三天三夜，泪水洒遍了冬青树。此后，他因伤心过度，患上了浑身烦热、头晕目眩的病。

说来也怪，或许受了泪水的淋洒，贞子坟前的冬青树不久竟开花了，还结了许多豆粒大的果子。乡亲们都很惊奇这树能开花结果，议论纷纷，有的说树成仙了，吃了果子的人也能成仙；有的说贞子死后成了仙等等。贞子的丈夫听了怦然动心："我吃了果子如果成仙，还可以和爱妻见面。"于是摘下果子就吃，可吃了几天，他没成仙，也没见到贞子，病却慢慢好了。

就这样，冬青树果子的药性被人们发现，它能补阴、益肝肾，人们纷纷拿种子去栽，并取名叫"女贞子"。

这则动人的故事讲出了夫妻感情的忠贞和女贞子的药效。其实，药用女贞子取自木樨科植物女贞的果实，因该植物与冬青科植物冬青的外形相似，四季常绿，因而古时候某些地区也称为"冬青"。女贞子入药首载于《神农本草经》，又名女贞实、冬青子，其性味甘苦而凉，能补肝益肾，乌须明目，治疗由于肝肾阴虚所致的阴虚内热、头晕耳鸣、腰膝酸软、须发早白、视力减退等。惟其药力平和，须缓慢取效。著名的中成药二至丸，就是本品配旱莲草制成，常服对阴虚诸证有肯定的疗效。现代药理证实，女贞子有增强免疫功能、升高外围白细胞以及强心、利尿、保肝、止咳、抗痢疾杆菌等作用。

86. 龟板的传说

传说，乌龟背部从前是光光滑滑的，现在却是花花溜溜的，你知道它是怎么形成的吗？

乌龟和梅花鹿原是一对挺要好的朋友，它们发誓：不求同生，但求同死，永不分离。一天，它俩结伴去海底的水晶宫游逛。乌龟背着梅花鹿慢慢向海底游去，海底世界真是美妙极了！到了水晶宫门前，见鱼呀、虾呀围成一团，闹闹嚷嚷不知在说什么，挤到前面一看，原来大伙儿是在看一张告示，上面写着："海龙王得了一种头痛的怪病，经多方医治，也不见好转，谁要是能治好龙王的病，就封它当大官，并赏黄金一万两。"乌龟一边看着告示，心里一边打着鬼主意，稍后它对梅花鹿说："你稍等一下，我去去就来。"

乌龟扔下梅花鹿，急切地去见海龙王了。乌龟对海龙王说："大王，我有办法治好您的病，您只要吃下梅花鹿的脑子，头痛就会马上好。梅花鹿我已经给您带来了，就在门口候着呢！"龙王一听高兴极了，立刻派虾兵蟹将把梅花鹿带进宫来，命令梅花鹿割下脑袋来孝敬它。梅花鹿一听就知道是乌龟出的坏主意，便不慌不忙地对海龙王说："大王有病，我当然应效劳，可是不巧的是，今天跟着乌龟下海，我认为带上脑子没什么用，就把它搁在家里了，现在大王要用，我马上去取，请大王赶快派乌龟送我上岸吧！"乌龟只好驮着梅花鹿游出了水面。

一上岸，梅花鹿就把乌龟背在背上，飞速地朝深山峻岭奔去，一直跑到

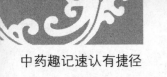

山顶才停了下来，气愤地对乌龟说："你这个见利忘义的家伙，平时我待你像亲兄弟一样处处照顾你，事事保护你，可你倒好，为了升官发财，就背信弃义，出卖朋友，将来一定不会有好下场的。"说着，梅花鹿使劲用角一顶，乌龟就从山顶上滚到了深沟里。这一下，乌龟虽然没有摔死，可背壳却摔成了十三块，直到现在也没有完全长好，背壳上留下了好多深深的痕迹。

后来梅花鹿告诉人们：乌龟的腹甲可治疗好多疾病，从此乌龟就没过上几天安稳的日子。

87. 鳖甲神效治愈光绪皇帝的腰痛

清朝光绪皇帝自幼羸弱多病。青年时有一天清晨，忽觉腰椎中间疼痛，俯仰皆痛，不能自已。次日晨起，稍一转动即觉满腰牵拉，疼痛难忍，其后竟一日甚于一日。宫中太医绞尽脑汁为其治病，不想药吃了不少，却未见一丝起色。光绪皇帝斥责太医道："屡服汤剂，寸效全无，名医伎俩，不过如此，亦可叹矣。"嗣后诏谕天下，征集贤士。民间医家听说皇帝的病太医都无能为力，更不敢问津。

一天，有一面容丑陋、个子矮小的道人揭榜进宫，声称能治光绪帝的病。号脉之后，开出了一张药方。只见药方上画了一只鳖，其旁写道："将此背甲与知母、青蒿水煎服，连服一月。"光绪帝半信半疑，好在这些药无大妨碍，便试服之，不想一月后，他的病情果然有所好转。

道士何以能药到病除呢？主要是他看准了病情，能对症下药。原来，光绪帝年幼时曾患肺结核。从症状上看，很可能是结核扩散转移到了腰椎而引起腰椎疼痛。中医学称结核为"骨蒸"。这三味药中，知母滋肾降火，对阴虚骨蒸盗汗有良效；青蒿能清热降火，可退骨蒸劳热，也是治疗骨蒸的要药。

88. 朱元璋购乌梅治瘟疫的传说

在安徽明光市城中有一口井，井水清凉甘甜，几百年来养育着明光半个城的居民。关于梅大井，当地还流传着一个故事。

据说在朱元璋17岁那年，江淮之间地域先是遇大旱，水田龟裂，旱田生烟，后再遭蝗灾。蝗虫飞来，遮天盖地，蝗虫飞过，万苗无叶。紧接着又是瘟疫流行。朱元璋为了谋生保命，无奈投奔凤阳皇觉寺当了和尚。谁知入寺不到两个月，寺里也断了炊，又被赶出庙门，当了游方僧。一日，朱元璋在城里求斋化缘路遇一位算命占卦的道士，那道士拽住朱元璋上下打量，直是惊叹，朱元璋被那道士看得有些生气便转过脸去，谁知那道士也跟着转过去，口中连连念叨着："好相、福相、大贵相，近日有好运，大好运！"朱元璋被念叨得有些心动，他说："道士，我可是个游方僧，身无分文。"那道士说："贫道今天为你看相，不收分文。"朱元璋好奇地占了一卦，那道士看卦后深深吸了口气，惊呼："哎呀呀，你眼下要发大财了！"朱元璋又不是生意人，怎可能发大财？那道士仿佛看出了朱元璋的心思，一边从褡裢中掏出两吊钱递过去，一边说："这钱给你作本钱，你去江南芜湖收购乌梅，运到金陵去卖，不光能赚，还能救生。"说完头也不回地走了。

朱元璋揣着两吊铜钱来到芜湖，一看满街都是卖乌梅的，沿街打听着谁家乌梅最多，在别人的指点下最后来到江边一家专做水果买卖的史记果行。史老板一听有人要买乌梅，真是喜从天降，芜湖乌梅滞销，仓库里积压了许多乌梅卖不出去，史老板正发愁呢，三言两语买卖成交了。朱元璋付给史老板两吊钱，史老板从码头叫了船，装上百十筐乌梅并代付了船钱。朱元璋乘着货船一路顺风地来到了金陵（今南京）。

这金陵一带当时瘟疫流行，近日大街小巷流传说喝乌梅汤能治瘟疫。所以，朱元璋的货船刚一靠码头，就有一批小贩子上船要买乌梅。小贩们主动出价给十个钱一筐，后来竟抬到三十个钱一筐。朱元璋心想，这乌梅能治瘟疫，家乡的瘟疫也正流行，应留下一些回去救乡亲。于是，朱元璋留下两筐，其余的不到半天便被小贩们一抢而空。后来，朱元璋才知道那道士是刘伯温装扮的，乌梅汤能治百病也是刘伯温事先在金陵传开的。日后朱元璋得江山，建明朝移都金陵，得到金陵地方百姓的拥戴，与当年送乌梅治瘟疫救得千万百姓有一定的关系，那是后话。

再说这朱元璋担着剩下的两筐乌梅，日夜兼程，奔家乡而来，第二天就回到了他的出生地太平集（今明光市）。在太平集边的一棵柳树下歇脚，走过去向挑水的汉子借过桶，打些井水喝。喝后灵机一闪，心想：这两筐乌梅只能留下一筐，剩下一筐应送到皇觉寺去。可这一筐乌梅怎样才能救得千万老

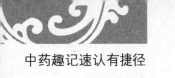

百姓呢？不如将乌梅倒入井里，这井水不就成了乌梅汤了吗？于是，朱元璋将一筐乌梅倒入水中，然后对挑水的汉子说："现在这井水可治瘟疫。"那汉子似信非信，打上两桶水喝了几口，顿觉有淡淡的梅香味，而且比以前也多了些甘甜。那汉子将消息在太平集传开了，人们纷纷前来担水治病。真神奇，得病的人喝了之后很快病就好了，没病的人喝了再也没有传染上瘟疫。为了纪念朱元璋送梅救乡亲的美德，人们开始将这口井叫"乌梅井"。之后听说当时朱元璋将剩下的一筐乌梅倒进时，把"乌梅"称为"梅子"，再加上这口井比皇觉寺的那口井要大些，后来人们就改叫"梅大井"，再加上这口井比皇觉寺的那口井要大些，后来人们就改叫"梅大井"直到现在。

几百年后，人们用上了自来水，梅大井的水很少有人再饮，但它抚育的一代代太平集的人们始终没有忘记它。

89. 朱御医与"山茱萸"

山茱萸，又名山萸肉，是中医常用的一味中药，性微温而味酸、涩，入肝、肾二经，有补益肝肾、涩精止汗的功效。说起"山茱萸"药名的由来，还有一段有趣的传说呢。

早在春秋战国时期，诸侯纷争，战乱频繁。当时，太行山一带地属赵国，山上村民大都靠采药为生，但必须把采来的名贵中药进贡给赵王。有一天，一位村民来给赵王进贡药品"山萸"，就是现在所说的"山茱萸"，谁知赵王见了大怒，说道："小小山民，竟敢将此物当贡品，岂不小看了本王！"这时，一位姓朱的御医急忙走了进来，对赵王说："山萸是种良药，这位村民听说大王有腰痛的顽疾，这才特意送来的。"可赵王却说："寡人用不着什么山萸。"进贡的村民听后只好退出。朱御医见状连忙追出来说："请把山萸交给我吧，赵王也许终会用上它的。"听罢，村民将山萸送给了朱御医。

很快，三年过去了，山萸在朱御医家中长得十分茂盛。他把山萸采收、晾干，好好地保存起来，以备使用。

有一天，赵王旧病复发，腰痛难忍，朱御医见状，忙用山萸煎汤给赵王治疗。赵王服后，腰痛的症状大减，三日后逐渐痊愈。赵王问朱御医给他服了什么仙丹妙药，朱御医把山萸的功劳告诉了赵王。赵王听后大喜，下令大种山萸。

有一年，赵王的妃子患了崩漏症，朱御医当即以山萸为主配制方药，治愈了妃子的病。赵王为表彰朱御医的医术和功绩，就把山萸更名为"山朱萸"。后来，人们为了表明这是一种植物，又将"山朱萸"写成现在的"山茱萸"了。

90．为雪耻西施出使东吴，病途中莲心扶正祛邪

春秋末年，吴越相争，越王勾践大败，作为人质在吴国受尽凌辱。获赦回国后，起用范蠡为相国，决心东山再起，报仇雪耻。范蠡献计，一面用金帛美女迷惑吴王，一面生聚教训，富国强兵，伺机再起。勾践同意后，便派范蠡出发寻找美女。

这一天正是清明节，范蠡在诸暨苎萝山下的浣纱溪边果然发现了为寄托三年前亡国之耻而穿孝的美女西施。在他的说服下，西施接受了越王之命，愿意离开故土去吴，洗雪"会稽之耻"。范蠡亲自护送她前往苏州。

行行复行行，谁知走到嘉兴南湖，体质柔弱的西施竟病倒了，龙船只好在这里停泊。范蠡一面传医诊治，一边煎汤送药，不敢怠慢。一个月后，西施病体仍未复原，范蠡心里十分焦急。这时，忽见一个丫头采来几支莲蓬，说是莲心可治姑娘的病。范蠡大喜过望，立即剥了莲实给西施吃，姑娘吃后觉得很受用，胃口渐开。又有乡人来说，用莲子煮烂成羹，加上冰糖，常吃可以补脾养心，清热泻火，有利西施姑娘的病体。范蠡依言，煮成冰糖莲心羹，每天早、晚让西施吃下去，果然不久便康复上路了。

范蠡高兴地慨叹道："冰糖莲心，连着西施姑娘爱国爱乡的玉洁冰心啊！"从此，冰糖莲心羹便成了杭、嘉、湖和苏州民间的一道著名甜点。

91．苏东坡食芡实的养生之道

宋代大文豪苏东坡到老年仍身健体壮、面色红润、思维敏捷，他对养生很有研究，著有《东坡养生篇》等书。他的养生之道中，有一条就是吃芡实，吃法颇为奇异：时不时取刚煮熟的芡实1粒，放入口中，缓缓含嚼，直至津液满口，再鼓漱几遍，徐徐咽下。他每天用此法吃芡实10~30粒，日复一日，年复一年，坚持不懈。据说，苏东坡还极喜爱吃用芡实煮成的"鸡头米

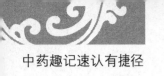

粥"，并称之"粥即快养，粥后一觉，妙不可言"。

芡实，又名鸡头米、鸡头实，为睡莲科植物芡的成熟种仁。《日用本草》言其"止烦渴，治泻痢，止白浊"。《本草从新》言其"补脾固肾，助气涩精"。《本草求真》言其"味甘补脾，故能利湿，而使泄泻腹痛可治，味涩固肾，故能闭气，遗尿、带下、小便不禁皆愈，功与山药相似，然山药之补有过于芡实，而芡实之涩更有胜于山药，山药兼补肺阴，而芡实则止于脾肾而不及于肺"。煮为粥糊服食，诚如《本草纲目》所言，"芡实粉粥固精气，明耳目"，是一味平补良方。

92. 金樱子与舍己为人的挖药老人

金缨子是一种草本植物。它开白色小花，结黄色果实。因为果实的形状像花瓶，所以又有别名叫"黄茶瓶"。又因为果实的味道甘甜可以吃，所以又名"糖罐子"。金缨子还是一味草药，它有收敛固精、涩肠止泻的功效，主治遗精遗尿、小便频繁等病症。那么，这个名字是怎么来的呢？原来，其中还有个故事。

相传，有兄弟三人都成家立业了，兄弟妯娌之间倒也和睦团结。美中不足的是，兄弟三人中，老大、老二虽然娶了妻却没生子，只有老三生了一个儿子。那个时代的人，把传宗接代看做是人生大事。"不孝有三，无后为大。"所以，一家三房个个都把老三的儿子当成掌上明珠。

一晃十几年过去了，掌上明珠在全家人的呵护之下也长大成人了。他长得还不错，四方大脸，浓眉大眼，憨憨实实的一个小伙子。老哥仨急着给孩子说媳妇了。可是，媒人请了一个又一个，谁也说不成这门亲。原来，左邻右舍都知道，小伙子虽然样样都好，就是有个见不得人的病：尿炕。谁家姑娘都不愿意嫁个尿炕的丈夫。

老哥仨商量了半天，别无他法，先给孩子治病吧。全家人到处寻药问医，郎中请了一个又一个，药吃了一剂又一剂，却总不见效。全家人天天唉声叹气地愁死了。

这一天，有个身上背着药葫芦的老人来到他们家找水喝。老人年纪已经很大了，药葫芦头上还拴着一缕金黄的缨子。他喝完了水，道了声谢，转身要走了。可老人看见这一大家人个个唉声叹气、愁眉苦脸的样子，就主动问道："老兄弟家中可有什么为难事儿？"大家看见老人身背药葫芦，就说："实不相瞒，我家的孩子十七八了，可尿炕的毛病总是治不好。你老可有什么好药可以治吗？"老人说："眼下我葫芦里没有这种药。不过，我认识一种药是专治尿炕病的。不过，这种药得到有瘴气的地方去找、去挖，毒气熏人呵。"老哥仨一听，都跪下了，恳求老人说："请你行行好，辛苦跑一趟吧。我们全家就守着这根独苗，他要成不了亲，我们全家就断了后了。"老人叹了口气："我也没儿子，知道没后人的辛苦，再说，治病救人本是我的宗旨。我就跑一趟吧。"说完，背着药葫芦就走了。

十天半个月过去了，老人没回来；一个月两个月过去了，老人还没回来；全家人天天在等，一直等到九九八十一天。这天晚上，天都黑下来了，老人才一步一拖地来到老哥仨的家门口。大家一看，大吃一惊，只见老人面色苍白，全身浮肿，路都走不动了。老哥仨急忙把老人扶进屋里坐下，倒碗水给老人喝了。老人这才缓过一口气来，说："我中了瘴气的毒啦！"大家急问："有什么药可解吗？"老人摇了摇头说："没有药可解啦。"说着从背上解下药葫芦，从中倒出一种小颗粒的药来，说："这药准能治好你们孩子的病。"说完倒下就死了。

老哥仨难过得痛哭起来，就像是自己的一位长辈去世了一样。全家人用厚礼把挖药老人埋葬了。

办完了丧事之后，全家记起老人千辛万苦找来的药，赶紧拿给孩子服了。孩子说："药味并不苦，还带点甜味呢。"连服了几次，病就好了。不久，就娶上了媳妇。过了一年，老哥仨就抱上了白胖胖的大孙子。

为了纪念这个舍己为人的挖药老人，他们就把老人挖来的药取名叫"金缨"。那是因为老人始终没留名也没留姓，只记得他背的药葫芦上系着一缕金黄的缨子。叫来叫去，就把"金缨"叫成了"金缨子"。以后，凡尿炕或尿频，吃金缨子准保药到病除。

药就这么一代代地流传下来，故事也一代又一代地流传下来了。

93．安胎圣药南瓜蒂

相传，江南名医叶天士来到东阳、磐安的大盘山区一带，在弯曲僻静的

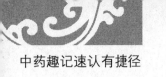

山道上，遇到一女子，脸色苍白，眼睛无神，柴担重压一旁，双手捧着凸起的小肚，斜躺在地，嘴里轻轻地呻吟。叶天士上前询问，得知她家就在山下，男人还在山上，自己怀孕已有几个月，为帮助丈夫砍柴而来到此处，现在感到胎位不稳，恐有不测，正处于万分痛苦与不安的境地。

叶天士为了安定这女子的情绪，便说："大嫂子，心要宽，神要安。我是个医生，会采药给你吃，你只管放心吧！"

"这深山野岭到哪里去采药啊？"这女子叹息了一声，便又哼哼起来。

这时，叶天士环顾四周，眼睛最后落在路旁地里一只只大南瓜上。这些大南瓜，小则七八斤，大则十多斤，每只都连在一条条的南瓜藤上。

叶天士心想："南瓜藤上长南瓜，就靠南瓜蒂。这南瓜蒂从根藤那儿一点点地吸取营养，一点点地输送给南瓜，让南瓜从小长到大，从青变成黄……这瓜熟蒂落，岂不正是十月怀胎么？"想到这里，叶天士高兴起来，说道："对！我何不拿这南瓜蒂来安胎呢？"

这时，叶天士摘下三只大南瓜，取下南瓜蒂，用自己随身带的药钵，架起一个炉灶，拾来枯柴枝，煎起了南瓜蒂汤来。

一会儿工夫，叶天士把南瓜蒂汤送到女子的面前，那女子便喝了下去。不久，奇迹出现了，那女子小肚不痛了，并且还能站起来走动。她便拜倒在地，感谢在这深山遇上了"神仙"。

94．一味大蒜立奇功

话说三国时期，蜀国军师孔明为征服南蛮，率百万大军南征，擒拿孟获。岂料孟获也非等闲之辈，他暗施毒计，把孔明军马诱至秃龙洞。此地山岭险峻，道路狭窄，常有毒蛇出没，更有瘴气弥漫，蜀兵皆染瘟病，面临不战自溃、全军覆灭的危险。

孔明情知不妙，带领兵将数十人前往察看，见此状长叹道："吾受先帝之托，兴复汉室，大业未成，却临大难，何以报答先帝之恩？"说着，声泪俱下。

此时，一白发老翁扶杖迎面而来，孔明叩拜，以求解救之计。老者授计道："此去正西数里，有一隐士号'万安隐者'，其草庵前一仙草名'韭叶芸香',口含一叶,则瘴气不染。"孔明拜谢,依言而行,果真全军平安。

孔明征服南蛮,凯旋回朝后,求教于一老郎中,才得知韭叶芸香就是家喻户晓的大蒜。

大蒜是百合科多年生草本植物,每株九片叶子,故名"九叶芸香",即"韭叶芸香"。《本草纲目》称其为"《食经》之上品"。

95.杀虫止痒的蛇岛灵药蛇床子

古时候,中原有一个村庄,村庄上的人们勤于耕作,自给自足,日子倒也过得和和美美。可有一天,村上忽然流行一种怪病,患者全身长着鸡皮疙瘩,瘙痒无比,直抓得鲜血淋淋、体无完肤才瘙痒暂缓。此病还有很强的传染性,没几天,村里人大多都染病了。村医束手无策,外地医生不敢前来,全村人只好任由病魔肆虐。

一天,一位周游四方、行善积德的老和尚闻讯前来。细心诊察之后,老和尚对村里人说:"离本地百余里外有一个小岛,岛上长着一种叶子如羽毛、花开如雨伞的草药,如用其种子煎水沐浴,即可治好本病。但听说岛上满是毒蛇,且蛇还喜欢躺此药上为窝,很难采到此药。"

大家惊喜之余,不禁叹息唏嘘。有两位血气方刚的小伙子驾船出海,但却是有去无回。为此,村人打消了蛇口采药的念头。最后,有一位被瘙痒折磨得死去活来、抓破皮肉并露出骨头、伤口流脓的壮年汉子,咬咬牙道:"去也是死!不去也是死!还不如前去一搏!即使不为自己,为了乡亲,我也要把药采回来!"

他背上包裹,驾船出海。但他没有马上前往蛇岛,而是先四处寻找治蛇高手。一天晚上,他走到海边一座寺院歇息,老和尚告诉他:"医圣神农走遍华夏尝遍百草,据说他不久前曾前往那岛取过蛇胆配药。你不妨去问问他有什么治蛇之法。"壮年汉子四处寻找神农,一连找了七七四十九天,终于在波浪滔滔的黄海边找到他。神农被他不畏艰险采药的救人之心所动,毫无保留地告诉他:"毒蛇惧怕雄黄酒。你可于端午节这天午时上岛,见蛇即挥洒雄黄酒,毒蛇闻之就不会动了,那药任由你采。"说罢,赠给壮年汉子雄黄和黄酒。壮年汉子谢过神农,带上雄黄和黄酒前往蛇岛,等到端午节那天正午靠

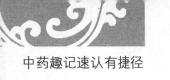

岸上岛。但见岛上触目皆蛇，大大小小、花花绿绿的，令人毛骨悚然。壮年汉子见蛇便挥洒雄黄酒。毒蛇闻之，果然渐渐地盘在地上不动了，好似死了一般。壮年汉子迅速从一条条蛇身底下挖出许多草药，凯旋而归。

乡亲们热烈欢迎降蛇采药英雄归来。英雄把草药分给大家，大家采摘草药种子煎水洗澡，不久全部病愈，他们还把用剩的药种在屋前、屋后、田边和路旁备用。神农闻讯前来，把这种草药带回去仔细研究，发现这种草药性味辛、苦、温，具有祛风、燥湿、杀虫、止痒和补肾的功效，于是神农广泛把它用于皮肤湿疹、癣疥疮毒和阴痒带下等症的治疗。因为这种药最初是从毒蛇身子底下采来的，所以大家便叫它为"蛇床"，而"蛇床"的种子自然而然地叫做"蛇床子"了。

96. 由外而内的杀虫良药贯众

从前，有个没有文化的帮工，一辈子帮一家地主干活。一年夏天，他给地主挖一把草根，用手拈起，放在路中心的蚂蚁群中，一会儿过来看，一群蚂蚁全都死掉了。他觉得奇怪，蚂蚁为什么会死了呢？他认为这种草是毒蚂蚁的毒草。他又想，能不能毒死其他的虫呢？他又捉了许多青虫、黑壳虫、毛虫、大黄虫等毒虫并放在一起，把这种"毒草根"砸烂后撒到它们身上，不一会儿工夫，这些虫全死了。这个老帮工明白"毒草根"是杀虫的药。他又想，野外的虫能杀死，人肚里的虫能不能毒死呢？他想试试看，可是却没有机会，又不敢盲目乱动。

老财主家有个儿子患疳积，不思饮食，日渐消瘦，请医生诊脉，医生说孩子体内有几种寄生虫：胃里有蛔虫、胸腹有蛲虫、血里有丝虫、肝里有血吸虫，于是医生给开了一张杀虫的中药处方。老财主在中药铺里把药买回来，交给老帮工煎药。老帮工则用两个药罐子来煎药，一个是医生开的药，一个煎他自己发现的能毒得死虫的这种草药。煎好后，他先把自己发现的能毒杀虫的草药汁端给财主的儿子服，财主儿子服后，大喊肚子疼痛，叫得山摇地动，几乎死过去，这可把老帮工吓坏了，偷偷地把药渣倒到河里去了。

第二天早饭后，孩子的大便里拉出了几十条虫，虫下尽了，财主的儿子肚皮也不痛了，老帮工心中有了底：此药不但能杀外虫，腹中的虫也能杀。后来，老帮工挖了许多这种草药根，替左邻右舍的孩子驱虫。他治好了许多患虫病的孩子，可是从不收取病人家的一分一厘药钱，病患及家属非常感激他。

老帮工从未结婚，打了一辈子光棍，没儿没女。到了晚年，身体欠佳，他知道自己的生命不会太长了。一天正逢乡里赶场，老帮工趁这个机会，采挖了一棵药材标本，站在人群中间，向赶场的群众高呼："乡亲们，我向大家献出杀虫药。"他把药材标本举过头顶，说："这就是我平时给大家的孩子治病的草药，我现在身患不治之症，活不了多久，今后不能为大家挖药打虫了，我一生没有娶妻生子，只有把这种杀虫药奉献给大家。今后你们家孩子患有虫病，就不必去求医买药了，去山上挖这种草药给自己的孩子杀虫就行了。"

在场的人很受感动，称赞他是一位好帮工。人群中有位老秀才则对大家说："老长工精神高尚，无私地向众人献药，打破了历代秘方不外传的惯例，'贯'者通也，'众'者大家也，我就为此草药命名为'贯众'吧。"

97．蟾蜍的传说

很久以前，有一对母子住在大山脚下。每天天亮，儿子刘海就拿上扁担、带上斧头到山上去砍柴，用卖柴的钱来维持生活。刘海的扁担和斧头是一位路过他家的道士送给他的，可用来驱除妖魔鬼怪。

一天，刘海与往常一样到山上去砍柴，当他来到山上一个叫黑谷的地方，看见一个貌如天仙的姑娘披头散发地昏倒在杂草丛中。刘海连忙把她背回家，经过精心照顾，姑娘很快就醒了。姑娘看到自己躺在一间屋子里，旁边坐着一位老妇人和一位英俊的小伙子，就连忙问道："我是怎样来到这儿的？"刘海一五一十地把事情的经过告诉她。"不知姑娘为何到这深山里来？你叫什么名字？"刘海急切地问道。姑娘说："我叫黄兰香，从小就十分喜欢秀丽的山景，于是，我就偷偷拿了我爹的一颗大珍珠到山上玩。这颗珍珠闪闪发光，它发出的光不仅可以医好各种各样的病，而且还有使人起死回生之功效，它是我家的祖传之宝。当我来到黑谷这个地方时，突然从谷里冒出一团黑烟，紧接着，黑烟变成了一个又黑又矮的和尚，脸上长满疙瘩，样子十分丑陋。我还没回过神来，那丑和尚就张开大嘴，从嘴里吐出很多铁圈，就是那些铁圈把我击昏的，那丑和尚就趁机把我的珍珠抢走了。"

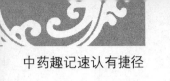

刘海听了兰香的话就说："兰香，请你放心，明天我和你一起到山上把珍珠夺回来。"

第二天早上，刘海带上斧头和扁担同兰香一起到黑谷去。当他们来到黑谷的时候，只见那黑谷阴风阵阵，充满邪气。刘海拿着斧头大声吼道："丑和尚，快把珍珠交出来，不然的话我将你碎尸万段。"刘海的怒吼把正在沉睡的丑和尚吵醒，一团黑烟从谷中升起，丑和尚显身了，他阴笑着说："你这小子不会是吃了豹子的胆吧，竟敢在老子这里胡闹，看我怎样收拾你。"说完，就张开盆口般大的嘴，铁圈就从嘴里飞出来，击向刘海和兰香。刘海挥舞着锋利的斧头，把一个个飞过来的铁圈砍得粉碎。丑和尚看到情况不妙，就想逃跑，刘海把斧头对准丑和尚一扔，不偏不倚正砍中他的脑袋。只听见"哎哟"一声惨叫，丑和尚马上现出了原形——原来是一只长满疙瘩的蛤蟆，但它还是没有把珍珠交出来。刘海口中念念有词，把扁担一摆，变成一条又大又长的蟒蛇。蟒蛇马上爬过去，把正在逃跑的蛤蟆缠得严严实实，还用嘴不断地咬它。癞蛤蟆受不了这皮肉之苦，痛得直喊"救命"，最后，不得不把珍珠从嘴里吐出来。刘海接过珍珠，把它交回给兰香。蛤蟆精的魔法被刘海废除了，它只好无奈地溜走了。从此，蛤蟆就不能再化成人形，它只好常常躲在又黑又暗的角落捕捉蚊子，赎回它的罪过。

癞蛤蟆又名蟾蜍，药用蟾蜍科动物大蟾蜍与黑眶蟾蜍的耳后腺及皮肤腺分泌物，经加工而成。性味甘、辛、温，有毒，入心、胃经，具有解毒消肿、止痛、开窍醒神之功效。

蟾蜍全身是宝，蟾酥、干蟾、蟾衣、蟾头、蟾舌、蟾肝、蟾胆等均为名贵药材。蟾蜍的肉质细嫩，味道鲜美，还是营养丰富的保健佳肴。

98. 活血调经凤仙花

凤仙花具有活血消肿的功效，是妇科调经和外治跌打损伤的民间要药。关于"凤仙花"药名的来历，还有一段有趣的传说。

相传很早很早以前，在福建龙溪有个叫凤仙的姑娘，长得亭亭玉立，秉性温柔善良，与一个名叫金童的小伙子相爱。一天，县官的儿子路过此地，见凤仙这般漂亮可爱，顿生歹心，前来调戏，被凤仙臭骂一顿后灰溜溜地走了。凤仙知道这下可闯了大祸,县官的儿子肯定要找麻烦。于是决定与金童一起投奔外地。凤仙只有父亲,金童尚有母亲。两老两少连夜启程,远走他乡逃难。途中金童的母亲患病,闭经腹痛,荒山野岭又无处求医访药,四人只好停步歇息。

再说县官听说儿子被村姑骂了一通,就命手下前来捉拿凤仙,眼看就要追上,无奈之中,凤仙、金童拜别父母,纵身跳入万丈深渊,以示保洁。两位老人强忍悲痛,将凤仙、金童二人合葬。晚上,两位老人依坟而卧,凤仙和金童夜间托梦给父母,告之山涧开放的花儿能治母亲的病。次日醒来,果见山涧满是红花、白花,红的似朝霞,白的似纯银。老人采花煎汤,服后果真药到病除。后来,人们就把这种花命名为"凤仙花"以示纪念。

99．急性子巧治难产

清代苏北地区名医赵海仙从小跟父亲学医,其父医道很好,颇受大家的尊敬。过去行医,逢年过节,人家都送礼给先生,以示感谢。

有一天,一个农民前来送礼,赵海仙的父亲不认得他,也不曾替他看过病,婉拒不收。农民说:"是我家婆娘生孩子,谁知三天生不下来,无奈我来请你,可是你不在,是你家公子看的,吃了你家公子开的药,孩子就生下来了。"

赵海仙的父亲想:奇怪了,我又不曾教他。于是把赵海仙找来,问开的是什么药方。赵海仙说:"我随手捋了点成熟的凤仙花种子给他回家煎服。"其父又问他是什么道理,赵海仙答道:"瓜熟蒂落,凤仙花种子成熟,一碰即落,医者意也。"父亲赞许地笑了。

凤仙花是人们喜栽种于庭院内观赏的一年生草本植物。凤仙花的种子,药名叫急性子,性味微苦、温,有行瘀散结的作用,可用于闭经、难产、骨鲠咽喉、肿块积聚等症。《本草从新》谓其治产难积块、噎膈骨鲠。凡咽中骨鲠欲死者,取凤仙花子研末,水一盅,以竹筒灌入咽,其物即软。又可用于食道癌,可使症状减轻。李时珍曰:"凤仙花子其性急速,故能透骨软坚,庖人烹鱼肉坚者,投数粒即易软烂。凤仙花还能活血通经,祛风止痛,外用解毒。但孕妇应慎用。"

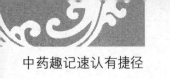

100．善治泄泻的鸡冠花

从前，在穆校河畔住着一家姓刘的村民，两位老人领着一位姑娘相依为命，苦度岁月。姑娘叫刘丫，有一天因家中无菜吃，刘丫去鸡冠山采野菜，因近处的山菜都被人们采光了，她挎着小筐，越走越远，竟迷失了方向。一连在深山老林里呆了十几日，她饿得没办法，只得采野果、野菜充饥。不料，因她什么都吃，喝的河水不清洁，拉起了肚子，一日数次，腹痛难忍。她突然在河边看见一片紫色的像鸡冠式的花，她想，反正我也没救了，采些花吃，也许碰巧得救呢！她采了几朵紫色花，用河水涮了涮吃了下去，不料真神了！她的肚子不那么痛了。傍晚，她又吃几朵那紫色的花，肚子也不拉了。她感到十分奇怪。她又一连吃了几天这紫花，拉肚病彻底好了。

不知又过了多少天，刘丫熬得像皮包骨那样难看了，她已经没有力气站起来走路了。有天中午，刘丫靠在一棵树下的草棚里，忽然听到草中有声响，以为不是老虎来了就是狼来了，她立即钻进草棚旁边的树洞里去听动静。不一会儿，声音越来越近了，仔细一听，原来是人的脚步声响。"这可有救了！"她挣扎着爬出树洞露出脑袋，却再也爬不动了。"快，我的女儿刘丫在这儿！"刘丫的父亲和一位乡亲赶来了，父亲把刘丫从树洞里抱出来，两眼的老泪就流了下来，说："你妈妈想你想得眼睛都快哭瞎了，今天总算找到你了！"

回家后，刘丫养了好多天，精神才逐渐好转过来。她向妈妈介绍说："你不也经常拉肚吗？我可发现一种花能治疗这种病。"妈妈忙问："什么花？"刘丫说："一种紫红色的像鸡冠的花！"妈妈说："真的吗？你怎么知道的？"刘丫把在山上吃野果充饥拉肚，又吃紫红色花治好病的故事讲给妈妈听。妈妈说："太好了，这种花，鸡冠山后面的大山上有的是！"

过了几天，刘丫能走路了，她又和妈妈去鸡冠山后边采那种花回来，并连根挖回来，栽种在自家门前。妈妈连续用那种紫红色花煎汤熬药喝了些日子，果然拉肚病再也没有犯过。以后，又把这种花能治病的消息告诉大家，人们都知道这种花可以治病了。因为这种花像鸡冠子，就取名为"鸡冠花"。

101．"神医蜈蚣"与接骨草

据载，哈尼族有个著名的接骨医生，他自采自制的接骨药方，医治骨折竟有意想不到的疗效，被人们誉为接骨"神医"。有趣的是，这种接骨医术并非出于祖传，而是"神医蜈蚣"教给他的。

一天，这位哈尼族医生在大树下休息，突然间看到一条20多厘米长的大蜈蚣爬过来。他担心蜈蚣刺伤自己，便拔出长刀，把蜈蚣斩成两截。过了一会儿，他发现另一条雄蜈蚣爬过来了，绕着两截尸体转了转，用嘴触一下，便匆忙往草丛里爬去了。

哈尼族医生出于好奇心，仔细地观察，只见不多久，这条雄蜈蚣嘴里噙着一片嫩绿的叶子又爬回来了，它先把两截蜈蚣尸体放在一起，然后将这片嫩叶覆在连接处的上面。大约过了半个多时辰，奇迹出现了：那条被斩成两段的蜈蚣竟然连在一起，慢慢地蠕动了几下，爬进草丛里。

哈尼族医生捡起那片遗留在地上的叶子，仔细地辨别，认出这是长在一种细藤上的叶子，他猜想这种叶子可能有接骨的功能。于是，他采了一大包背回山寨。第二天，他先将这种叶子捣碎，然后抓来一只公鸡，折断其腿，把碎叶敷在鸡腿骨上包扎好。过了三天，解开一看，鸡腿骨竟然连接起来了。

接骨草为荨麻科植物庐山楼梯草的根茎或全草，又名白龙骨、冷坑兰、冷坑青、猢狲接竹、痱痒草、血和山、乌骨麻、赤车使者。其性温，味淡，入肺经，具有活血散瘀、宣肺咳、解毒消肿之效。临床主要用于治疗跌打扭伤、痄腮、闭经、咳嗽等。

102. 益肾补虚救急之鹿衔草

很久以前，东北的深山密林中群居着野鹿。为此，当地许多好奇的居民都想观鹿逗乐，但人现鹿散，不能如愿。这倒越发激起了人们想了解这群自然生灵的欲望。

有一天，几个居民费心谋划后，擎着自制的鹿头模具，躲藏在又深又密的草丛中，用卷起的树叶吹出阵阵鹿鸣声。不多一会儿，果然引来了大群野鹿。

但见野鹿雌雄相嬉，有些还相互交配。奇怪的是，居民发现一对野鹿交配完毕后，雄鹿便会倒"毙"于地。接下来，便有一群雌鹿围拢过来，发出悲鸣嚎叫，继而把头凑在一起，又四散而去。约莫半晌工夫，这散去的雌鹿

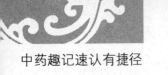

都衔着相同的草回来，原来刚才是为雄鹿寻药草去了。这些雌鹿把草衔到雄鹿嘴边，磨来蹭去，没多久，奇迹出现了，倒地的雄鹿竟慢慢眨动眼睛，醒过来了，而且犹如刚从睡梦中醒来，重又神采飞扬，和雌鹿交颈摩肩，戏玩如初。

窥此幕的居民颇感惊奇，想看这神草是什么样子，便窜出草丛，把鹿群吓跑。近前一看，这草长着圆圆的叶片，香气浓郁，当地生长很多，于是便采些拿回家，臆想人吃了可能也会有药效。后来验证，此药草确有益肾补虚救急之功。可给药草取个什么名字呢？当时观鹿的几个居民提议，叫"鹿衔草"吧，就这样定了名。后来又发现此药草还有祛风除湿活血的功效。

鹿衔草为鹿蹄草科植物鹿蹄草或圆叶鹿蹄草等的全草。性味甘、苦、温，归肝、肾经，具有补肾养肝、健骨强筋、祛风除湿、收敛止血之效。主治肾虚骨弱或肝肾不足所致的筋骨关节麻木疼痛、腰膝酸痛、风湿关节酸痛、腰脚无力、久咳劳嗽、咯血、吐血、月经过多等症。

103. 一味马兰头显神效

钱乙白天看了一天的病人，晚上总算可以休闲了，于是和好朋友聊天喝酒，菜是用钱乙妻子在河边挑来的野菜马兰头做的。忽然，远处传来了小孩的嚎哭声，由远渐近，不一会儿，一位母亲携带着嚎啕大哭的小孩来到了门前。她一见钱乙，连忙跪下磕头，哭着说："孩子在山上玩耍，腿被毒蛇咬了，疼痛不已，请神医救救孩子。"钱乙愁眉不展地瞟了瞟小孩的伤口，私下里想，此时街市药铺早已关门了，药到什么地方去取？忽然，钱乙灵机一动，桌上吃的马兰头不是也能治毒蛇咬伤吗？钱乙马上抓了好几大把马兰头给那妇人，告诉她回去将这野菜洗净，用其中的一把捣烂挤汁敷在小孩的患处，剩下的马兰头用水焯，挤干切末，用麻油、酱油、糖拌和，早、中、晚做菜肴给小孩吃。那妇人感恩不尽，回家后遵照钱乙的吩咐，一一照办。第二天，那小孩果然疼痛减轻了，不久，被毒蛇咬伤的患处逐渐好了。

马兰头不仅能治毒蛇咬伤，还能治多种疾病，如高血压、咽喉炎、肝炎、扁桃腺炎、口腔炎、感冒发热、咳嗽、牙周炎、结膜炎、乳腺炎、吐血、衄血、血痢、创伤出血、疟疾、黄疸、水肿、丹毒、痈肿、青光眼、急性睾丸炎。马兰头的作用类似板蓝根，但无味苦之虑。马兰头性凉味辛、无毒，具有清热解毒、凉血止血、利尿利湿的功效。人们用鲜马兰头根、荔枝核、洗净后水煎，可治疗急性睾丸炎；用新鲜马兰头、车前草、茵陈水煎，口服，可治疗黄疸型肝炎，疗效十分满意。

马兰头不仅是一味良药，而且还是营养丰富的佳肴。

104. 专治蛇伤的七叶一枝花

很久以前，在一个小山村里，有一对年老的夫妇，养育了七个儿子和一个女儿，生活虽不富裕，但全家相处和睦，日子过得美满幸福。

有一年，村里突然出现了一条大蟒蛇，经常吞食鸡犬牛羊，人有时也难以幸免，村民过着提心吊胆的日子。因此，这对老夫妇的儿子决心与大蟒蛇搏斗，为民除害。不幸的是，蟒蛇未除掉，而七个兄弟却葬身于蟒蛇腹内。后来，老夫妇的女儿为了替哥哥们报仇，苦练武艺，穿上用绣花针编织的衣服，再一次与大蟒蛇进行了生死搏斗。结果，悲剧重演。但是，由于蟒蛇吞进了用绣花针编织的衣服，刺痛难受，最终魂归西天了。一度惶惶不安的山村，也终于恢复了昔日的宁静和欢乐。

然而，对于失去儿女的这对老夫妇来说，欣慰之余，却是极大的悲痛。在大蟒蛇葬身的地方，人们常常看到老夫妇孤苦凄凉的身影。事隔不久，就在大蟒蛇葬身的地方，生长出一棵植物，共有七片叶子，顶端还开着一朵黄绿色的花，十分奇异，而又不知其名。这对老夫妇就将这棵植物采回家，碰到有人被毒蛇咬了，就将它涂敷到伤口上，果然灵验。久而久之，这种不知名的植物便成了专治毒蛇咬伤的草药。由于它长有七片叶子和一朵花，很容易就让人想起为斩除蟒蛇而牺牲的七兄妹，于是，后人就称它为"七叶一枝花"，以此来纪念为民除害的七兄妹。

105. 仙人掌的传说

仙人掌是人们颇为喜爱的盆栽植物，它不仅能美化我们的生活环境，而且还可以供药用。

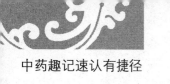

仙人掌的故乡是墨西哥。在那里，几乎随处都可见到仙人掌的雄姿，连墨西哥的国徽也是雄鹰叼着毒蛇兀立于仙人掌上，所以人们便把墨西哥称为"仙人掌之国"。

关于仙人掌还有一个美丽的传说。相传很久以前，大海边的一座高山上长着一棵仙草，可以治百病，大家便叫这座山为"仙草山"。不用说，许多人都想上山去采仙草，但仙草被一个仙翁守护着，凡上山去采仙草的人都要正确回答他的三个问题，否则，就会被仙翁的怪风卷走。许多人就这样下落不明。

有一个智勇双全的小伙，冒着生命危险上山采挖仙草。不料，半路上就冲出三只老虎，他奋力除掉了一只，可另外两只一左一右地向他扑来，情况危急。恰在这时，仙翁把那两只老虎用风卷走了。小伙跪拜谢恩。

仙翁问："你上山采仙草不怕老虎吗？"

"为了采到仙草，老虎何足道？！"小伙子答道。

"现在打死了老虎，你可去官府领赏钱了。"

"要是为了赏钱，我又何必上山呢？"

"好吧，我把仙草给你，但你不许给别人，好吗？"这是仙翁的第三个问题，小伙子答道："我身强力壮，要仙草有什么用，我要用它为百姓治病。"

仙翁点头称善，让小伙子采走了仙草，许多平民百姓因此而治好了病。这仙草形状大小如同手掌，所以人们就叫它"仙人掌"。

仙人掌为仙人掌科多年生肉质灌木，既可食用，又可入药。中医认为，仙人掌具有行气活血、清热解毒之功，主治心胃气痛、痞块、痢疾、痔血、咳嗽、喉痛、肺痈、乳痈、疔疮、烫火伤、蛇伤等症。现代医学运用仙人掌治疗冻伤、早期急性乳腺炎、肋腺炎、胃和十二指肠溃疡等，疗效十分显著。《湖南药物志》称："仙人掌消肿止痛，行气活血，祛湿退热，生肌。"

106. 泪干血凝相思子

相传汉代闽越国有一男子被强征戍边，其妻终日望归。后同去者归，惟其夫未返，妻念更切，终日立于村前道口树下，朝盼暮望，哭断柔肠，泣血而死。树上忽结荚果，其籽半红半黑，晶莹鲜艳，人们视为贞妻挚妇的血泪凝成，称为"红豆"，又叫"相思子"。唐代诗人王维有诗："红豆生南国，春来发几枝。劝君多采撷，此物最相思。"诗人根据故事借物抒情，委婉含蓄，成为千古传诵的名诗。

相思子（红豆）为豆科缠绕藤本植物相思子的种子。现代药理研究证实，相思子含相思子毒蛋白、相思子碱等。动物试验表明，相思子毒蛋白做腹腔注射，对小鼠艾氏腹水癌有完全抑制作用；在体外对艾氏腹水癌及吉田腹水肝癌的蛋白质生物合成有很强的抑制作用；对癌细胞 DNA 的生物合成有中等程度的抑制作用。相思子醇提取物在体外对金黄色葡萄球菌、大肠杆菌、痢疾杆菌、伤寒杆菌和某些皮肤真菌有抑制作用。味辛苦、性平、有小毒的相思子一般不内服，必要时须控制其用量。相思子应与味甘酸、性平、无毒的赤小豆相鉴别，赤小豆可利水消肿退黄、滋补肝肾，千万不可将有毒的红豆误作赤小豆过量服用，将导致不良后果。

107．有病浮肿用萱草，衣食无忧食"无忧"

相传，大泽乡起义前的陈胜，家境十分贫困，因为家中无米下锅，不得不出去讨饭度日，加之营养缺乏，他患了全身浮肿症，胀痛难忍。

有一天，陈胜讨饭到一户姓黄的母女家，黄婆婆是个软心肠，她见陈胜的可怜模样，让他进屋，蒸了三大碗萱草花让他吃。对当时的陈胜来说，能解决饥寒交迫的萱草花是那样的香甜可口，不亚于山珍海味。只见他狼吞虎咽，不一会儿工夫三大碗萱草花全进肚子里了。几天后，全身浮肿便消退了。陈胜十分感谢黄家母女，并表示今后会报答她们。

大泽乡起义后，陈胜称王之时，他没有忘记黄家母女，为感谢黄家母女的恩情，便将她们请进宫里。每天摆酒设宴，那无数佳肴珍膳都引不起陈胜的食欲。突然，陈胜想起了当年萱草花的美味，便请黄婆婆再蒸一碗给他吃。黄婆婆又采了一些萱草花，亲自蒸好送给陈胜。陈胜端起饭碗，只尝一口，竟难以下咽，连说："怎么回事，味道不如当年了，这可太奇怪了。"黄婆婆说："实际没什么可奇怪的，这真是饥饿之时萱草香，吃惯酒肉萱草苦啊！"一席话，羞得陈胜跪倒在地，连连下拜。黄婆婆连连说："使不得，使不得。"忙把陈胜扶起来。

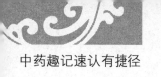

从此，陈胜将黄家母女留在宫中，专门种植萱草，并时常吃它。同时，又给萱草另外取了两个名字，一名为"忘忧草"，一名为"黄花菜"。因为黄婆婆的女儿名叫金针，而且萱草叶的外形像针一样，所以人们又叫它"金针菜"。

消息一传开，人们就纷纷用萱草根来治疗浮肿病症，后来被郎中发现，经过反复应用，成为一味常用中药。

萱草系百合科多年生草本，别名中国萱草、黄花菜、忘忧草、金针菜，古时称疗愁花、忘忧草、黄花萱草、安神菜。性味甘、凉，归脾、肺经。萱草根有利水、凉血之功，主治水肿、小便不利、淋浊、带下、黄疸、衄血、便血、崩漏、乳痈、腰痛等症。其苗、花蕾入药，具有利湿热、宽胸膈、消食积的功效，主治小便赤涩、痔疮便血、跌打瘀痛等症。

108. 夜明砂的传说

蝙蝠就是我们所说的"天鼠"、"飞鼠"，它寄栖于建筑物的隙缝或树洞之中，白昼停息，夜间活动。蝙蝠的粪便可入药治病，中医把它叫做"夜明砂"。《本草经疏》中记载："夜明砂，今人主明目，治目盲障翳。其味辛寒，乃入足厥阴经药……"关于"夜明砂"名字的来历，民间还有一个古老的传说。

相传在洛阳山寨，住着相依为命的母子俩，他们生活清贫，茅屋低矮潮湿，房内漆黑昏暗，因而蝙蝠出没其间。儿子以打柴谋生，每逢雨天，生计难以为继。老母又患眼病，视物渐渐模糊，乡里郎中诊为障翳，并让其子上山采些草药煎服，但未见疗效。

谁知，时间久了，老母说："近几天的药似乎有些药效。"其子也惑然不解，他每天上山打柴，有时顺便采集的草药都是按郎中所嘱而为之，药草是相同的，为什么前些时候无效，近日突然有效呢？他仔细检查陈放在桌上的一大堆药草。只见上面粘了许多蝙蝠的粪便，顿有所悟，原来是蝙蝠的粪便起了作用。于是，他取来蝙蝠的粪便焙干，研成细末，让老母服用，不久，眼睛渐渐复明。这种方法传开以后，村里村外有人仿效，其眼疾果然康复。后来，人们便把蝙蝠的粪便称为"夜明砂"。

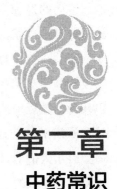

第二章
中药常识

　　在我国的辽阔大地和海域，分布着种类繁多、产量丰富的天然药材资源，包括植物、动物和矿物。仅典籍所载，已达3000种以上。对于这些宝贵资源的开发与有效利用，已有悠久的历史，也是我国医药学发展的物质基础。几千年来，以之作为防治疾病的主要武器，对保障人民健康和民族繁衍起着不可忽视的作用。

　　这些药物中，植物性药材占大多数，使用也更普遍，所以古称"本草学"。本草学典籍和文献资料十分丰富，记录着我国人民发明和发展医药学的智慧创造和卓越贡献，并较完整地保存和流传下来，成为中华民族优秀文化宝库中的一个重要内容。由于中药的应用是以中医学理论为基础的，有着独特的理论体系和应用形式，充分反映了我国自然资源及历史、文化等方面的若干特点，所以人们把它称为"中药学"。中药学就是专门研究中药基本理论和各种中药的采制、性能功效及应用方法等知识的一门学科，是中医学的一个重要组成部分。

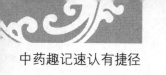

第一节　中药的起源与中药学的发展

　　中药的发现与应用以及中药学的发展，如同中医学的发展一样，经历了长期的实践过程。

　　原始时代，我们的祖先在生活与生产活动中，由于采食植物和狩猎，得以接触并了解某些植物和动物及其对人体可能产生的影响，不可避免地会引起某种药效反应或中毒现象，或造成痛苦甚至死亡，从而使人们懂得在觅食时有所辨别和选择。同时，为了同疾病作斗争，上述经验积累到一定程度，则会启示人们对某些自然物的治病效果和毒性作用予以注意并加以利用。经过无数次零星的、分散的但却是有意识地试验、观察，口尝身受，实际体验，逐步形成了早期的药物疗法。随着历史的递嬗，社会和文化的演进，生产力的发展，医学的进步，对于药物的需要与日俱增。药物的来源已由野生药材逐渐发展到部分由人工栽培和驯养，并由动物、植物扩展到天然矿物及若干人工制品。用药知识与经验也越来越丰富。记录和传播这些知识的方式也由最初的口耳相传发展到文字记载。

　　我国药学发展很早，正式的文字记载可以追溯到公元前 1000 多年。西周时（公元前 1066～公元前 771 年）已有专业的"医师"，"聚毒药以供医事"。先秦（公元前 221 年前）诸子书中有关药物的资料为数不少。《诗经》里有不少为诗人借以比喻吟咏的药物。《山海经》载有 100 余种动物和植物药，其中不少沿用至今。20 世纪 70 年代初出土的帛书《五十二病方》载方约 300 个，涉及药物已达 240 余种，说明在秦汉之际，药学已略具规模。到西汉时（公元前 202～公元 8 年），本草学已成为医生必修的学科，但专门的著述未能遗留下来。现存最早的药学专著当推《神农本草经》，成书于东汉末期（公元 2 世纪），原书已佚，现存的各种版本是经明清以来的学者考订、整理而成。本书共三卷，载药 365 种，是汉以前药学知识和经验的总结。书中简要地记述了药学的基本理论，如四气五味、有毒无毒、配伍法度、服药方法及丸、散、膏、酒等多种剂型，为中药学的发展奠定了初步基础。所记药物的疗效，大多朴实有验，今尚习用，如常山抗疟、黄连治痢、苦楝子驱虫、麻黄定喘、当归调经、阿胶止血、乌头止痛等等。《神农本草经》是我国最早的珍贵药学文献。

梁代陶弘景（公元456～536年）搜集和整理了历代使用药物的经验，写成《神农本草经集注》七卷，对魏晋以来300余年间药学的发展作了总结，载药730种。对于药物的真伪鉴别等都有较详细的论述。

酵母制剂在公元前已有记载。

唐显庆四年（公元659年）颁行了由李勣、苏敬等主持编纂的《新修本草》（又称《唐本草》），依靠了国家的行政力量和充分的人力物力，从而具有国家规模。全书卷帙浩博，收载药物共844种。

开元年间（公元713～741年），陈藏器编成了《本草拾遗》。作者深入实践，不仅增补了大量的民间药物，而且辨识品类，也极审慎。陈氏又将各种药物的功用概括为十类，从而提出了著名的"十剂"，为中药临床分类最早的设想。

唐代已开始使用动物组织、器官及激素剂。

宋代用药数目更有较大幅度的增加，而生药形性鉴别与药物生长环境的生态研究尤其有了进一步的发展，非常重视道地药材和质量规格。已将重要的配伍禁忌药物加以具体总结，列出其名称，即后世所遵循的"十八反"、"十九畏"。

宋末到金、元时期，著名医家刘元素、李东垣等一些学者，注重对常用药效原理的探讨，他们开拓了经典药学和前代主流本草未能较多触及的领域，颇多创见。元代忽思慧所著的《饮膳正要》为饮食疗法的专门著作，记录了不少回、蒙民族的食疗方药，并首次记载了用蒸馏法的工艺制酒。

明代伟大的医药学家李时珍（1518～1593年）以毕生精力，广搜博采，实地考查，亲历实践，对古代本草学进行了全面的整理总结，历时27年编成了《本草纲目》这一科学巨著。此书载药数达到1892种，附方11000多个，改绘药图，修正错误，新增药374种，并按药物的自然属性和生态条件为分类基础，分为十六纲、六十类，是中古时代最完备的分类系统，是我国科技史上极其辉煌的硕果。由于综合了16世纪以前的动物学、植物学、矿物和冶金业等多学科的知识，因此，其影响远远超出了本草学的范围，17世纪末即传播海外，先后有多种文字的译本。

清代汪昂创编的《本草备要》，新编中药300多味。

清代杰出的医学家赵学敏（1719～1805年），对民间草药作了广泛收集

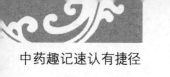

和整理，于1765年刊行《本草纲目拾遗》，大大丰富了我国药学宝库，全书共载药921种，仅新增的药就有716种之多。由于该书资料主要来源于群众实践，关于药物形态的描述和功效用法等的记载都较翔实可靠。赵氏及其著作继承了历代药学朴实的传统，对补充《本草纲目》有很大的贡献。

我国药学自汉代到清朝，各个时代都有它的成就和特色，而且历代相承，日渐繁富。据统计，现存的本草书籍就有400种以上。

总之，在2000年的发展中，中药的文献资料相当丰富，内容相当广泛，记录了我国人民在医药方面的创造和高度成就，包含着丰富经验和理论知识，确实是一个伟大的宝库。

然而，鸦片战争以后的百年间，中医药学的发展受到阻碍，新中国成立前甚至濒于被人为消灭的境地。

新中国成立以来，由于党和政府十分重视中医药学的继承、整理与发扬工作，将之视为一项历史使命，真正反映了人民的愿望与需要。

《全国中草药汇编》记载药物2200种左右，《中药大辞典》记载药物5767种之多。

此外，中药加工技术，如炮制工艺的总结和研究、剂型的改进等都有较大的进展。凡此种种，标志着中药科学在社会主义中国前所未有的蓬勃发展，并展示了极其光辉而广阔的前景。

我国医药学源远流长，内容浩博，在取得一定成绩的基础上，进一步进行继承与发扬工作，总结经验，发挥多学科的力量来发展中药科学，还有许多工作要做，任重而道远。

第二节　中药的产地与采集

中药的来源，除部分人工制品外，主要是天然的动、植物和矿物。中药的产地、采收与贮存是否合宜，直接影响到药材的质量。不合理的采收对于野生动、植物来说，还会严重损害药材资源。如果生长或栽培、驯养的环境适当，土地合宜，采收适时并有计划，贮存恰当，则药材质量高，药性强，疗效好；反之则药性弱，疗效差。早在《神农本草经》里已经指出："阴干，暴干，采造时月生熟，土地所出，真伪存新，并各有法。"此后，历代医学在这方面积累了许多宝贵的知识和经验。药物产地、采收与贮存方法的研究，是保证药材质量和保护药源的重要课题。

中药的产地

天然药材的分布和生产，离不开一定的自然条件。在我国，纵横万里的大地、江河湖泽、山陵丘壑、平原沃野以及辽阔海域，自然地理状况十分复杂，水土、气候、日照、生物分布等生态环境各地不完全相同，甚至差别很大，因而天然中药材的生产，在产量和质量方面都各有一定的地域性。自古以来，医家非常重视"道地药材"，就是这个缘故。宋代寇宗奭说："凡用药必须择土地所宜者，则药力具，用之有据。"古人经过长期使用、观察和比较，知道即使是分布较广的药材，也由于上述自然条件的不同，各地所产的质量和规格也不一样。如四川的黄连、川芎、附子，广东的陈皮，东北的人参、细辛、五味子，云南的茯苓，河南的地黄，山东的阿胶等等，从古到今都是著名的"道地药材"。这方面的经验积累，对于今后发展药材生产，开拓新的药源，无疑是值得重视的。然而，各种"道地"药的标兵产量毕竟难以完全满足需要，实际上在不影响药效的前提下，也可不必拘泥于"道地"的地域限制。在现代的技术条件下，我国已能从事某些原来产量不多而需要量日益增加的药材的异地引种和动物驯养，从而在一定程度上满足部分短缺药材的需求。此项工作正在不断取得成效。当然，研究"道地"药材的栽培技术和生态系统，创造特定的生产条件，是扩大优质药材生产、确保药品原有性能功效的关键。总之，应以是否确保疗效为标准来认识"道地"药材的真正涵义。

中药的采集

中药大多是植物药材，各种植物在其生长发育的各个时期，根、茎、花、叶、实各个部分，由于所含有效成分的量各有不同，因而药性的强弱也往往有较大的差异。因此，药材的采收应该在有效成分含量最多的时候进行。通常以入药部分的成熟程度作为依据，每种植物药材都有一定的采收时节和方法。一般来说，可按药用部位归纳为以下几个方面：

第一，全草入药的，大多在植物充分成长或开花的时候采集。从根以上

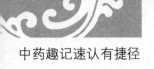

割取地上部分，如益母草、豨莶草、荆芥、薄荷、紫苏等；须连根入药的，则可拔起全株，如车前草、柴胡、大蓟、小蓟等；有的须用嫩苗或带叶花梢，如夏枯草、茵陈蒿之类，更要适时采收。

第二，叶类药材的采收通常在花蕾将放或正盛开的时候。此时正当植物生长茂盛的阶段，性味完壮，药力雄厚，最适于采收，如大青叶、枇杷叶、艾叶等。有些特定的品种，则需在深秋或初冬经霜后采集。

第三，花的采收一般在花正开放时，由于花朵次第开放，所以要分次采摘，采摘时间很重要。过迟则易致花瓣脱落和变色，影响质量，如菊花、旋覆花；有些花要求在含苞欲放时采摘花蕾，如金银花、槐花、辛夷；有的在刚开放时采摘最好，如月季花；而红花则宜于花冠由黄色变橙红色时采收，都是取其药效最强的阶段适时采收；至于如蒲黄之类以花粉入药的，则须于花朵盛开时采收。

第四，果实和种子的采集，除枳实、青皮、乌梅等少数药材要在果实未成熟期采收外，可以割取整个果序，悬挂在干燥通风处，以待果实全部成熟，然后进行脱粒。若同一果序的果实次第成熟，则应分次摘取成熟果实。有些干果成熟后很快脱落，或果壳裂开，种子散失，如茴香、牵牛子等，最好在开始成熟时适时采收。容易变质的浆果，如枸杞子、女贞子，在略熟时于清晨或傍晚采收为好。

第五，根和根茎的采集，古时以二月、八月为佳，认为春初"津润始萌，未充枝叶，势力浮浓"，"至秋枝叶干枯，津润归流于下"，并指出"春宁宜早，秋宁宜晚。"因为早春及深秋时植物根或根茎中的有效成分含量较高，此时采集则产量和质量也都较高，如天麻、苍术、葛根、桔梗、大黄、玉竹等。此外，也有少数例外的，如半夏、延胡索等则以夏季采收为宜。

第六，树皮或根皮通常在春、夏时节植物生长旺盛，植物体内浆液充沛时采集。此时药性较强，疗效较高，并容易剥离，如黄柏、厚朴、杜仲。另有一些植物的根皮则以秋后采取为宜，如牡丹皮、地骨皮、苦楝根皮等。

有些木本植物的生产周期很长，应尽量避免伐树取皮或环剥树皮等简单操作，以保护药源。

第三节　中药的炮制

炮制是药物在应用前或制成各种剂型以前必要的加工处理过程，包括对原药材进行一般修治事项和部分药材的特殊处理。古代称为"炮炙"。由于中药材大都是生药，在制备各种剂型之前，一般应根据医疗、配方、制剂的不同要求，并结合药材的自身特点，进行一定的加工处理，才能使之既充分发挥疗效又避免或减轻不良反应，在最大程度上符合临床用药的目的。一般来讲，按照不同的药性和治疗要求而有多种炮制方法，有些药材的炮制还要加用适宜的辅料，并且注意操作技术和讲究火候。正如前人所说："不及则功效难求，太过则性味反失。"炮制是否得当，直接关系到药效，而少数毒性和烈性药物的合理炮制，更是确保用药安全的重要措施。药物炮制法的应用与发展，已有悠久的历史，方法多样，内容丰富。

炮制的目的

中药炮制的目的大致可以归纳为以下几点：

（1）消除或降低药物的毒性、烈性或副作用。如川乌、草乌生用，内服易于中毒，需炮制后用；巴豆的泻下作用剧烈，宜去油取霜用；常山用酒炒，可减轻其催吐的副作用等。

（2）改变药物的性能，使之更能适合病情的需要。如地黄生用可凉血，若制成熟地黄则性转微温而以补血见长；生姜煨熟，则能减缓其发散之力，增强温中之效；何首乌生用能泻下通便，制熟后则失去泻下作用而专补肝肾等等。

（3）便于制剂和贮藏。如一般饮片的切片、矿物、动物甲壳、贝壳及某些种子类药物的粉碎处理，能使有效成分易于溶出，并便于制成各种剂型；有些药物在贮藏前要进行烘焙、炒干等干燥处理，使其不易霉变、腐烂等。

（4）除去杂质和非药用部分，使药物纯净，才能用量准确，或利于服用。如一般植物药的根和根茎当洗去泥沙，拣去杂质；枇杷叶要刷去毛；远志去心；蝉蜕去头足；而海藻、肉苁蓉当漂去咸味和腥味，以利于服用等。

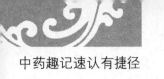

炮制的方法

炮制方法是历代逐渐发展和充实起来的，参酌前人的记载，根据现代实际炮制经验，炮制方法大致可分为五类。

1. 修制法

（1）纯净处理：采用挑、拣、簸、筛、刮、刷等方法，去掉灰屑、杂质及非药用部分，使药物清洁纯净。如拣去合欢花中的枝、叶，刷除枇杷叶、石韦叶的绒毛，刮去厚朴、肉桂的粗皮等。

（2）粉碎处理：采用捣、碾、镑、锉等方法，使药物粉碎，以符合制剂和其他炮制法的要求。如牡蛎、龙骨捣碎便于煎煮，川贝母捣粉便于吞服；犀角、羚羊角镑成薄片，或锉成粉末，便于制剂和服用。

（3）切制处理：采用切、铡的方法，把药物切制成一定的规格，使药物的有效成分易于溶出，并便于进行其他炮制，也利于干燥、贮藏和调剂时称量。根据药材的性质和医疗需要，切片有很多种规格。如天麻、槟榔宜切薄片，泽泻、白术宜切厚片，黄芪、鸡血藤宜切斜片，白芍、甘草宜切圆片，肉桂、厚朴宜切圆盘片，桑白皮、枇杷叶宜切丝，白茅根、麻黄宜铡成段，茯苓、葛根宜切成块等。

2. 水制法

用水或其他液体辅料处理药材的方法称为水制法。水制的目的主要是清洁药物、软化药物、调整药性。常用的有淋、洗、泡、漂、浸、润、水飞等。这里介绍三种常用的方法。

（1）润：又称闷或伏。根据药材质地的软硬，加工时的气温、工具，用淋润、洗润、泡润、浸润、晾润、盖润、伏润、露润、包润、复润、双润等多种方法，使清水或其他液体辅料徐徐入内，在不损失或少损失药效的前提下，使药材软化，便于切制饮片。如淋润荆芥、泡润槟榔、酒洗润当归、姜汁浸润厚朴、伏润天麻、盖润大黄等。

（2）漂：将药物置宽水或长流水中浸渍一段时间，并反复换水，以去掉腥味、盐分及毒性成分的方法称为漂。如将昆布、海藻、盐附子漂去盐分，紫河车漂去腥味等。

（3）水飞：系借药物在水中的沉降性质分取药材极细粉末的方法。将不溶于水的药材粉碎后，置乳钵或碾槽内加水共研，大量生产则用球磨机研磨，再加入大量的水并搅拌，较粗的粉粒即下沉，细粉混悬于水中并倾出，粗粒再飞再研。倾出的混悬液沉淀后，分出，干燥即成极细粉末。此法所制粉末既细又减少了研磨中粉末的飞扬损失。常用于矿物类、贝甲类药物的制粉，如飞朱砂、飞炉甘石、飞雄黄等。

3. 火制法

（1）炒：有炒黄、炒焦、炒炭等程度不同的清炒法。炒黄、炒焦使药物易于粉碎加工，并缓和药性。种子类药物炒后，煎煮时有效成分易于溶出。炒炭能缓和药物的烈性、副作用，或增强其收敛止血的功效。若拌固体辅料（如土、麸、米）同炒，可减少药物的刺激性，增强疗效，如土炒白术、麸炒枳壳、米炒斑蝥等。与砂或滑石、蛤粉同炒的方法习称"烫"，药物受热均匀酥脆，易于煎出有效成分或便于服用，如砂炒穿山甲、蛤粉炒阿胶等。

（2）炙：用液体辅料拌炒药物，使辅料渗入药物组织内部，以改变药性、增强疗效或减少副作用的炮制方法称为"炙"。通常使用的液体辅料有蜜、酒、醋、姜汁、盐水、童便等。如蜜制黄芪、甘草，可增强补中益气的作用；蜜炙百部、款冬花，可增强润肺止咳的作用；酒炙川芎，可增强活血之功；醋炙香附，可增强疏肝止痛之效；盐炙杜仲，可增强补肾的功能；酒炙常山，可减轻催吐的作用等。

（3）煅：将药物用猛火直接或间接煅烧，使质地松脆，易于粉碎，充分发挥疗效。坚硬的矿物药或贝壳类药多直接用火煅烧，以煅至红透为度，如紫石英、海蛤壳等。间接煅是置药物于耐火容器中密闭煅烧，至容器底部红透为度，如制血余炭、陈棕炭等。

（4）煨：利用湿面粉或湿纸包裹药物，置热火灰中加热至面或纸焦黑为度，可减轻药物的烈性和副作用，如煨生姜、煨甘遂、煨肉豆蔻等。

4. 水火共制法

（1）煮：是用清水或液体辅料与药物共同加热的方法。如醋煮芫花可减

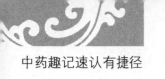

低毒性，酒煮黄芩可增强清肺热的功效。

（2）蒸：是利用水蒸气或隔水加热药物的方法。如酒蒸大黄可缓和泻下作用。有些药物经反复蒸、晒，才能获得适合医疗需要的作用。如何首乌经反复蒸晒后不再有泻下之力而能补肝肾、益精血。

（3）淬：是将药物燃烧红后，迅速投入冷水或液体辅料中，使其酥脆的方法。淬后不仅易于粉碎，且辅料极易吸收，可发挥预期的疗效。如醋淬自然铜、鳖甲，黄连煮汁淬炉甘石等。

（4）焯：是将药物快速放入沸水中短暂潦过，立即取出的方法。常用于种子类药物的去皮和肉质多汁类药物的干燥处理。如焯杏仁、桃仁以去皮；焯马齿苋、天门冬以便于晒干贮存。

5．其他制法

常用的有发芽、发酵、制霜及部分法制法等。其目的在于改变药物原有的性能，增加新的疗效，减少毒性或副作用，或使药物更趋效高质纯。如稻、麦的发芽；发酵法制取神曲、淡豆豉；巴豆的去油取霜，西瓜的加工制霜；法制半夏等。

第四节　中药的性能

药物治病的基本作用是祛除病邪，消除病因，恢复脏腑功能的协调，纠正阴阳偏胜偏衰的病理现象，使之在最大程度上恢复到正常状态。药物之所以能够针对病情，发挥上述基本治疗作用，乃是因为各种药物各自具有若干特性和作用，前人也称为"药物的偏性"，意思是说，以药物的偏性纠正疾病所表现的阴阳偏盛或偏衰。将药物治病的多种多样的性质和作用加以概括，主要是性、味、归经、升降沉浮及有毒、无毒等方面，统称为"药物的性能"。

药物性能的认识和论定，是前人在长期实践中对为数众多的药物的各种性质及其医疗作用逐渐认识并不断深化，进而加以概括和总结出来的，并以阴阳、脏腑、经络、治疗法则等医学理论为其理论基础，创造和逐步发展了中药的基本理论，是整个中医学理论体系中的一个重要组成部分。

四气和五味

药物都具有一定的性和味。性与味是药物性能的一个方面。自古以来，各种中药书籍都在每论述一药物时首先标明其性味，这对于认识各种药物的共性和个性，以及临床用药都有实际意义。药性是根据实际疗效反复验证并归纳起来的，是从性质上对药物的多种医疗作用的高度概括。至于药味的确定，是由口尝而得，从而发现各种药物所具有的不同滋味与医疗作用之间的若干规律性的联系。因此，味的概念，不仅表示味觉感知的真实滋味，同时也反映了药物的实际性能。

寒、热、温、凉四种药性，古时也称"四气"。其中，温热与寒凉属于两类不同的性质。而温与热，寒与凉，则分别具有共同性。温次于热，凉次于寒，在共同性质中又有程度上的差异。对于有些药物，通常还标以大热、大寒、微温、微寒等词予以区别。药物的寒、热、温、凉，是从药物作用于机体所发生的反应概括出来的，是与所治疾病的寒、热性质相对而言。能够减轻或消除热证的药物，一般属于寒性或凉性，如黄芩、板蓝根对于发热、口渴、咽痛等热证有清热解毒的作用，表明这两种药物具有寒性。反之，能够减轻或消除寒证的药物，一般属于温性或热性，如附子、干姜对于腹中冷痛、脉沉无力等寒证有温中散寒的作用，表明这两种药物具有热性。在治则方面，《神农本草经》云："疗寒以热药，疗热以寒药。"《素问·至真要大论》云："寒者热之，热者寒之。"这是基本的用药规律。

五味，就是辛、甘、酸、苦、咸五种滋味。有些药物具有淡味或涩味，实际上不止五种。但是，五味是最基本的五种滋味。不同的味有不同的作用；味相同的药物，其作用相近或有共同之处。至于其阴阳属性，则辛、甘、淡属阳，酸、苦、咸属阴。综合历代用药经验，其作用简述如下：

辛：有发散、行气、行血的作用。一般治疗表证的药物，如麻黄、薄荷；或治疗气血阻滞的药物，如木香、红花等，都有辛味。

甘：有补益、和中、缓急等作用。一般用于治疗虚证的滋补强壮药，如党参、熟地；调和药性的药物，如饴糖、甘草等，皆有甘味。甘味药多质润而善于滋燥。

酸：有收敛、固涩的作用。一般具有酸味的药物多用于治疗虚汗、泄泻

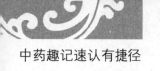

等症，如山茱萸、五味子可涩精敛汗，五倍子可涩肠止泻。

涩：与酸味药的作用相似。多用于治疗虚汗、泄泻、尿频、滑精、出血等症，如龙骨、牡蛎可涩精，赤石脂能涩肠止泻。

苦：有泄和燥的作用。泄的含义甚广，有指通泄的，如大黄，适用于热结便秘；有指降泄的，如杏仁，适用于肺气上逆的喘咳；有指清泄的，如栀子，适用于热盛心烦等症。至于燥，则用于湿证。湿证有寒湿、湿热的不同，温性的苦味药，如苍术，适用于前者；寒性的苦味药，如黄连，适用于后者。此外，前人的经验，认为苦还有坚阴的作用，如黄柏、知母用于肾阴虚亏而相火亢盛的痿证，即具有泻火存阴（坚阴）的意义。

咸：有软坚散结、泻下的作用。多用于治疗瘰疬、痰核、痞块及热结便秘等症，如瓦楞子可软坚散结，芒硝可泻下通便等。

淡：有渗湿、利尿的作用。多用于治疗水肿、小便不利等症，如猪苓、茯苓等利尿药。

由于每一种药物都具有性和味，因此，两者必须综合起来看。例如，两种药物都是寒性，但是味不相同，一是苦寒，一是辛寒，两者的应用就有差异。所以，不能把性与味孤立起来看。性与味显示了药物的部分性能，也显示出一些药物的共性。只有认识和掌握每一药物的全部性能，以及性味相同药物之间同中有异的特性，才能全面而准确地了解和使用药物。

升、降、浮、沉

由于各种疾病在病机和证候上，常常表现出向上（如呕吐、喘咳）、向下（如泻利、崩漏、脱肛）、向外（如自汗、盗汗）、向内（如表证不解）等病势趋向，因此，能够针对病情，改善或消除这些病证的药物，相对说来也就分别具有升、降、浮、沉的作用趋向。这种性能，可以纠正机体功能的失调，使之恢复正常，或因势利导，有助于祛邪外出。

升和降、浮和沉都是相对的，升是上升，降是下降，浮表示发散，沉表示泄利等作用。一般具有升阳发表、祛风散寒、涌吐、开窍等功效的药物，都能上行向外，药性都是升浮的；而具有泻下、清热、利尿渗湿、重镇安神、潜阳息风、消导积滞、降逆、收敛及止咳平喘等功效的药物，则能下行向内，药性都是沉降的。但仍有些药物，升降浮沉的性能不明显或存在双向性，如麻黄既能发汗，又可平喘、利水；川芎既"上行头目"，又"下行血海"。不过，这种情况毕竟是少数。

药物升降浮沉的性能与药物本身的性味有不可分割的关系，能升浮的药物大多具有辛、甘味和温、热性；能沉降的药物大多具有酸、苦、咸、涩味和寒、凉性。所以，李时珍曾经指出："酸咸无升，辛甘无降，寒无浮，热无沉。"此外，药物升降浮沉的性能，还常受到加工炮制的影响，而在复方中，一种药的作用趋向还可能受到其他药物的制约，这在用药时是应当加以注意的。如药物炮制，经酒炒则性升，姜汁炒则能散，醋炒则收敛，盐水炒则下行。而在复方配伍中，性质升浮的药物，在同较多的沉降性药物配伍时，其升浮之性可受到一定的制约；反之，性属沉降的药物同较多的升浮性质的药物同用时，其沉降之性亦能受到一定程度的制约。可见，各种药物所具有的升降浮沉性质，在一定的条件下，是可以加以人为控制而转化的。

归经

归经就是指药物对于机体某部分的选择性作用——主要对某经（脏腑及其经络）或某几经发生明显的作用，而对其他经则作用较小，或没有作用。如同属寒性药物，虽然都具有清热作用，但其作用范围或偏于清肺热，或偏于清肝热，各有所长。再如同一补药，也有补肺、补脾、补肾等不同。因此，将各种药物对机体各部分的治疗作用作进一步归纳，使之系统化，这便形成了归经理论。

归经是以脏腑、经络理论为基础，以所治具体病证为依据的。经络能沟通人体内外表里，在病变时，体表的疾病可以影响到内脏；内脏的病变，也可以反映到体表。因此，人体各部分发生病变时所出现的证候，可以通过经络而获得系统的认识。如肺经病变，每见喘、咳等症；肝经病变，每见胁痛、抽搐等症；心经病变，每见神昏、心悸等症。我们根据药物的疗效，与病机和脏腑、经络密切结合起来，可以说明某药对某些脏腑、经络的病变起着主要的医疗作用。如桔梗、杏仁能治胸闷、喘咳，归肺经；全蝎能定抽搐，归肝经；朱砂能安神，归心经等。这说明归经的理论可具体指出药效的所在，是从疗效观察中总结出来的。

但是，在应用药物的时候，如果只掌握药物的归经，而忽略了四性、五

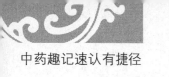

味、升降浮沉等性能，是不够全面的。因为某一脏腑、经络发生病变，可能有的属寒，有的属热，有的属虚，有的属实。所以，不可只注意归经，而不加以区别应用。同归一经的药物，其作用有温、清、补、泻的不同，如肺病咳嗽，虽然黄芩、干姜、百合、葶苈子都归肺经，可是在应用时却不一样，黄芩主要清肺热，干姜则能温肺寒，百合补肺虚，而葶苈子则泻肺实，如此等等。可见，将中药的多种性能结合起来，以之指导中药的应用，才会收到预期的效果。

此外，我们还必须了解，由于脏腑经络的病变可以相互影响，因此，在临床用药时，并不单纯地使用某一经的药物。如肺病而见脾虚者，每兼用补脾的药物，使肺有所养而逐渐向愈；肝阳上亢由于肾阴不足者，每加用滋补肾阴的药物，使肝有所涵而虚阳自潜。总之，既要了解每一药物的归经，又要掌握脏腑、经络之间的相互关系，才能更好地指导临床用药。

有毒与无毒

本草书籍中，常在每一味药物的性味之下，标明"有毒"或"无毒"等字样。

"毒药"一词，在古代医药文献中常是药物的总称。如前所述，药性都各有偏性，这种偏性就是"毒"。在《素问》中有这样的记述："大毒治病，十去其六；常毒治病，十去其七；小毒治病，十去其八；无毒治病，十去其九。"《神农本草经》把药物分为上、中、下三品，就是根据药性的无毒、有毒来分类的。大体上是把攻病愈疾的药物称为有毒，而可以久服补虚的药物看作无毒。有毒的药物用后多有强烈的医疗作用。可见，在古代对于"毒"的概念是广义的，故张子和说："凡药皆有毒也，非止大毒、小毒谓之毒。"张景岳云："药以治病，因毒为能，所谓毒药，是以气味之有偏也。盖气味之正者，谷食之属是也，所以养人之正气。气味之偏者，药饵之属是也，所以去人之邪气。其为故也，正以人之为病，病在阴阳偏胜耳……是凡可辟邪安正者，均可称为毒药，故曰毒药攻邪也。"张氏的论述，进一步解释了毒药的含意，并阐明了毒性作为药物性能之一，是一种偏性，以偏纠偏也就是药物治病的基本原理。但是，为了确保用药安全，后世许多本草书籍在药物性味之下所标注的"大毒"、"小毒"，大多是指一些具有一定毒性或副作用的药物，用得不当就可能导致中毒。所以，"毒"的含义已不是古时那样广义的概念。认识每一药物有无毒性以及毒性之强弱，在医疗上有时可以采用"以毒攻毒"的法则，如应用适宜的毒药来解疮毒、除毒病、杀虫……同时，认识各种药物的有毒、无毒、大毒、小毒，可以帮助我们理解其作用之峻利或和缓，根据病体虚实、疾病深浅来适当地选用药物和确定用量，并可通过必要的炮制、配伍、制剂等环节来减轻或消除其有害作用，以保证用药安全。

第五节　中药的应用

药物的用法包括配伍方法、用药禁忌、剂量和服法等几项主要内容。掌握这些知识与方法，按照病情、药性和治疗要求予以正确应用，对于充分发挥药效和确保用药安全具有十分重要的意义。

配伍方法

前人把单味药的应用同药与药之间的配伍关系总结为七个方面，称为药物的"七情"。其中首先谈到"单行"，单行就是指用单味药治病。病情比较单纯，选用一种针对性强的药物即能获得疗效，如清金散单用一味黄芩治轻度的肺热咳血，现代单用鹤草芽驱除绦虫，以及许多行之有效的"单方"等。它符合简、便、廉、验的要求，便于使用和推广。但若病情较为复杂，单味药难以实现既分清主次又全面兼顾的治疗要求时，便需同时使用两种以上的药物，药与药之间就会发生某些相互作用，如有的能增进或减低原有药效，有的能抑制或消除毒性和烈性，有的则能产生毒性或副作用。因此，在使用两味以上药物时，就必需有所选择，这就提出了药物配伍关系的问题。所以前人总结的"七情"之中，除单行者外，其余六个方面都是谈配伍关系，现分述如下：

1. 相须

即性能功效相类似的药物配合应用，可以增强其原有疗效。如石膏与知母配合，能明显地增强清热泻火的治疗效果；大黄与芒硝配合，能明显地增强攻下泻热的治疗效果。

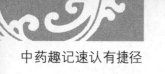

2. 相使

即在性能功效方面有某种共性的药物配合应用，而以一种药物为主，另一种药物为辅，能提高主药物的疗效。如补气利水的黄芪与利水健脾的茯苓配合时，茯苓能提高黄芪补气利水的治疗效果；清热泻火的黄芩与攻下泻热的大黄配合时，大黄能提高黄芩清热泻火的治疗效果。

3. 相畏

即一种药物的毒性反应或副作用，能被另一种药物减轻或消除。如生半夏和生南星的毒性能被生姜减轻和消除，所以说生半夏和生南星畏生姜。

4. 相杀

即一种药物能减轻或消除另一种药物的毒性或副作用。如生姜能减轻或消除生半夏和生南星的毒性或副作用，所以说生姜杀生半夏和生南星的毒。由此可知，相畏、相杀实际上是同一配伍关系的两种提法，是药物间相互对待而言的。

5. 相恶

即两种药物合用，一种药物与另一药物相作用而致原有功效降低，甚至丧失药效。如人参恶莱菔子，因莱菔子能削弱人参的补气作用。

6. 相反

即两种药物合用，能产生毒性反应或副作用。如"十八反"、"十九畏"中的若干药物(见"用药禁忌")。

上述六个方面，其变化关系可以概括为四项，即在配伍应用的情况下：①有些药物因产生协同作用而增进疗效，是临床用药时要充分利用的；②有些药物可能互相拮抗而抵消，削弱原有的功效，用药时应加以注意；③有些药物则由于相互作用，而增强了治疗效果；④一些本来单用无害的药物，却因相互作用而产生毒性反应或强烈的副作用，则属于配伍禁忌。

可见，从单味药到配伍应用，是通过很长的实践认识过程，逐渐积累丰富起来的。药物的配伍应用是中医用药的主要形式。药物按一定法度加以组合，并确定一定的分量比例，制成适当剂型，即为方剂，方剂是药物配伍的发展，也是药物配伍应用的较高形式。

用药禁忌

1．"十八反"与"十九畏"

前面"配伍"一节中曾提出，在复方配伍中，有些药物应避免合用。《神农本草经》称这些药物之间的关系为"相恶"和"相反"。据《蜀本草》统计，《本经》所载药物中，相恶的有 60 种，而相反的则有 18 种。历代关于配伍禁忌的认识和发展，在古籍中的说法并不一致。金元时期概括为"十八反"和"十九畏"，并编成歌诀，现将歌诀内容列举于下：

（1）"十八反"：甘草反甘遂、大藻、大戟、海藻、芫花；乌头反贝母、瓜蒌、半夏、白蔹、白及；藜芦反人参、沙参、丹参、玄参、细辛、芍药。

十八反歌诀

本草名言十八反，半蒌贝蔹及攻乌；

藻戟遂芫俱战草，诸参辛芍叛藜芦。

（2）"十九畏"：硫黄畏朴硝，水银畏砒霜，狼毒畏密陀僧，巴豆畏牵牛，丁香畏郁金，川乌、草乌畏犀角，牙硝畏三棱，官桂畏石脂，人参畏五灵脂。

十九畏歌诀

硫黄原是火中精，朴硝一见便相争；

水银莫与砒霜见，狼毒最怕密陀僧；

巴豆性烈最为上，偏于牵牛不顺情；

丁香莫与郁金见，牙硝难合京三棱；

川乌草乌不顺犀，人参最怕五灵脂；

官桂善能调冷气，若逢石脂便相欺。

此后的《本草纲目》及《药鉴》等书所记，略有出入，但不如"十八

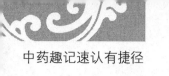

反"、"十九畏"歌诀那样普遍认可和传播习诵。

《神农本草经·序例》指出"勿用相恶、相反者","若有毒宜制，可用相畏、相杀者不尔，勿合用也"。自宋代以后，将"相畏"关系也列为配伍禁忌，与"相恶"混淆不清。因此，"十九畏"的概念，与"配伍"一节中所谈的"七情"之一的"相畏"，涵义并不相同。

"十八反"和"十九畏"诸药，有一部分同实际应用有些出入，历代医家也有所论及，引古方为据，证明某些药物仍然可以合用。如感应丸中的巴豆与牵牛同用；甘遂半夏汤以甘草同甘遂并列；散肿溃坚汤、海藻玉壶汤等均合用甘草和海藻；十香返魂丹是将丁香、郁金同用；大活络丹乌头与犀角同用等等。现代这方面的研究工作做得不多，有些实验研究初步表明，如甘草、甘遂两种药合用时，毒性的大小主要取决于甘草的用量比例，甘草的剂量若相等或大于甘遂，毒性较大；又如贝母和半夏分别与乌头配伍，未见明显的增强毒性。而细辛配伍藜芦，则可导致实验动物中毒死亡。由于对"十八反"和"十九畏"的研究，还有待进一步做较深入的实验和观察，并研究其机理，因此，目前应采取慎重的态度。一般说来，对于其中一些药物，若无充分根据和应用经验，仍须避免盲目配合应用。

2．妊娠用药禁忌

某些药物具有损害胎元以致堕胎的副作用，所以应该作为妊娠禁忌的药物。根据药物对于胎元损害程度的不同，一般可分为禁用与慎用两类。禁用的大多是毒性较强或药性猛烈的药物，如巴豆、牵牛、大戟、斑蝥、商陆、麝香、三棱、莪术、水蛭、虻虫等；慎用的包括通经祛瘀、行气破滞以及辛热等药物，如桃仁、红花、大黄、枳实、附子、干姜、肉桂等。

凡禁用的药物，绝对不能使用；慎用的药物，则可根据孕妇患病的情况，酌情使用。但若没有特殊情况，应尽量避免使用，以防发生事故。

妊娠禁忌歌

芫斑水蛭及虻虫，乌头附子配天雄；

野葛水银并巴豆，牛膝薏苡与蜈蚣；

三棱芫花黛赭麝，大戟蚕蜕黄雌雄；

牙硝芒硝牡丹桂，槐花牵牛皂角同；

半夏南星与通草，瞿麦干姜桃仁通；

硇砂干漆蟹爪甲，地胆茅根都施中。

3. 服药时的饮食禁忌

饮食禁忌简称"食忌"，也就是通常所说的"忌口"。在古代文献上有常山忌葱；地黄、何首乌忌葱、蒜、萝卜；薄荷忌鳖肉；茯苓忌醋；鳖甲忌苋菜；蜜反生葱等记载。这说明服用某些药时不可同吃某些食物。另外，由于疾病的关系，在服药期间，凡属生冷、油腻、腥臭等不易消化及特殊刺激性的食物，都应根据需要予以避免。高烧患者还应忌油。

六东歌

枳壳陈皮半夏齐，麻黄狼毒及茱萸；

六般之药宜陈久，入药方之奏效齐。

用药剂量

中药的计量单位，古代有重量（铢、两、分、钱、斤等）、度量（尺、寸等）及容量（斗、升、合等）等多种计量方法，用来量取不同的药物。此外，还有可与上述计量方法换算的"刀圭"、"方寸匕"、"撮"、"枚"等较粗略的计量方法。由于古今度量衡制的变迁，后世多以重量为计量固体药物的方法。明清以来，普遍采用16进位制，即1斤=16两=160钱。现在中国对中药生药计量采用公制，即1千克=1000克。为了处方和配药特别是古方的配用需要方便，按规定以如下的近似值进行换算。

一两（16进位制）= 30 克

一钱 = 3 克

一分 = 0.3 克

一厘 = 0.03 克

用药量，称为剂量，首先是指每一味药的成人一日量（按：本书各药物所标注的用量除特别注明以外，都是指干燥后的生药在汤剂中的成人一日内

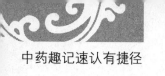

服量）。其次是指在方剂中的药与药间的比较分量，即相对剂量。一般非毒性的药物，单用时用量可较大，而在复方中的用量可略小。主要的药物用量可较大，辅助性药物一般可用低于主药的剂量。

　　在确定剂量的时候，要根据患者的年龄、体质强弱、病程久暂、病势轻重以及所用药物的性质和作用强度等具体情况来进行全面考虑。一般情况下，老年人气血渐衰，对药物的耐受力较弱，特别是作用峻烈的攻病祛邪药物易损正气，应适当低于成人量；小儿五岁以下通常用成人量的 1/4，五六岁以上可按成人量减半用；体弱患者也不宜用较大剂量；久病者又应低于新病者的剂量。老人及身体已极度衰弱者用补药时，一般剂量可较重，但开始时的剂量宜轻，逐渐增加，否则药力过猛而病者虚不受补，反致萎顿。若属峻补药物，则用量尤不宜重。就病势而言，凡病势重剧而药力弱、药量轻，则效果不佳；病势轻浅而药力猛、药量过大，极易损耗正气，这些也是必须充分注意的。至于药物方面，质轻的用量宜轻，质重的可稍大；性味浓厚或作用较强的用量可较小，性味淡薄或作用较温和的，可用较大量。而毒性药则须严格控制剂量在安全限度内。除峻烈药、毒性药和某些精制药剂外，一般中药的常用内服剂量（即有效剂量）为 5～10 克，部分常用量较大的为 10～30 克。

用药方法

　　本节所述中药的用法，主要指常用汤剂的煎煮应当注意的事项以及各种药剂的服用方法。

　　煎煮汤药是最为常用的一种制剂形式，煎药用水和火候都有一定的要求。用水必须洁净，一般可用清澈的泉水、河水及自来水，井水则须选择水质较好的。煎药时先用适量水在容器内浸药令匀，用水量应以淹没药物或稍高为度。至于火候的控制，则主要取决于不同药物的性质和质地，通常发散药及其他芳香性药物都应避免久煎，应当用"武火"迅速煮沸数分钟后改用"文火"略煮即可，以避免久煮而致香气挥散，药性损失。而补益滋腻药物则大多可以较久煎煮，使有效成分充分溶出，药力完全。其他如贝壳、甲壳、化石及多数矿物药入汤更宜久煮。在一个处方中，如果各个药物的性质和质地有显著差别，就应当分别先后，次第煎煮，其中的芳香药等则须待矿物、贝壳及某些根类药物先煮沸约 10 分钟后再放入。有些粉末状药物及细小的植物种子，可用纱布包裹煎煮，使之不致浮散，以便饮服。若处方中有不宜煎煮的药物，可另行溶化（如芒硝），然后同煎取的其他药液混合。方剂中的液态药物（竹沥、姜汁等）亦不入煎，与其他药液混合即得。较贵重的药物（如人参、三七、川贝母）通常多制成散剂，与煎得的其他药物的药液同服。胶质药物（如鹿角胶、龟板胶等）则当另行烊化，然后混合其他药汁服用。

服药方法：汤剂都宜于温服；发散风寒药最好是热服；呕吐或药物中毒，宜小量频服；用从治法时，也有热药冷服或凉药热服的。丸、散等固体药剂，除特别规定以外，一般都用温开水吞服。服药时间也必须根据病情和药性而定。一般说来，滋补药宜在饭前服；驱虫药和泻下药大多在空腹时服；健胃药和对胃肠刺激性较大的药物宜于饭后服；其他药物一般也宜在饭后服；而安眠的药物则应在睡前服。无论食前或饭后服药，都应略有间隔，如饭前或饭后 1~2 小时，以免影响疗效。

一剂中药，一天通常服三次。病缓可服两次；而病重病急的可隔四小时左右服药一次，昼夜不停，使药力持续，利于顿挫病势。在应用发汗、泻下等药时，若药力较强，要注意患者的个体差异，一般以得汗、泻下为度，适可而止，不必尽剂，以免汗下太过，损伤正气。

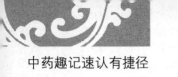

第三章
中药速记三法

中医药学的爱好者与中医工作人员如果真想成功，成为一名真正的中医，一定要下苦功夫，一是认真且持之以恒的静心修炼，加强内功生智慧，动功生阳气，提高体质，才能开智慧。二是学习中医药与中医基础理论时，必备三套学习方式，特别是学习中药时，要用心，用功夫把中药的四气、五味、归经、功效、主治、用法及用量等全部以古今文化总结，提高升华为诗歌、赋词，歌括采用歌诀的形式，将药名与每味药物用四言及七言组成，让初学者感觉通俗易懂，有兴趣，易理解，容易记，以便熟读、熟唱歌词，熟背牢记，这样在临床应用时才能临场发挥，治病用药时得心应手，药到病除。

第一套学习方式

提取200多种中药分为四类药性，温、平、寒、热四性以诗赋编成一句话，说明中药名称与功效，对初学者而言，如果用心去唱一个星期至一个月，就可以把200多味中药牢牢记住了。

第二套学习方式

即用四言四句把一味中药的名称、性味、功效与主治熟练掌握牢记。

接下来如果对中药有兴趣，可进一步学习每一味中药的药理，再去研究中药的产地、采集、炮制、配方、含量、用法、用量及药物的毒性、药物的特殊功效等等。

这样分层学习、分步学习，对一个中医师来讲，一生中都感到没有研究好一味中药的奇特效用，才是真正的"医求人生"呢！

第三套学习方式（现代中药学精典内容）

可以把中药归类，如将中药分为辛凉解表药、辛温解表药、清热药、清虚热药、止血药等，先用七言歌词把药名熟记歌唱，然后记每一味中药的功效、主治、性味、归经与特殊功效。以后有空再研究每个中药复方及化学药理。

这样的三种学习方法必须由"浅入深出"，由认识到了解。

从掌握到利用；从运用到灵活自如；从得心应手到神奇的效果！

关于现代常用中药有 2000 多味，炮制各不相同，有用生的，有用熟的，有用新鲜的，有用陈久的，有用炮的，有用火烧的，有用炙的，有用烘烧的，有用汤的，有用膏剂、丸剂、散剂、丹剂等等，适应证各有不同。

临床能根据不同的病证选药制方的人，才是真正高明的医师。

本章内容分为三部分：第一部分是 200 多味中药，对初学中药的人员来说，易懂、易记，简单易学；第二部分是把 400 味常用中药的药名、性味、功能与主治以四言药歌的形式总结，让学习中医药的人员易学、易记，为今后进入临床治疗作准备；第三部分是根据中药学的本科教材提取的纲领，把中药名与中药的分类效应以歌诀的形式体现，让学习中医学的人员可以熟记各类药物的主治、功能及特殊的功效，为今后临床治病时运用自如打基础。

总之，这三种（初、中、高）学习中药学的方式和方法是中医医生的重要课题之一。从爱好中医药做起，有兴趣，愿意学，才能易理解、易牢记，临床能根据不同的病证，选药制方的中医药人员，才算真正的中医师。

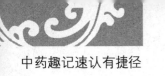

第一节　药性歌赋速记法（248 种药物）

寒性药歌赋

总纲歌诀

诸药赋性，此类最寒。

犀角解乎心热；

羚羊清乎肺肝；

泽泻利水通淋而补阴不足；

海藻散瘿破气而治疝何难；

闻之菊花能明目而清头风；

射干疗咽闭而消痈毒；

薏苡理脚气而除风湿；

藕节消瘀血而止吐衄；

瓜蒌子下气润肺喘兮，又且宽中；

车前子止泻利小便兮，尤能明目；

是以黄柏疮用，兜铃嗽医；

地骨皮有退热除蒸之效；

薄荷叶宜消风清肿之施；

宽中下气，枳壳缓而枳实速也；

疗肌解表，干葛先而柴胡次之；

百部治肺热，咳嗽可止；

栀子凉心肾，鼻衄最宜；

玄参治结热毒痈，清利咽膈；

升麻消风热肿毒，发散疮痍；

尝闻腻粉抑肺而敛肛门；

金箔镇心而安魂魄；

茵陈主黄疸而利水；

瞿麦治热淋之有血；

朴硝通大肠，破血而止痰癖；

石膏治头痛，解肌而消烦渴；

前胡除内外之痰实；

滑石利六腑之涩结；

天门冬止嗽，补血涸而润肝心；

麦门冬清心，解烦渴而除肺热；

又闻治虚烦、除哕呕，须用竹茹；

通秘结、导瘀血，必资大黄；

宣黄连治冷热之痢，又厚肠胃而止泻；

淫羊藿疗风寒之痹，且补阴虚而助阳；

茅根止血与吐衄；

石韦通淋与小肠；

熟地黄补血且疗虚损；

生地黄宣血更医眼疮；

赤芍药破血而疗腹痛，烦热亦解；

白芍药补虚而生新血，温热尤良；

若乃消肿满逐水于牵牛；

除毒热杀虫于贯众；

金铃子治疝气而补精血；

萱草根治五淋而消乳肿；

侧柏叶治血山崩漏之疾；

香附子理血气妇人之用；

地肤子利膀胱，可洗皮肤之风；

山豆根解热毒，能止咽喉之痛；

白鲜皮去风治筋弱，而疗足顽痹；

旋覆花明目治头风，而消痰嗽壅；

又况荆芥穗清头目便血，疏风散疮之用；

瓜蒌根疗黄疸毒痈，消渴解痰之忧；

地榆疗崩漏，止血止痢；

昆布破疝气，散瘿散瘤；

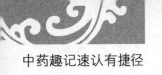
疗伤寒、解虚烦，淡竹叶之功倍；

除结气、破瘀血，牡丹皮之用同；

知母止嗽而骨蒸退；

牡蛎涩精而虚汗收；

贝母清痰止咳嗽而利心肺；

桔梗开肺利胸膈而治咽喉；

若夫黄芩治诸热，兼主五淋；

槐花治肠风，亦医痔痢；

常山理痰结而治温疟；

葶苈泻肺喘而通水气。

此六十六种药性之寒者也。

热性药歌赋

药有温热，又当审详。

欲温中以荜茇；

用发散以生姜；

五味子止嗽痰，且滋肾水；

腽肭脐疗痨瘵，更壮元阳；

原夫川芎祛风湿、补血清头；

续断治崩漏、益筋强脚；

麻黄表汗以疗咳逆；

韭子壮阳而医白浊；

川乌破积，有消痰治风痹之功；

天雄散寒，为祛湿助精阳之药；

观夫川椒达下，干姜暖中；

胡芦巴治虚冷之疝气；

生卷柏破癥瘕而血通；

白术消痰壅、温胃，兼止吐泻；

菖蒲开心气、散冷，更治耳聋；

丁香快脾胃而止吐逆；

良姜止心气痛之攻冲；

肉苁蓉填精益肾；

石硫黄暖胃驱虫；

胡椒主祛痰而除冷；

秦椒主攻痛而祛风；

吴茱萸疗心腹之冷气；

灵砂定心脏之怔忡；

盖夫散肾冷、助脾胃，须荜澄茄；

疗心痛、破积聚，用蓬莪术；

缩砂止吐泻安胎、化酒食之剂；

附子疗虚寒反胃、壮元阳之方；

白豆蔻治冷泻，疗痛止痛于乳香；

红豆蔻止吐酸，消血杀虫于干漆；

岂知鹿茸生精血，腰脊崩漏之均补；

虎骨（现用人工虎骨代替）壮筋骨，寒湿毒风之并祛；

檀香定霍乱，而心气之痛愈；

鹿角秘精髓，而腰脊之痛除；

消肿益血于米醋；

下气散寒于紫苏；

扁豆助脾，则酒有行药破结之用；

麝香开窍，则葱为通中发汗之需；

尝观五灵脂治崩漏，理血气之刺痛；

麒麟竭止血出，疗金疮之伤折；

糜茸壮阳以助肾；

当归补虚而养血；

乌贼骨止带下，且除崩漏目翳；

鹿角胶住血崩，能补虚羸劳绝；

白花蛇治瘫痪，疗风痒之癣疹；

乌梢蛇疗不仁，去疮疡之风热；

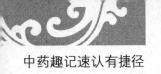

乌药有治冷气之理；

禹余粮乃疗崩漏之因；

巴豆利痰水，能破寒积；

独活疗诸风，不论新久；

山茱萸治头晕遗精之药；

白石英医咳嗽吐脓之人；

厚朴温胃而去呕胀，消痰亦验；

肉桂行血而疗心痛，止汗如神；

是则鲫鱼有温胃之功；

代赭乃镇肝之剂；

沉香下气补肾，定霍乱之心痛；

橘皮开胃祛痰，导壅滞之逆气。

此六十种药性之热者也。

温性药歌赋

温药总括，医家素谙。

木香理乎气滞；

半夏主于湿痰；

苍术治目盲，燥脾祛湿宜用；

萝卜去膨胀，下气制面尤堪；

况夫钟乳粉补肺气，兼疗肺虚；

青盐治腹痛，且滋肾水；

山药而腰湿能医；

阿胶而痢嗽皆止；

赤石脂治精浊而止泄，兼补崩中；

阳起石暖子宫以壮阳，更疗阴痿；

诚以紫菀治嗽，防风祛风；

苍耳子透脑止涕，威灵仙宣风通气；

细辛祛头风，止嗽而疗齿痛；

艾叶治崩漏，安胎而医痢红；

羌活明目祛风，除湿毒肿痛；

白芷止崩治肿，疗痔瘘疮痈；

若乃红蓝花通经，治产后恶血之余；

刘寄奴散血，疗烫火金疮之苦；

减风湿之痛则茵芋叶；

疗折伤之症则骨碎补；

藿香叶辟恶气而定霍乱；

草果仁温脾胃而止呕吐；

巴戟天治阴疝白浊，补肾尤滋；

元胡索理气痛血凝，调经有助；

尝闻款冬花润肺，祛痰嗽以定喘；

肉豆蔻温中，止霍乱而助脾；

抚芎走经络之痛；

何首乌治疮疥之资；

姜黄能下气、破恶血之积；

防己宜消肿、祛风湿之施；

藁本除风，主妇人阴痛之用；

仙茅益肾，扶元气虚弱之衰；

乃曰破故纸温肾，补精髓与劳伤；

宣木瓜入肝，疗脚气并水肿；

杏仁润肺燥止嗽之剂；

茴香治疝气肾病之用；

诃子生精止渴，兼疗滑泄之疴；

秦艽攻风逐水，又除肢节之痛；

槟榔豁痰而逐水，杀寸白虫；

杜仲益肾而添精，去腰膝重；

当知紫石英疗惊悸崩中之疾；

橘核仁治腰痛疝气之㿗；

金樱子兮涩精；

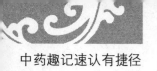

紫苏子兮下气涎；

淡豆豉发伤寒之表；

大小蓟除诸血之鲜；

益智安神，治小便之频数；

麻仁润肺，利六腑之燥坚；

抑又闻补虚弱、排疮脓，莫若黄芪；

强腰脚、壮筋骨，无如狗脊；

菟丝子补肾以明目；

马蔺花治疝而有益。

此五十四种药性之温者也。

平性药歌赋

详论药性，平和惟在。

以硇砂而去积；

用龙齿以安魂；

青皮快膈除膨胀，且利脾胃；

芡实益精治白浊，兼补真元；

原夫木贼草去目翳，崩漏亦医；

花蕊石治金疮，血行则却；

决明和肝气，治眼之剂；

天麻主头眩，祛风之药。

甘草和诸药而解百毒，盖以性平；

石斛平胃气而补肾虚，更医脚弱；

观乎商陆治肿，覆盆益精；

琥珀安神而散血；

朱砂镇心而有灵；

牛膝强足补精，兼疗腰痛；

龙骨止汗住泄，更治血崩；

甘松理风气而痛止；

蒺藜疗风疮而目明；

人参润肺宁心，开脾助胃；

蒲黄止崩治衄，消瘀调经；

岂不以南星醒脾，去惊风痰吐之忧；

三棱破积，除血块气滞之症；

没食主泄泻而神效；

皂角治风痰而响应；

桑螵蛸疗遗精之泄；

鸭头血医水肿之盛；

蛤蚧治劳嗽，牛蒡子疏风壅之痰；

全蝎主风瘫，酸枣仁去怔忡之病；

尝闻桑寄生益血安胎，且止腰痛；

大腹子去膨下气，亦令胃和；

小草、远志，俱有宁心之妙；

木通、猪苓，尤为利水之多；

莲肉有清心醒脾之用；

没药乃治疮散血之科；

郁李仁润肠宣水，去浮肿之疾；

茯神宁心益智，除惊悸之疴；

白茯苓补虚劳，多在心脾之有眚；

赤茯苓破结血，独利水道以无毒；

因知麦芽有助脾化食之功；

小麦有止汗养心之力；

白附子去面风之游走；

大腹皮治水肿之泛溢；

椿根白皮主泻血；

桑根白皮主喘息；

桃仁破瘀血兼治腰痛；

神曲健脾胃而进饮食；

五加皮坚筋骨以立行；

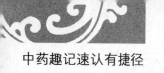

柏子仁养心神而有益；

抑又闻安息香辟恶，且止心腹之痛；

冬瓜仁醒脾，实为饮食之资；

僵蚕治诸风之喉闭；

百合敛肺痨之嗽萎；

赤小豆解热毒，疮肿宜用；

枇杷叶下逆气，哕呕可医；

连翘排疮脓与肿毒；

石南叶利筋骨与毛皮；

谷芽养脾，阿魏除邪气而破积；

紫河车补血，大枣和药性以开脾；

然而鳖甲治痨疟，兼破癥瘕；

龟甲坚筋骨，更疗崩疾；

乌梅主便血疟痢之用；

竹沥治中风声音之失。

此六十八种药性之平者也。

第二节　药性歌诀速记法（400味药物）

　　《药性歌括四百味》是一部学习中药知识的初级读物，为明代医药家龚廷贤所撰。全书共收载了常用中药近400味，采用歌诀的形式，每味药物用四言句描述，概括出了药物的性味和功能主治。

《药性歌括四百味》原文

总纲领

诸药之性，各有奇功，温凉寒热，补泻宣通。

君臣佐使，运用于衷，相反畏恶，宜忌不同。

人参味甘，大补元气，止渴生津，调荣养卫。（去芦用，反藜芦。）

黄芪性温，收汗固表，托疮生肌，气虚莫少。（绵软如箭杆者，疮疡生用，补虚蜜水炒用。）

白术甘温，健脾强胃，止泻除湿，兼祛痰痞。（去芦，淘米泔水洗，薄切晒干，或陈东壁土炒。）

茯苓味淡，渗湿利窍，白化痰涎，赤通水道。（去黑皮，中有赤筋，要去净，不损人目。）

甘草甘温，调和诸药，炙则温中，生则泻火。（一名国老，能解百毒，反甘遂、海藻、大戟、芫花。）

当归甘温，生血补心，扶虚益损，逐瘀生新。（酒浸，洗净切片，体肥痰盛，姜汁浸酒身养血，尾破血，全活血。）

白芍酸寒，能收能补，泻痢腹痛，虚寒勿与。（有生用者，有酒炒用者。）

赤芍酸寒，能泻能散，破血通经，产后勿犯。（宜用生。）

生地微寒，能消湿热，骨蒸烦劳，兼消破血。（一名，怀广出者，用酒洗，竹刀切片。）

熟地微温，滋肾补血，益髓填精，乌须黑发。（用怀广生地黄，酒拌蒸至黑色，竹刀切片，勿犯铁器，忌萝卜葱蒜，用姜汁炒，除膈闷。）

麦门甘寒，解渴去烦，补心清肺，虚热自安。（水浸，去心用，不令人烦。）

天门甘寒，能治肺痈，消痰止嗽，喘热有功。（水浸，去心皮。）

黄连味苦，泻心除痞，清热明眸，厚肠止痢。（去须，下火童便，痰火姜汁，伏火盐汤气滞火吴萸，肝胆火猪胆，实火朴硝，虚火酒炒。）

黄芩苦寒，枯泻肺火，子清大肠，湿热皆可。（去皮枯朽，或生或酒泡。）

黄柏苦寒，降火滋阴，骨蒸湿热，下血堪任。（去粗皮，或生或酒或蜜或童便或乳汁炒，一名黄。）

栀子性寒，解郁除烦，吐衄胃痛，火降小便。（生用清三焦实火，炒黑清三焦郁热，又能清曲屈之火。）

连翘苦寒，能消痈毒，气聚血凝，湿热堪逐。（去梗心。）

石膏大寒，能泻胃火，发渴头痛，解肌立妥。（或生或，一名解石。）

滑石沉寒，滑能利窍，解渴除烦，湿热可疗。（细腻洁白者佳，粗纹青黑者勿用，研末以水飞过。）

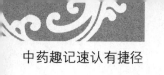

贝母微寒，止嗽化痰，肺痈肺痿，开郁除烦。（去心，黄白色轻松者佳。）

大黄苦寒，实热积聚，蠲痰润燥，疏通便闭。

柴胡味苦，能泻肝火，寒热往来，疟疾均可。（去芦，北者佳。）

前胡微寒，宁嗽化痰，寒热头痛，痞闷能安。（去芦，软者佳。）

升麻性寒，清胃解毒，升提下陷，牙痛可逐。（去须，青绿者佳。）

桔梗味苦，疗咽肿痛，载药上升，开胸利壅。（去芦，青白者佳。）

紫苏叶辛，风寒发表，梗下诸气，消除胀满。（背面皆紫者佳。）

麻黄味辛，解表出汗，身热头痛，风寒发散。（去根节，宜陈久，止汗用根。）

葛根味苦，祛风发散，温疟往来，止渴解酒。（白粉者佳。）

薄荷味辛，最清头目，祛风化痰，骨蒸宜服。（一名鸡苏，龙脑者佳，辛香通窍而散风热。）

防风甘温，能除头晕，骨节痹痛，诸风口噤。（去芦。）

荆芥味辛，能清头目，表汗祛风，治疮消瘀。（一名假苏，用穗又能止冷汗虚汗。）

细辛辛温，少阴头痛，利窍通关，风湿皆用。（华阴者佳，反藜芦，能发少阴之汗。）

羌活微温，祛风除湿，身痛头痛，舒筋活血。（一名羌青，目赤亦要。）

独活甘苦，颈项难舒，两足湿痹，诸风能除。（一名独摇草，又名胡王使者。）

知母味苦，热渴能除，骨蒸有汗，痰咳皆舒。（去皮毛，生用泻胃火，酒炒泻肾火。）

白芷辛温，阳明头痛，风热瘙痒，排脓通用。（一名芳香，可作面脂。）

藁本气温，除头巅顶，寒湿可去，风邪可屏。（去芦。）

香附味甘，快气开郁，止痛调经，更消宿食。（即莎草根，忌铁器。）

乌药辛温，心腹胀痛，小便滑数，顺气通用。（一名旁其，一名天台乌。）

枳实味苦，消食除痞，破积化痰，冲墙倒壁。（如龙眼、色黑、陈者佳，水浸去积，切片麸炒。）

枳壳微温，快气宽肠，胸中气结，胀满堪尝。（水浸去穰，切片麸炒。）

白蔻辛温，能去瘴翳，益气调元，止呕和胃。（去壳取仁。）

青皮苦温，能攻气滞，削坚平肝，安胃下食。（水浸，去穰切片。）

橘皮苦温，顺气宽膈，留白和胃，消痰去白。（温水略洗，刮去穰，又名橘红。）

苍术苦温，健脾燥湿，发汗宽中，更去瘴疫。（米泔水浸透，搓去黑皮，切片炒。）

厚朴苦温，消胀泄满，痰气下痢，其功不缓。（浓如紫茎者佳，去粗皮，姜汁炒。）

南星性热，能治风痰，破伤强直，风搐自安。（姜汤泡透，切片用，或为末包入牛胆内，名曰牛胆南星。）

半夏味辛，健脾燥湿，痰厥头痛，嗽呕堪入。（一名守田，反乌头，滚水泡透，切片姜汁炒。）

藿香辛温，能止呕吐，发散风寒，霍乱为主。（或用叶，或用梗，叶与梗并兼用。）

槟榔辛温，破气杀虫，祛痰逐水，专除后重。（如鸡心者佳。）

腹皮微温，能下膈气，安胃健脾，浮肿消去。（多有鸠粪毒，用黑豆汤洗净。）

香薷味辛，伤暑便涩，霍乱水肿，除烦解热。（陈久者佳。）

扁豆微温，转筋吐泻，下气和中，酒毒能化。（微炒。）

猪苓味淡，利水通淋，消肿除湿，多服损肾。（削去黑皮，切片。）

泽泻甘寒，消肿止渴，除湿通淋，阴汗自遏。（去尾。）

木通性寒，小肠热闭，利窍通经，最能导滞。（去皮切片。）

车前子寒，溺涩眼赤，小便能通，大便能实。（去壳。）

地骨皮寒，解肌退热，有汗骨蒸，强阴凉血。（去骨。）

木瓜味酸，湿肿脚气，霍乱转筋，足膝无力。（酒洗。）

威灵苦温，腰膝冷痛，消痰痃癖，风湿皆用。（去芦酒洗。）

牡丹苦寒，破血通经，血分有热，无汗骨蒸。（去骨。）

玄参苦寒，清无根火，消肿骨蒸，补肾亦可。（紫黑者佳，反藜芦。）

沙参味苦，消肿排脓，补肝益肺，退热除风。（去芦，反藜芦。）

丹参味苦，破积调经，生新去恶，去除带崩。（反藜芦。）

苦参味苦，痈肿疮疥，下血肠风，眉脱赤癞。（反藜芦。）

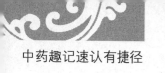

龙胆苦寒，疗眼赤疼，下焦湿肿，肝经热烦。

五加皮温，祛痛风痹，健步坚筋，益精止沥。（此皮浸酒，轻身延寿，宁得一把五加，不用金玉满车。）

防己气寒，风湿脚痛，热积膀胱，消痈散肿。

地榆沉寒，血热堪用，血痢带崩，金疮止痛。（如虚寒水泻，切宜忌之。）

茯神补心，善镇惊悸，恍惚健忘，兼除怒恚。（去皮。）

远志气温，能驱惊悸，安神镇心，令人多记。（甘草汤浸一宿，去骨晒干。）

酸枣味酸，敛汗驱烦，多眠用生，不眠用炒。（去皮选仁。）

菖蒲性温，开心利窍，去痹除风，出声至妙。（去毛，一寸九节者佳，忌铁器。）

柏子味甘，补心益气，敛汗扶阳，更疗惊悸。（去壳取仁，即柏仁。）

益智辛温，安神益气，遗溺遗精，呕逆皆治。（去壳取仁，研碎。）

甘松味香，善除恶气，治体香肌，心腹痛已。

小茴性温，能除疝气，腹痛腰疼，调中暖胃。（盐水炒。）

大茴味辛，疝气脚气，肿痛膀胱，止呕开胃。（即茴香子。）

干姜味辛，表解风寒，炮苦逐冷，虚热尤堪。（纸包水浸，火煨，切片慢火煨至极黑，亦有生用者。）

附子辛热，性走不守，四肢厥冷，回阳功有。（皮黑，头正丸，一两一枚者佳，面裹火煨，去皮脐，童便浸一宿，慢火煮，晒干密封，旋切片用，亦有该生用者。）

川乌大热，搜风入骨，湿痹寒疼，破积之物。（顶歪斜，制同附子。）

木香微温，散滞和胃，诸风能调，行肝泻肺。（形如枯木，苦口粘牙者佳。）

沉香降气，暖胃追邪，通天彻地，卫气为佳。

丁香辛热，能除寒呕，心腹疼痛，温胃可晓。（雄丁香如钉子长，母丁香如枣核大。）

砂仁性温，养胃进食，止痛安胎，通经破滞。（去壳取仁。）

荜澄茄辛，除胀化食，消痰止哕，能逐邪气。（系嫩胡椒，青时摘取者是。）

肉桂辛热，善通血脉，腹痛虚寒，温补可得。（去粗皮，不见火，妊娠用要炒黑，浓者肉桂，薄者官桂。）

桂枝小梗，横行手臂，止汗舒筋，治手足痹。

吴茱辛热，能调疝气，心腹寒疼，酸水能治。（去梗，汤炮，微炒。）

延胡气温，心腹卒痛，通经活血，跌仆血崩。（即延胡索。）

薏苡味甘，专除湿痹，筋节拘挛，肺痈肺痿。（一名穿谷米，去壳取仁。）

肉蔻辛温，脾胃虚冷，泻痢不休，功可立等。（一名肉果，面包，煨熟切片，纸包，捶去油。）

草蔻辛温，治寒犯胃，作痛吐呕，不食能食。（建宁有淡红花内白色子是真的。）

诃子味苦，涩肠止痢，痰嗽喘急，降火敛肺。（又名诃黎勒，六棱黑色者佳，火煨去核。）

草果味辛，消食除胀，截疟逐痰，解瘟辟瘴。（去壳取仁。）

常山苦寒，截疟除痰，解伤寒热，水胀能宽。（酒浸切片。）

良姜性热，下气温中，转筋霍乱，酒食能攻。（结实秋收名红豆蔻，善解酒毒，余治同。）

山楂味甘，磨消肉食，疗疝催疮，消膨健胃。（一名糖球子，俗呼山里红，蒸，去核用。）

神曲味甘，开胃进食，破积逐痰，调中下气。（炒黄色。）

麦芽甘温，能消宿食，心腹膨胀，行血散滞。（炒，孕妇勿用，恐堕胎元。）

苏子味辛，祛痰降气，止咳定喘，更润心肺。

白芥子辛，专化胁痰，疟蒸痞块，服之能安。（微炒。）

甘遂苦寒，破消痰，面浮蛊胀，利水能安。（反甘草。）

大戟苦寒，消水利便，腹胀癥坚，其功瞑眩。（反甘草。）

芫花寒苦，能消胀蛊，利水泻湿，止咳痰吐。（反甘草。）

商陆苦寒，赤白各异，赤者消风，白利水气。（一名章柳。）

海藻咸寒，消瘿散疬，除胀破癥，利水通闭。（粤海带昆布，散结溃坚功同，反甘草。）

牵牛苦寒，利水消肿，蛊胀痃癖，散滞除壅。（黑者属水力速，白者属金

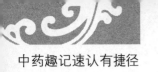

力迟,并取头末用。)

葶苈辛苦,利水消肿,痰咳癥瘕,治喘肺痈。(隔纸略炒。)

瞿麦苦寒,专治淋病,且能堕胎,通经立应。

三棱味苦,利血消癖,气滞作痛,虚者当忌。(去毛,火,切片,醋炒。)

五灵味甘,血痢腹痛,止血用炒,行血用生。

莪术温苦,善破痃癖,止渴消瘀,通经最宜。(去根,火煨,切片,醋炒。)

干漆辛温,通经破癥,追积杀虫,效如奔马。(捣,炒令烟尽,生则损人伤胃。)

蒲黄味甘,逐瘀止崩,补血须炒,破血用生。

苏木甘咸,能行积血,产后月经,兼治跌仆。

桃仁甘寒,能润大肠,通经破瘀,血瘕堪尝。(汤浸,尖皮皆去尽,研如泥。)

姜黄味辛,消痈破血,心腹结痛,下气最捷。

郁金味苦,破血生肌,血淋溺血,郁结能舒。

金银花甘,疗痈无对,未成则散,已成则溃。(一名忍冬,一名鹭鸶藤,一名金钗股,一名老翁须。)

漏芦性温,去恶疮毒,补血排脓,生肌长肉。(一名野兰。)

蒺藜味苦,疗疮瘙痒,白癜头疮,翳除目朗。

白及味苦,功专收敛,肿毒疮疡,外科最善。

蛇床辛苦,下气温中,恶疮疥癞,逐瘀祛风。

天麻味甘,能驱头眩,小儿惊痫,拘挛瘫痪。

白附辛温,治面百病,血痹风疮,中风痰证。

全蝎味辛,去风痰毒,口眼㖞斜,风痫发搐。(去毒。)

蝉蜕甘寒,消风定惊,杀疳除热,退翳侵睛。

僵蚕味咸,诸风惊痫,湿痰喉痹,疮毒瘢痕。(去丝酒炒。)

蜈蚣味辛,蛇虺恶毒,止痉除邪,祛风逐瘀。(头足赤者佳,炙黄,去头足。)

木鳖甘寒,能追疮毒,乳痈腰疼,消肿最速。

蜂房咸苦,惊痫,牙疼肿毒,瘰疬肺痈。

花蛇温毒，瘫痪㖞斜，大风疥癞，诸毒称佳。（口有四獠牙，头戴二十四朵花，尾上有个佛指甲是，出蕲州者佳。）

蛇蜕辟恶，能除翳膜，肠痔蛊毒，惊痫搐搦。

槐花味苦，痔漏肠风，大肠热痢，更杀蛔虫。

鼠粘子辛，能除疮毒，隐疹风热，咽疼可逐。（一名牛蒡子，一名大力子，一名恶实。）

茵陈味苦，退疸除黄，泻湿利水，清热为凉。

红花辛温，最消瘀热，多则通经，少则养血。

蔓荆子苦，头痛能治，拘挛湿痹，泪眼可除。

兜铃苦寒，能熏痔漏，定喘消痰，肺热久嗽。（去膈膜，根名青木香，散气。）

百合味甘，安心定胆，止嗽消浮，痈疽可啖。

秦艽微寒，除湿荣筋，肢节风痛，下血骨蒸。（新好罗文者佳。）

紫菀苦辛，痰喘咳逆，肺痈吐脓，寒热并济。（去头。）

款花甘温，理肺消痰，肺痈喘咳，补劳除烦。（要嫩茸，去本。）

金沸草温，消痰止嗽，明目祛风，逐水尤妙。（一名旋覆花，一名金钱花。）

桑皮甘辛，止嗽定喘，泻肺火邪，其功不少。（风寒新嗽生用，虚劳久嗽，蜜水炒用，去红皮。）

杏仁温苦，风寒喘嗽，大肠气闭，便难切要。（单仁者，泡去皮尖，麸炒入药，双仁者有毒，杀人，勿用。）

乌梅酸温，收敛肺气，止渴生津，能安泻痢。

天花粉寒，止渴去烦，排脓消毒，善除热痢。

瓜蒌仁寒，宁嗽化痰，伤寒结胸，解渴止烦。（去壳用仁，重纸包，砖压糁之，只一度去油用。）

密蒙花甘，主能明目，虚翳青盲，服之效速。（酒洗，蒸过晒干。）

菊花味甘，除热祛风，头晕目赤，收泪殊功。（家园内味甘黄小者佳，去梗。）

木贼味甘，益肝退翳，能止月经，更消积聚。

决明子甘，能祛肝热，目疼收泪，仍止鼻血。

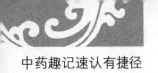

犀角酸寒，化毒辟邪，解热止血，消肿毒蛇。

羚羊角寒，明目清肝，却惊解毒，神智能安。

龟甲味甘，滋阴补肾，逐瘀续筋，更医颅囟。（即败龟板。）

鳖甲咸平，劳嗽骨蒸，散瘀消肿，去痞除崩。（去裙，蘸醋炙黄。）

海蛤味咸，清热化痰，胸痛水肿，坚软结散。

桑上寄生，风湿腰痛，安胎止崩，疮疡亦用。

火麻味甘，下乳催生，润肠通结，小水能行。（微炒，砖擦去壳，取仁。）

山豆根苦，疗咽肿痛，敷蛇虫伤，可救急用。（俗名金锁匙。）

益母辛苦，女科为主，产后胎前，生新去瘀。（一名茺蔚子。）

紫草苦寒，能通九窍，利水消膨，痘疹最要。

紫葳味酸，调经止痛，崩中带下，癥瘕通用。（即凌霄花。）

地肤子寒，去膀胱热，皮肤瘙痒，除湿甚捷。（一名铁扫帚子。）

楝根性寒，能追诸虫，疼痛立止，积聚立通。

樗根味苦，泻痢带崩，肠风痔漏，燥湿涩精。（去粗皮，取二层白皮，切片酒炒。）

泽兰甘苦，痈肿能消，打仆伤损，肢体虚浮。

牙皂味辛，通关利窍，敷肿痛消，吐风痰妙。（去弦子粗皮，不蛀者佳。）

芫荑味辛，祛邪杀虫，痔瘘癣疥，化食除风。（火用。）

雷丸味苦，善杀诸虫，癫痫蛊毒，治儿有功。（赤者杀人，白者佳，甘草煎水泡一宿。）

胡麻仁甘，疗肿恶疮，熟补虚损，筋壮力强。（一名巨胜，黑者佳。）

苍耳子苦，疥癣细疮，祛风湿痹，瘙痒堪尝。（一名耳，实多刺。）

蕤仁味甘，风肿烂弦，热胀怒肉，眼泪立痊。

青葙子苦，肝脏热毒，暴发赤瘴，青盲可服。

谷精草辛，牙齿风痛，口疮咽痹，眼翳通用。（一名戴星草。）

白薇大寒，疗风治疟，人事不知，鬼邪堪却。

白蔹微寒，儿疟惊痫，女阴肿痛，痈疔可啖。

青蒿气寒，童便熬膏，虚寒盗汗，除骨蒸劳。

茅根味甘，通关逐瘀，止吐衄血，客热可去。

大小蓟苦，消肿破血，吐衄咯唾，崩漏可啜。

枇杷叶苦，偏理肺脏，吐哕不已，解酒清上。（布拭去毛。）

木律大寒，口齿圣药，瘰疬能治，心烦可却。（一名胡桐泪。）

射干味苦，逐瘀通经，喉痹口臭，痈毒堪凭。（一名乌翣根。）

鬼箭羽苦，通经活络，杀虫去结，止痛祛邪。（一名卫茅。）

夏枯草苦，瘰疬瘿瘤，破癥散结，湿痹能瘳。（冬至后发生，夏至时枯瘁。）

卷柏味辛，癥瘕血闭，风眩痿臂，更驱鬼疰。

马鞭味苦，破血通经，癥瘕痞块，服之最灵。

鹤虱味苦，杀虫追毒，心腹卒痛，蛔虫堪逐。

白头翁寒，清热凉血，瘿疬疮疝，止痛百节。

旱莲草甘，生须黑发，赤痢可止，血流可截。

慈菇辛苦，疗肿痈疽，恶疮隐疹，蛇虺并施。

榆皮味甘，通水除淋，能利关节，敷肿痛定。（取里面白皮，切片晒干。）

钩藤微寒，疗儿惊痫，手足抽搐，口眼㖞斜。

豨莶味甘，追风除湿，聪耳明目，乌须黑发。（蜜同酒浸，晒为丸服。）

葵花味甘，带痢两功，赤治赤者，白治白同。

辛夷味辛，鼻塞流涕，香臭不闻，通窍之剂。（去心毛。）

续随子辛，恶疮蛊毒，通经消积，不可过服。（一名千金子，一名拒冬实，去皮壳，取仁，纸包，压去油。）

海桐皮苦，霍乱久痢，疳匿疥癣，牙疼亦治。

石楠藤辛，肾衰脚弱，风淫湿痹，堪为妙药。（一名鬼目。）

鬼臼有毒，辟瘟除恶，虫毒鬼疰，风邪可却。

大青气寒，伤寒热毒，黄汗黄胆，时疫宜服。

侧柏叶苦，吐衄崩痢，能生须眉，除湿之剂。

槐实味苦，阴疮湿痒，五痔肿疼，止涎极莽。（即槐角黑子也。）

瓦楞子咸，妇人血块，男子痰癖，癥瘕可瘥。（即蚶子壳，火醋淬。）

棕榈子苦，禁泄涩痢，带下崩中，肠风可治。

冬葵子寒，滑胎易产，癃利小便，善通乳难。（即葵菜子。）

淫羊藿辛，阴起阳兴，坚筋益骨，志强力增。（即仙灵脾，俗呼三枝九叶草也。）

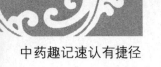

松脂味甘，滋阴补阳，祛风安脏，膏可贴疮。（一名沥青。）

覆盆子甘，肾损精竭，黑须明眸，补虚续绝。（去蒂。）

合欢味甘，利人心智，安脏明目，快乐无虑。（即交枝树。）

金樱子甘，梦遗精滑，禁止遗尿，寸白虫杀。（霜后红熟，去核。）

楮实味甘，壮筋明目，益气补虚，阴痿当服。

郁李仁酸，破血润燥，消肿利便，关格通导。（碎复选仁，汤泡去皮，研碎。）

没食子苦，益血生精，染须最妙，禁痢极灵。（即无食子。）

空青气寒，治眼通灵，青盲赤肿，去暗回明。

密陀僧咸，止痢医痔，能除白癜，诸疮可治。

伏龙肝温，治疫安胎，吐气咳逆，心烦妙哉。（取年深色变褐者佳。）

石灰味辛，性烈有毒，辟虫立死，堕胎极速。

穿山甲毒，痔癖恶疮，吹奶肿痛，通经排脓。（用甲锉碎，土炒成。）

蚯蚓气寒，伤寒瘟病，大热狂言，投之立应。

蜘蛛气寒，狐疝偏痛，蛇虺咬涂，疔肿敷用。（腹大黑色者佳。）

蟾蜍气凉，杀疳蚀癖，瘟疫能治，疮毒可祛。

刺猬皮苦，主医五痔，阴肿疝痛，能开胃气。

蛤蚧味咸，肺痿咯血，传尸劳疰，邪气可却。

蝼蛄味咸，治十水肿，上下左右，效不旋踵。

蜗牛味咸，口眼㖞斜，惊痫拘挛，脱肛咸治。

桑螵蛸咸，淋浊精泄，除疝腰疼，虚损莫缺。

田螺性冷，利大小便，消肿除热，醒酒立见。（浊酒煮熟，桃肉食之。）

象牙气平，杂物刺喉，能通小便，诸疮可瘳。

水蛭味咸，除积瘀坚，通经堕胎，折伤可痊。（即马蝗蜞。）

贝子味咸，解肌散结，利水消肿，目翳清洁。

蛤蜊肉冷，能止消渴，酒毒堪除，开胃顿豁。

海粉味咸，大治顽痰，妇人白带，咸能软坚。（即海石，火研，如无以蛤粉代之。）

石蟹味咸，点睛肿翳，解蛊胀毒，催生落地。

海螵蛸咸，漏下赤白，癥瘕疝气，阴肿可得。（一名乌贼鱼骨。）

无名异甘，金疮折损，祛瘀止痛，生肌有准。

青礞石寒，硝煅金色，坠痰消食，神妙莫测。（用焰硝同入锅内，火如金色者。）

磁石味咸，专杀铁毒，若误吞针，系线即出。

花蕊石寒，善止诸血，金疮血流，产后血涌。（火研。）

代赭石寒，下胎崩带，儿疳下痢，镇逆定痫。

黑铅味甘，止呕反胃，鬼疰瘿瘤，安神定志。

银屑味辛，谵语恍惚，定志养神，镇心明目。

金屑味甘，善安魂魄，癫狂惊痫，调和血脉。

狗脊味甘，酒蒸入剂，腰背膝痛，风寒湿痹。（根类金毛狗脊。）

骨碎补温，折伤骨节，风血积疼，最能破血。（去毛，即胡孙良姜。）

茜草味苦，蛊毒吐血，经带崩漏，损伤虚热。

预知子贵，缀衣领中，遇毒声作，诛蛊杀虫。

留行子苦，调经催产，除风痹痉，乳痈当啖。（即剪金子花，取酒蒸火焙。）

狼毒味辛，破积瘕瘕，恶疮鼠瘘，毒杀痛定。

藜芦味辛，最能发吐，肠泻痢，杀虫消蛊。（取根去头，用川黄连为使，恶大黄，畏葱白，反芍药、细辛、人参、沙参、玄参、丹参、苦参，切忌同用。）

蓖麻子辛，吸出滞物，涂顶肠收，涂足胎出。（去壳取仁。）

荜茇味辛，温中下气，痃癖阴疝，霍乱泻痢。

百部味甘，骨蒸劳瘵，杀疳蛔虫，久嗽功大。

京墨味辛，吐衄下血，产后崩中，止血甚捷。

黄荆子苦，善治咳逆，骨节寒热，能下肺气。（又名荆实。）

女贞实苦，黑发乌须，强筋壮力，祛风补虚。（一名冬青子。）

瓜蒂苦寒，善能吐痰，消身肿胀，并治黄胆。（即北方甜瓜蒂也，一名苦丁香，散用则吐，丸用则泻。）

粟壳性涩，泻痢嗽怯，劫病如神，杀人如剑。（不可轻用，蜜水炒。）

巴豆辛热，除胃寒积，破积消痰，大能通痢。（一名江子，一名巴椒，反牵牛，去角看症制用。）

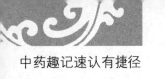

夜明砂粪，能下死胎，小儿无辜，瘰疬堪裁。（一名伏翼粪，一名蝙蝠屎。）

斑蝥有毒，破血通经，诸疮瘰疬，水道能行。（去头翅足，米炒熟用。）

蚕砂性温，湿痹隐疹，瘫风肠鸣，消渴可饮。

胡黄连苦，治劳骨蒸，小儿疳痢，盗汗虚惊。（折断一线烟出者佳，忌猪肉。）

使君甘温，消疳消浊，泻痢诸虫，总能除却。（微火煨，去壳取仁。）

赤石脂温，保固肠胃，溃疡生肌，涩精泻痢。（色赤粘舌为良，火，醋淬，研碎。）

青黛咸寒，能平肝木，惊痫疳痢，兼除热毒。（即靛花。）

阿胶甘温，止咳脓血，吐血胎崩，虚羸可啜。（要阿井者佳，蛤粉炒成珠。）

白矾味酸，化痰解毒，治症多能，难以尽述。（火过名枯矾。）

五倍苦酸，疗齿疳积，痔痢疮脓，兼除风热。（一名文蛤，一名百虫仓，百药煎即此造成。）

玄明粉辛，能蠲宿垢，化积消痰，诸热可疗。（用朴硝以萝卜同制过者是。）

通草味甘，善治膀胱，消痈散肿，能治乳房。

枸杞甘温，添精补髓，明目祛风，阴兴阳起。（紫熟味甘膏润者佳，去枝蒂。）

黄精味甘，能安脏腑，五劳七伤，此药大补。（与钩吻略同，切勿误用，洗净，九蒸九晒。）

何首乌甘，种子添精，黑发悦颜，补血养阴。（赤白兼用，泔浸，过一宿捣碎。）

五味酸温，生津止渴，久嗽虚劳，金水枯竭。（风寒咳嗽用南，虚损劳伤用北，去梗。）

山茱萸温，涩精益髓，肾虚耳鸣，腰膝痛止。（酒蒸，去复选肉，其核勿用为要，恐其滑精难治。）

石斛味甘，却惊定志，壮骨补虚，善驱冷痹。（去根，如金色者佳。）

破故纸温，腰膝酸痛，兴阳固精，盐酒炒用。（一名补骨脂，盐酒洗炒。）

薯蓣甘温，理脾止泻，益肾补中，诸虚可治。（一名山药，一名山芋，怀庆者佳。）

苁蓉味甘，峻补精血，若骤用之，更动便滑。（酒洗，去鳞用，除心内膜筋。）

菟丝甘平，梦遗滑精，腰痛膝冷，添髓壮筋。（水洗净，热酒砂罐煨烂，捣碎晒干，合药同麝末为丸，不堪作汤。）

牛膝味苦，除湿痹痿，腰膝酸疼，小便淋漓。（怀庆者佳，去芦酒洗。）

巴戟辛甘，大补虚损，精滑梦遗，强筋固本。（肉浓连珠者佳，酒浸过宿，治去骨，晒干，俗名二蔓草。）

仙茅味辛，腰足挛痹，虚损劳伤，阳道兴起。

牡蛎微寒，涩精止汗，带崩胁痛，老痰祛散。（左顾大者佳，火红，研。）

楝子苦寒，膀胱疝气，中湿伤寒，利水之剂。（即金铃子，酒浸，蒸，去皮核。）

萆薢甘苦，风寒湿痹，腰背冷痛，添精益气。（白者为佳，酒浸切片。）

寄生甘苦，腰痛顽麻，续筋坚骨，风湿尤佳。（要桑寄生。）

续断味辛，接骨续筋，跌仆折损，且固遗精。（酒洗切片，如鸡脚者佳。）

龙骨味甘，梦遗精泄，崩带肠痈，惊痫风热。（火用。）

人之头发，补阴甚捷，吐衄血晕，风惊痫热。（一名血余。）

雀卵气温，善扶阳痿，可致坚强，当能固闭。

鹿茸甘温，益气滋阴，泄精尿血，崩带堪任。（燎去毛，或酒或酥炙令脆。）

鹿角胶温，吐衄虚羸，跌仆伤损，崩带安胎。

膃肭脐热，补益元阳，祛邪辟毒，痃癖劳伤。（酒浸，微炙令香。）

紫河车甘，疗诸虚损，劳瘵骨蒸，滋培根本。（一名混沌皮，一名混元衣，即胞衣也，长流水洗净，或新瓦烘干，或用甑蒸烂，忌铁器。）

枫香味辛，外科要药，瘰疬隐疹，齿痛亦可。（一名白香。）

檀香味辛，升胃进食，霍乱腹痛，中恶邪气。

安息香辛，辟邪驱恶，逐鬼消蛊，鬼胎能落。（黑黄色。）

苏合香甘，诛恶杀鬼，蛊毒痫痓，祛痰解郁。

熊胆味苦，热蒸黄疸，恶疮虫痔，五疳惊痫。

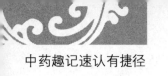

砂有毒硇，溃痈烂肉，除翳生肌，破积消毒。（水飞，去土石，生用败肉，火可用。）

硼砂味辛，疗喉肿痛，膈上热痰，噙化立中。（大块光莹者佳。）

朱砂味甘，镇心养神，祛邪治痫，定魄安魂。（生饵无害，炼服即能杀人。）

硫黄性热，扫除疥疮，壮阳逐冷，寒邪敢当。

龙脑味辛，目痛头痹，狂躁妄语，真为良剂。（即冰片。）

芦荟气寒，杀虫消疳，癫痫惊搐，服之即安。（俗名象胆。）

天竺黄甘，急慢惊风，镇心解热，祛邪有功。（出天竺国。）

麝香辛温，善通关窍，活血安惊，解毒极妙。（不见火。）

乳香辛苦，疗诸恶疮，生肌止痛，心腹尤良。（去砂石用，灯心同研。）

没药温平，治疮止痛，跌打损伤，破血通用。

阿魏性温，除积破结，祛邪杀虫，传尸可灭。

水银性寒，治疥杀虫，断绝胎孕，催生立通。

轻粉性燥，外科要药，杨梅诸毒，杀虫可托。

灵砂性温，能通血脉，杀鬼辟邪，安魂定魄。（系水银硫黄，水火炼成形者。）

砒霜大毒，风痰可吐，截疟除哮，能消沉痼。（一名人言，一名信，所畏绿豆、冷水、米醋、姜肉，误中毒，服其中一味即解。）

雄黄甘辛，辟邪解毒，更治蛇虺，喉风息肉。

珍珠气寒，镇惊除痫，开聋磨翳，止渴坠痰。（未钻者研如粉。）

牛黄味苦，大治风痰，定魄安魂，惊痫灵丹。

琥珀味甘，安魂定魄，破瘀消癥，利水通涩。（拾起草芥者佳。）

血竭味咸，跌仆伤损，恶毒疮痈，破血有准。（一名麒麟竭，敲断，有镜脸光者是。）

石钟乳甘，气乃剽悍，益气固精，明目延寿。

阳起石甘，肾气之绝，阴痿不起，其效甚捷。（火用，酒淬七次，再酒煮半日，研细。）

桑椹子甘，解金石燥，清除热渴，染发须皓。

蒲公英苦，溃坚消肿，结核能除，食毒可用。（一名黄花地丁草。）

石韦味苦，通利膀胱，遗尿或淋，发背疮疡。

萹蓄味苦，疥瘙疽痔，小儿蛔虫，女人阴蚀。

赤箭味苦，原号定风，杀蛊解毒，除疝疗痈。（即天麻苗也。）

鸡内金寒，溺遗精泄，禁痢漏崩，更除烦热。

鳗鲡鱼甘，劳瘵杀虫，痔漏疮疹，崩疾有功。

螃蟹味咸，散血解结，益气养筋，除胸烦热。

马肉味辛，堪强腰脊，自死老死，并弃勿食。（怀孕痢疾生疮者禁食。）

白鸽肉平，解诸药毒，能除疥疮，味胜猪肉。

兔肉味辛，补中益气，止渴健脾，孕妇勿食。（秋冬宜啖，春夏忌食。）

牛肉属土，补脾胃弱，乳养虚羸，善滋血涸。

猪肉味甘，量食补虚，动风痰物，多食虚肥。

羊肉味甘，专补虚羸，开胃补肾，不致阳痿。

雄鸡味甘，动风助火，补虚温中，血漏亦可。（有风人并患骨蒸者，俱不宜食。）

鸭肉散寒，补虚劳怯，消水肿胀，退惊痫热。

鲤鱼味甘，消水肿满，下气安胎，其功不缓。

鲫鱼味甘，和中补虚，理胃进食，肠澼泻痢。

驴肉微寒，安心解烦，能发痼疾，以动风淫。

鳝鱼味甘，益智补中，能去狐臭，善散湿风。（血涂口眼㖞斜，左患涂右，右患涂左也。）

白鹅肉甘，大补脏腑，最发疮毒，痼疾勿与。

犬肉性温，益气壮阳，炙食作渴，阴虚禁尝。（不可与蒜同食，颇损人。）

鳖肉性冷，凉血补阴，癥瘕勿食，孕妇勿侵。（合鸡子或苋菜食不宜，并忌多食。）

芡实味甘，能益精气，腰膝酸疼，皆主湿痹。（一名鸡头，去壳取仁。）

石莲子苦，疗噤口痢，白浊遗精，清心良剂。

藕味甘甜，解酒清热，消烦逐瘀，止吐衄血。

龙眼味甘，归脾益智，健忘怔忡，聪明广记。

莲须味甘，益肾乌须，涩精固髓，悦颜补虚。

柿子气寒，能润心肺，止渴化痰，涩肠止痢。

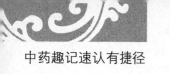

石榴皮酸，能禁精漏，止痢涩肠，染须尤妙。

陈仓谷米，调和脾胃，解渴除烦，能止泻痢。（愈陈愈佳，黏米陈粟米同。）

莱菔子辛，喘咳下气，倒壁冲墙，胀满消去。（即萝卜子也。）

芥菜味辛，除邪通鼻，能利九窍，多食通气。

浆水味酸，酷热当茶，除烦消食，泻痢堪夸。

砂糖味甘，润肺和中，多食损齿，湿热生虫。

饴糖味甘，和脾润肺，止渴消痰，中满休食。

麻油性冷，善解诸毒，百病能除，功难悉述。

白果甘苦，喘嗽白浊，点茶压酒，不可多嚼。（一名银杏。）

胡桃肉甘，补肾黑发，多食生痰，动气之物。

梨味甘酸，解酒除渴，止嗽消痰，善驱烦热。（勿多食，令人寒中作泻，产妇金疮属血虚，切忌。）

榧实味甘，主疗五痔，蛊毒三虫，不可多食。

竹茹止呕，能除寒热，胃热咳哕，不寐安歇。

竹叶味甘，退热安眠，化痰定喘，止渴消烦。（味淡者佳。）

竹沥味甘，阴虚痰火，汗热渴烦，效如开锁。（截尺余，直劈数片，两砖架起，火烘两头流沥，每沥一盏，姜汁二匙。）

莱菔根甘，下气消谷，痰癖咳嗽，兼解面毒。（俗云萝卜。）

灯草味甘，能利小水，癃闭成淋，湿肿为最。

艾叶温平，除湿散寒，漏血安胎，心痛即愈。（宜陈久者佳，揉烂醋浸炒之。）

绿豆气寒，能解百毒，止渴除烦，诸热可服。

川椒辛热，祛邪逐寒，明目杀虫，温而不猛。（去目微炒。）

胡椒味辛，心腹冷痛，下气温中，跌仆堪用。

石蜜甘平，入药炼熟，益气补中，润燥解毒。

马齿苋寒，青盲白翳，利便杀虫，痈疽咸治。

葱白辛温，发表出汗，伤寒头痛，肿痛皆散。（忌与蜜同食。）

胡荽味辛，上止头痛，内消谷食，痘疹发生。

韭味辛温，祛除胃热，汁清血瘀，子医梦泄。

大蒜辛温，化肉消谷，解毒散痈，多用伤目。

食盐味咸，能吐中痰，心腹卒痛，过多损颜。

茶茗性苦，热渴能济，上清头目，下消食气。

酒性辛温，活血祛风，寒湿痹痛，通络堪用。（用无灰者，凡煎药入酒，药热方入。）

醋消肿毒，积瘕可去，产后金疮，血晕皆治。（一名苦酒，用味酸者。）

淡豆豉寒，能除懊恼，伤寒头痛，兼理瘴气。（用江西淡豉黑豆造者。）

莲子味甘，健脾理胃，止泻涩精，清心养气。（食不去心，恐成卒暴霍乱。）

大枣味甘，调和百药，益气养脾，中满休嚼。

人乳味甘，补阴益阳，悦颜明目，羸劣仙方。（要壮盛妇人香浓者佳，病妇勿用。）

童便味凉，打仆瘀血，虚劳骨蒸，热嗽尤捷。（一名回阳汤，一名轮回酒，一名还元汤要七八岁儿童清白者佳，赤黄者不可用。）

生姜性温，通畅神明，痰嗽呕吐，开胃极灵。（去皮即热，留皮即冷。）

药共四百，精制不同，生熟新久，炮煅炙烘，汤丸膏散，各起疲癃，合宜而用，乃是良工。

第三节　现代中药学精典内容速记法

解表药

解表之类药，表邪可发散；
从而解表证，凉温用当辨；
部分祛风湿，疼痛亦可缓；
部分兼宣肺，利水止咳喘。

1. 辛温解表药
辛温解表有麻黄，香如苏桂芥生姜；
辛一苍耳葱柽柳，白芷胡荽防。

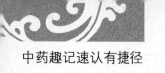

它们的共性与特性：功能发散风寒，治疗风寒表证、风湿痹痛。

麻黄　　功效：发汗，平喘，利水。

桂枝　　功效：发汗解表，温经通阳。适应证有五：

（1）用于外感风寒头痛、发热恶寒等症，如麻黄汤。

（2）用于风寒湿痹、肩背肢节疼痛，如桂枝附子汤。

（3）用于心脾阳虚、阳气不行、水湿内停而致的痰饮证，如五
苓散。

（4）用于胸痹、胸疼或心悸、脉结代之证，如炙甘草汤。

（5）用于风寒瘀滞、经闭、痛经、积聚等症。与茯苓、丹皮、
桃仁等配伍以逐瘀消，如桂枝茯苓丸。

生姜　　辛、微温，归肺、脾经。

功效：发汗解表，温中止呕，温肺止咳。

香薷　　辛、微温，归肺、胃经。

功效：发汗解表，和中化湿，利水消肿。适应证有二：

（1）用于水肿、小便不利等症。

（2）用于夏季感冒、暑温与暑湿症。

荆芥　　辛、温，归肺、肝经。

功效：祛风解表，止血。适应证有四：

（1）用于外感风寒。

（2）用于风疹瘙痒或麻疹透发不畅。

（3）用于疮初起表证。

（4）荆芥炭有止血作用。

紫苏　　辛、温，归肺、脾经。

功效：发表散寒，行气宽中，解鱼蟹毒。适用证有三：

（1）用于感冒风寒，发热恶寒，头痛，鼻塞，兼见咳嗽与胸闷
不舒者，如杏苏散；兼有气滞胸闷者，如香苏散。

（2）用于脾胃气滞、胸闷呕吐之症，加藿香；偏热加黄连；偏气滞
痰结，加半夏、厚朴；妊娠呕吐、胸腹满闷者，常加陈皮、砂仁。

（3）用于进食鱼蟹而引起的胸闷、腹痛，吐泻则加生姜、白芷
煎服。

辛夷　　归肺、胃经。

　　　　功效：散风寒，通鼻窍。

葱白　　归肺、胃经。

　　　　功效：发汗解表，散寒通阳，解毒散结。

胡荽　　辛、温，归肺、胃经。

　　　　功效：发汗透疹。

柽柳　　归肺、胃、心经。

　　　　功效：发汗透疹。

苍耳子　归肺经。

　　　　功效：通鼻窍，祛风湿止痛。适应证有二：

　　　　（1）用于鼻渊、头痛、不闻香臭、时流浊涕等，常与防风、白

　　　　芷、藁本配伍。

　　　　（2）用于风湿痹痛、四肢拘挛等症。可单用，也可与威灵仙、

　　　　肉桂、苍术、川芎配伍。

　　　　苍耳草：治麻风病，可清热解毒。

　　　　苍耳虫：外用治疗疮痔等。

防风　　辛、甘、温，归膀胱、肝、脾经。

　　　　功效：祛风解表，胜湿止痛，解痉。适应证有三：

　　　　（1）用于外感风寒所致的头痛、恶寒，如荆防败毒散。

　　　　（2）用于风寒湿痹、关节疼痛、四肢挛急等，如蠲痹汤。

　　　　（3）用于破伤风，症见角弓反张、牙关紧闭、抽搐痉挛，与玉

　　　　真散、南星、白附子、天麻同用。

羌活　　辛、苦、温，归膀胱、肾经。

　　　　功效：解表散寒，祛风胜湿止痛。适应证有二：

　　　　（1）用于外感风寒、恶寒发热、头痛身痛等。

　　　　（2）用于肩背疼痛，上半身疼更为适用。与防风、姜黄同用，

　　　　如蠲痹汤。

白芷　　归肺、胃经。

　　　　功效：解表祛风燥湿，消肿排脓止痛。适应证有四：

　　　　（1）用于风寒感冒，如九味羌活汤。

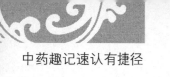

（2）用于阳明头痛，眉棱骨痛，头风痛，齿疼，如川芎茶调散。

（3）用于疮肿痛。

（4）用于寒湿带下证。

藁本　　功效：发表散寒，祛风胜湿止痛。适应证有二：

（1）用于外感风寒所致的头痛、巅顶剧痛，常与白芷、川芎配伍，如神术散。

（2）用于风寒湿邪所致的痹痛、肢节痛等。

2. 辛凉解表药

辛凉解表薄荷佳，牛蒡浮萍豉升麻；

葛根蝉蜕蔓荆子，双叶木贼柴菊花。

它们的共性与特性：辛凉解表药，性味多辛凉，发散风与热，其效颇为良，或兼清头目，透疹及升阳，宣肺利咽喉，各自逞其强。

薄荷叶　　辛、凉，归肝、肺经。

　　　　功效：疏散风热，清利头目，利咽透诊。适应证有四：

　　　　（1）用于外感风热及温病初期、头痛发热、微恶寒者，如银翘散。

　　　　（2）用于风热上攻所致的头痛、目赤诸症，如六味汤等。

　　　　（3）用于麻疹初期。

　　　　（4）用于肝气郁滞之胸闷、胁肋胀痛，常与白芍、柴胡配伍，如逍遥散。

蝉蜕　　甘、寒，归肺、肝经。

　　　　功效：疏风热，透疹，明月退翳，息风止痉。适应证有四：

　　　　（1）用于外感及温病初期、发热、头痛等。

　　　　（2）用于麻疹初期，疹出不畅。

　　　　（3）用于肝经风热之目赤、目翳、多泪等，如蝉花散。

　　　　（4）用于肝经风热之小儿惊哭夜啼及破伤风。

牛蒡子　　功效：疏散风热，解毒透疹，利咽散肿。

淡豆豉　　功效：解表除烦。

蔓荆子 功效：疏散风热，清利头目。

浮萍 功效：发汗解表，透疹，祛风止痒，利水消肿。

木贼 功效：疏散风热，明目退翳，止血。

柴胡 苦、辛、微寒，归心包络、肝、三焦、胆经。

功效：和解退热，疏肝解郁，升举阳气。适应证有三：

（1）用于伤寒邪在少阳之寒热往来、胸胁苦满、口苦咽干、目眩等，如小柴胡汤。

（2）用于肝气郁结之胁肋胀痛、头痛、月经不调、痛经等，如柴胡疏肝散。

（3）用于气虚下陷所致的脱肛、子宫脱垂及短气倦乏等，能清阳之气而举陷，如补中益气汤。

升麻 辛、甘、寒，归肺、脾、大肠、胃经。

功效：发表透疹，清热解表，升阳举陷。适应证有三：

（1）用于外感疹初期，疹发不畅。

（2）用于各种热毒所致症状。

（3）用于中气虚弱下陷之短气倦乏。升举阳气多用炙升麻。

桑叶 功效：疏风清热，清肝明目。适应证有二：

（1）用于外感风热之发热、头昏、头痛、咳嗽及咽喉肿痛。

（2）用于肝经实热或风寒所致的目赤、涩痛、多泪等。

菊花 功效：疏风清热，解毒明目。适应证有三：

（1）用于风热感冒初期。

（2）用于肝经风热与肝火上攻的目赤肿痛。

（3）用于肝风头痛、肝阳上亢头痛、眩晕等。

葛根 功效：发表解肌，升阳透疹，解热生津。适应证有四：

（1）用于外感发热之头痛、无汗、项背强痛等，如柴葛解肌汤。

（2）用于麻疹初期之发热、恶寒、疹出不畅，如升麻葛根汤。

（3）用于湿热泻痢及脾虚腹泻等，如七味白术散。

（4）用于热病烦渴及消渴证之口渴多饮，如玉泉丸。

木贼 甘、苦、平，归肺、肝经。

功效：疏散风热，明目退翳止血。适应证有二：

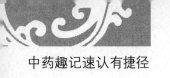

（1）用于外感风热所致的目赤多泪。

（2）用于便血、痔疮出血，可加槐花、地榆、黄芩。

浮萍　　辛、寒，归肺、膀胱经。

　　　　适应证有三：

（1）用于外感发热、无汗等症。

（2）用于麻疹透发不畅。

（3）用于风热麻疹、皮肤瘙痒。

清热药

清热之类药，清热泻实火，解毒又燥湿；

凉血清虚热，此类多寒凉，太过正气克；

发热有四类，火热分八种，施药要明确；

中气虚热补，内伤发热益，认清格阳证；

格阴要明确，辨明再施药。

1. 清热泻火药

清热泻火有夏枯，石膏花粉寒水石。

知母竹叶鸭跖草，谷草箱栀蒙淡竹。

石膏　　辛、甘、寒，归肺、胃经。

　　　　功效：清热泻火，除烦解渴。适应证有三：

（1）白虎汤证。

（2）清胃散证。

（3）麻杏甘汤证。

知母　　苦、甘、寒，归肺、胃、肾经。

　　　　功效：清热泻火，滋阴润燥。适应证有四：

（1）温热病。

（2）肺热证。

（3）阴虚火旺证。

（4）白虎汤证。

栀子　苦、寒，归肺、心、胃、三焦经。

功效：泻火除烦，清热利湿，凉血解毒。适应证有三：

（1）用于热病心烦、郁闷躁扰不宁，如清瘟败毒汤。

（2）用于肝胆湿热郁结所致的黄疸、发热、小便短赤，如茵陈蒿汤。

（3）用于血热妄行所致的吐衄、尿血，常与茅根、生地、黄芩配伍。

夏枯草　归肝、胆经。

功效：清肝火，散郁结，降血压。适应证有二：

（1）用于肝火上炎。

（2）用于痰火结郁的瘰疬、瘿瘤，可加玄参、牡蛎、昆布。

寒水石　归肺、胃经。

功效：清热泻火。

谷精草　功效：疏散风热，明目清肝退翳。

青葙子　功效：清泻肝火，明目退翳。

密蒙花　功效：清肝，明目，退翳。

鸭跖草　功效：清热解毒，利尿。

芦根　甘、寒，归肺、胃经。

功效：清热生津，止呕除烦。适应证有三：

（1）用于热病生津，烦热口渴，舌燥少津，常与石膏、麦冬、天花粉同用。

（2）用于胃热呕逆，与姜汁、竹茹同用，如芦根饮。

（3）用于肺热咳嗽、痰稠、口干。

天花粉　归肺、胃经。

功效：清热生津，消肿排脓。适应证有三：

（1）用于热邪伤津，口干舌燥，烦渴及消渴证，如玉女煎。

（2）用于肺热咳嗽，燥热痰稠。

（3）用于痈肿疮汤，热毒炽盛，目赤肿痛。

淡竹叶　归心、肺、胃经。

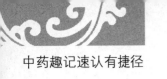

功效：清热除烦，生津利尿。

2. 清热燥湿药

清热燥湿药不凡，苦参龙胆芩柏连。

黄芩　　苦、寒，归肺、胆、胃、大肠经。

功效：清热燥湿，泻火解毒，止血安胎。

黄连　　苦、寒，归心、肝、胃、大肠经。

功效：清热燥湿，泻火解毒。

黄柏　　苦、寒，归肾、膀胱、大肠经。

功效：清热燥湿，泻火解毒，退虚热。

龙胆草　苦、寒，归肝、胆、胃经。

功效：清热燥湿，泻肝火。

苦参　　苦、寒，归心、肝、胃、大肠、膀胱经。

功效：清热燥湿，祛风杀虫，利尿。

3. 清热凉血药

清热凉血玄犀角，赤芍生地紫牡丹。

犀角　　苦、咸、寒，归心、肝、胃经。

功效：凉血止血，泻火解毒，安神定惊。适应证有二：

（1）用于血热妄行的吐血、衄血等症，如犀角地黄汤。

（2）用于湿热证，热盛火炽，壮热不退，神昏谵语等。常与金银花、玄参、黄连配伍，如清营汤；加羚羊，如紫雪丹。

生地　　甘、苦、寒，归心、肝、肾经。

功效：清热凉血，养阴生津。适应证有三：

（1）用于温热病热入营血，身热口干，舌绛或红等，常与鳖甲、青蒿配伍。

（2）用于热在血分，迫血妄行之吐血、衄血、尿血、崩漏，如犀角地黄汤。

（3）用于热病伤阴，舌红口干，或口渴多饮，消渴，烦渴多饮。常与麦冬、沙参、玉竹配伍，如益胃汤；治消渴，加天花粉、葛根。

玄参 功效：清热解毒，养阴。

牡丹皮 功效：清热凉血，活血散瘀。

赤芍 功效：清热凉血，祛瘀止痛。

紫草 功效：凉血活血，解毒透疹。

4. 清虚热药

清虚热药蒿地骨，白薇银柴胡连兼。

青蒿 苦、辛、寒，归肝、胆、肾经。

功效：退虚热，凉血解暑。

地骨皮 归肺、肾经。

功效：凉血退蒸，清泻肺热。

银柴胡 甘、微寒，归肝、胃经。

功效：退虚热（骨蒸），清疳热。

胡黄连 归心、肝、胃、大肠经。

功效：退虚熟，除疳热，清湿热。

白薇 归胃、肝经。

功效：清热凉血，利尿通淋，解毒疗疮。

5. 清热解毒药

清热解毒漏慈菠，丁英银翘穿心莲；
青叶红藤白头翁，败酱鱼腥鲜板蓝；
熊胆鸦胆土茯苓，马勃马齿半边莲；
四季金芥地锦草，山豆绿豆黛射干；
更有秦皮白毛夏，牛黄垂盆舌草全。

金银花 归肺、胃、大肠经。

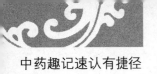

中药趣记速认有捷径

    功效：清热解毒。

连翘 苦、寒，归肺、心、胆经。

    功效：清热解毒，消痈散结。

蒲公英 苦、甘、寒，归肝、胃经。

    功效：清热解毒，利湿。

紫花地丁苦、辛、寒，归心、肝经。

    功效：清热解毒。

大青叶 功效：清热解毒，凉血消斑。

青黛 功效：清热解毒，凉血散肿。

穿心莲 功效：清热解毒，燥湿。

牛黄 功效：清热解毒，息风止痉，化痰开窍。

半边莲 功效：清热解毒，利水消肿。

垂盆草 功效：清热解毒，利湿。

土茯苓 功效：解毒除湿，利关节，抗梅毒。

鱼腥草 功效：清热解毒，排脓利尿。

射干 功效：清热解毒，祛痰利咽。

山豆根 功效：清热解毒，利咽喉，散肿止痛。

马勃 功效：清肺利咽解毒，止血。

秦皮 功效：清热解毒，清肝明目。

白头翁 苦、寒，归大肠经。

    功效：清热解毒，凉血。

马齿苋 酸、寒，归大肠、肝经。

    功效：清热解毒，凉血止血。

败酱草 归胃、大肠、肝经。

    功效：消痈排脓，祛瘀止痛。

金桥麦 功效：清热解毒，清肺化痰，健脾消食。

红藤 归大肠经。

    功效：清热解毒，活血止痛。

白花蛇舌草

    功效：清热解毒，利湿，消痈。

四季青　　功效：清热凉血，敛疮。

山慈菇　　功效：清热解毒，消痈散结。

地锦草　　功效：清热解毒，止血活血，利湿。

白毛夏枯草

　　　　　　功效：清热解毒，祛痰止咳，凉血止血。

绿豆　　　功效：清热解毒，消暑。

泻下药

泻下之药分三类，攻下之药治腑实；

硝黄番泻与芦荟，三承气证酌情用；

润下之药有二仁，阴虚血亏肠不运；

滋润通便可救阴，气闭血闭要明细；

峻下逐水药味繁，通便利水可达原；

巴豆牵牛陆千金，甘遂芫花大戟连；

用药勿忘补先天，后天调和可安全。

1. 攻下药

攻下硝黄番泻荟。

大黄　　　苦、寒，归脾、胃、大肠、肝、心经。

　　　　　功效：泻下攻积，清热泻火解毒，活血祛瘀。适应证有五：

　　　　　（1）用于肠道积滞，大便秘结。

　　　　　（2）用于血热妄行之吐衄，以及火邪上炎之牙痛、咽痛、目赤。

　　　　　（3）用于热毒疮疡及烧伤。

　　　　　（4）用于瘀血证。

　　　　　（5）用于黄疸、淋病、湿热证。

芒硝　　　归胃、大肠经。

　　　　　功效：泻下软坚，清热。

番泻叶　　归大肠经。

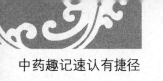

功效：泻下导滞。

芦荟　　归肝、大肠经。

功效：泻下，清肝，杀虫。治小儿疳积，驱虫。

2. 润下药

润下火麻郁李仁。

火麻仁　甘、平，归脾、大肠经。

功效：润肠通便。用于老年产妇、体弱津枯血少所致的肠燥便
　　　　秘。

郁李仁　辛、苦、平，归大肠、小肠经。

功效：润肠通便，利水消肿。适应证有二：

（1）用于肠燥便秘，如五仁丸。

（2）用于水肿腹满，脚气水肿。常与桑白皮、赤小豆、白茅根
　　　配伍，如郁李仁汤。

3. 峻下逐水药

峻下甘遂芫花戟，巴豆牵牛陆千金。

甘遂　　苦、甘、寒，有毒，归肺、肾、大肠经。

功效：泻水逐饮，消肿散结。适应证有二：

（1）用于全身面浮肿、大腹水肿及胸胁积液等。

（2）用于风痰痫。

大戟　　苦、辛、寒，有毒，归肺、肾、大肠经。

功效：泻下逐饮，消肿散结。适应证有二：

（1）用于全身面浮肿、大腹水肿及胸胁积液等。

（2）用于热毒痈肿疮毒及痰火凝聚的瘰疬痰核。

巴豆　　辛、热，有大毒，归胃、大肠、肺经。

功效：泻下冷积，逐水退肿，祛痰利咽。适应证有三：

（1）用于肝寒邪积食，阻结肠道，突然腹满胀痛，大便不通，

甚至气急暴厥者。

（2）用于大腹水肿。

（3）用于喉痹，痰涎堵塞气道，呼吸急促，甚至窒息，欲死者。

注：巴豆大多制成霜用，以减低毒性。内服 0.1～0.3 克，多入丸散；外用适量。

芫花　　辛、苦、温，有毒，归肺、肾、大肠经。

功效：泻水逐饮，祛痰止咳。外用杀虫，疗疥疮。适应证有二：

（1）用于全身浮肿，大腹水肿，胸胁积液等。

（2）用于头疮，白秃，顽癣。

牵牛子　苦、寒，有毒，归肺、肾、大肠经。

功效：泻下逐火，去积，杀虫。

商陆　　功效：泻下利水，消肿散结。

千金子　功效：逐水退肿，破血消癥。

祛风湿药

祛风湿药有威灵，防己独活臭梧桐；

木瓜桑枝虎，风藤石藤徐长卿；

豨莶五加千年健，勿忘海桐桑寄生。

它们的共性与特性：祛风除湿，解除痹痛。

秦艽　　辛、苦、微寒，归胃、肝、胆经。

功效：祛风湿，舒筋络，清虚热。

独活　　辛、苦、温，归肝、膀胱经。

功效：祛风湿，止痛，解毒。

威灵仙　辛、咸、温，归膀胱经。

功效：祛风湿，通经络，止痹痛，治骨鲠。

防己　　苦、辛、寒，归膀胱、肾、脾经。

功效：祛风湿，止痛，利水。

木瓜　　酸、温，归肝、脾经。

功效：舒筋活络，化湿和胃。

桑寄生　苦、平，归肝、肾经。

功效：祛风湿，补肝肾，强筋骨，安胎。

五加皮　辛、苦、温，归肝、肾经。

功效：祛风湿，强筋骨。

白花蛇　甘、咸、温，有毒，归肝经。

功效：祛风，活络定惊。

豨莶草　苦、寒，归肝、肾经。

功效：祛风湿，通经络，清热解毒。

臭梧桐　辛、苦、甘、凉，归肝经。

功效：祛风湿。

络石藤　苦、微寒，归心、肝经。

功效：祛风通络，凉血消肿。

徐长卿　辛、温，归肝、胃经。

功效：祛风止痛，止痒。

桑枝　　苦、平，归肝经。

功效：祛风通络。

虎骨（现用人工虎骨代替）

辛、温，归肝、肾经。

功效：祛风定痛，强筋健骨。

海桐皮　苦、辛、平，归肝经。

功效：祛风湿，通经络。

蚕砂　　甘、辛、湿，归肝、脾、胃经。

功效：祛风除湿，和胃化浊。

寻骨风　功效：祛风湿，通经络，止痛。

海风藤　功效：祛风湿，通经络。

芳香化湿药

芳香化湿苍朴花，合厚二蔻佩果砂；
消食神曲莱菔子，内金山楂麦谷芽。

它们的共性和特性：气味苦香，具有化湿运脾的作用。

苍术　　辛、苦、温，归脾、胃经。
　　　　功效：燥湿健脾，祛风湿。

厚朴　　归脾、胃、肺经。
　　　　功效：行气燥湿，消积平喘。

藿香　　辛、温，归脾、胃、肺经。
　　　　功效：化湿解暑止呕。

佩兰　　辛、平，归脾、胃经。
　　　　功效：化湿，解暑。

砂仁　　辛、温，归脾、胃经。
　　　　功效：化湿行气，温中安胎。

白豆蔻　辛、温，归脾、胃、肺经。
　　　　功效：化湿行气，温中止呕。

草豆蔻　辛、温，归脾、肺经。
　　　　功效：燥湿，温中行气。

草果　　功效：燥湿温中。

利水渗湿药

利水渗湿猪茯苓，地肤金钱滑二通；
金砂石韦茵陈草，车苡葫芦葵子灯。

它们的共性和特性：通利水道，淡渗利湿。

茯苓　　甘、淡、平，归心、脾、肾经。
　　　　功效：利水渗湿，健脾安神。

猪苓　　甘、淡、平，归肾、膀胱经。
　　　　功效：利水渗湿。

泽泻　　甘、淡、平、寒，归肾、膀胱经。
　　　　功效：利水渗湿，泻热。

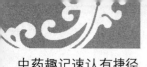

薏苡仁　甘、淡、平，归脾、胃、肺经。
　　　　功效：利水渗湿，健脾除痹，清热排脓。

车前子　归肾、肝、肺经。
　　　　功效：利水通淋止泻，清肝明目，清肺化痰。

滑石　　归胃、膀胱经。
　　　　功效：利水通淋，清热解暑。

木通　　归心、小肠、膀胱经。
　　　　功效：利水通淋，泻热通乳。

通草　　归肺、胃经。
　　　　功效：清热利水通乳。

金钱草　归肝、胆、膀胱、肾经。
　　　　功效：利水通淋，除湿退黄，解毒消肿。

海金沙　归膀胱、小肠经。
　　　　功效：利水通淋。

石韦　　归肺、膀胱经。
　　　　功效：利水通淋，止咳。

草薢　　苦、平，归肝、胃、膀胱经。
　　　　功效：利湿浊，祛风湿。

茵陈　　归脾、胃、肝、胆经。
　　　　功效：清热利湿，退黄疸。

灯心草　归心、肺、小肠经。
　　　　功效：利水通淋，清心除烦。

瞿麦　　功效：利水通淋。

冬葵子　功效：利水通淋，下乳润肠。

葫芦　　功效：利水消肿。

赤小豆　功效：利水消肿，解毒排脓。

萹蓄　　功效：利水通淋，杀虫止痒。

冬瓜皮　功效：利水消肿。

地夫子　功效：清热利水，止痒。

泽漆　　功效：利水消肿，化痰止咳散结。

化痰止咳平喘药

1. 化痰药

化痰之药蒌桔花，白附白芥半二竹；

白前川贝礞昆藻，浮石瓜子星前胡；

海蛤黄药胖大海，猪胆薄菜皂荚茹。

半夏　　辛、温，有毒，归肺、脾经。
　　　　功效：燥湿化痰，降逆止呕，消痞散结。

南星　　辛、温，归肺、脾、肝经。
　　　　功效：燥湿化痰，祛风止痉。

白附子　归脾、胃经。
　　　　功效：燥湿化痰，祛风解痉，解毒散结。

白芥子　归肺、大肠经。
　　　　功效：温肺祛痰，利气散结，通络止痛。

皂荚　　归肺、大肠经。
　　　　功效：祛痰开窍。

桔梗　　归肺经。
　　　　功效：开宣肺气，祛痰排脓。

旋覆花　归肺、脾、胃经。
　　　　功效：消痰行水，降气止呕。

白前　　归肺经。
　　　　功效：祛痰降气止咳。

前胡　　归肺经。
　　　　功效：降气祛痰，宣散风热。

瓜蒌　　瓜蒌皮：清肺化痰，利气宽胸。
　　　　瓜蒌仁：润肺化痰，滑肠通便。

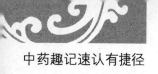

全瓜蒌具有以上功能。

贝母　　苦、寒，归肺经。

　　　　功效：化痰止咳，清热散结。

天竺黄　甘、寒，归心、肝、胆经。

　　　　功效：清热化痰，清心定惊。

竹茹　　甘、寒，归肺、胃、胆经。

　　　　功效：清热化痰，除烦止呕。

竹沥　　归心、肺、胃经。

　　　　功效：清热化痰。

海浮石　咸、寒，归肺经。

　　　　功效：清肺化痰，软坚散结。

海蛤壳　苦、咸、寒，归肺、胃经。

　　　　功效：清肺化痰，软坚散结。

礞石　　甘、咸、平，归肺、肝经。

　　　　功效：下气消痰，平肝镇惊。

海藻　　咸、寒，归肝、胃、肾经。

　　　　功效：消痰软坚利水。

昆布　　咸、寒，归肝、胃、肾经。

　　　　功效：消痰软坚利水。

黄药子　功效：散结消痰，清热解毒，凉血止血。

胖大海　甘、寒，归肺、大肠经。

　　　　功效：清宣肺气，清肠通便。

猪胆汁　苦、寒，归肺、肝、胆经。

　　　　功效：清肺化痰，清热解毒。

蕹菜　　功效：祛痰止咳，清热解毒，利湿退黄。

2. 止咳平喘药

止咳平喘杏款冬，百部紫菀苏子葶；

白果桑皮枇杷叶，洋金地茶马兜铃。

杏仁　　苦、温，归肺、大肠经。

　　　　功效：止咳平喘，润肠通便。

苏子　　苦、温，归肺、大肠经。

　　　　功效：止咳平喘，润肠通便。

紫菀　　苦、甘、温，归肺经。

　　　　功效：化痰止咳。

款冬花　功效：止咳化痰，润肺下气。

百部　　功效：润肺止咳，杀虫。

桑白皮　功效：泻肺平喘，利尿消肿。

葶苈子　功效：泻肺平喘，利水消肿。

枇杷叶　功效：化痰止咳，和胃降逆。

马兜铃　功效：清肺化痰，止咳平喘。

白果　　功效：敛肺平喘，收涩止滞。

洋金花　功效：止咳平喘，止痛定惊。

矮地茶　功效：止咳祛痰，利水渗湿，活血。

安神药

1. 定神安志药

安神之药计十一，朱砂琥珀远磁石；

交藤龙骨共龙齿，柏枣合欢花与皮；

开窍药中苏合香，麝冰石薄四味奇。

朱砂　　甘、寒，归心经。

　　　　功效：镇心安神，清热解毒。

磁石　　归肝、心、肾经。

　　　　功效：潜阳安神，聪耳明目，纳气平喘。

龙骨　　甘、涩、咸，归心、肝经。

　　　　功效：平肝潜阳，镇静安神，收敛固涩。

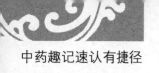

琥珀　　甘、平，归心、肝、膀胱经。

　　　　功效：定惊安神，活血散瘀，利尿通淋。

酸枣仁　甘、平，归心、肝经。

　　　　功效：养心安神，敛汗。

柏子仁　甘、平，归心、肾、大肠经。

　　　　功效：养心安神，祛痰开窍，消痈肿。

远志　　甘、平，归心、肺经。

　　　　功效：宁心安神，祛痰开窍，消痈肿。

合欢皮　甘、平，归心、肝经。

　　　　功效：安神解郁，活血消肿。

2. 开窍药

麝香　　辛、温，归心、脾经。

　　　　功效：开窍醒神，活血散结，止痛，催产。

冰片　　辛、苦、寒，归心、脾、肺经。

　　　　功效：开窍醒神，清热止痛。

苏合香　辛、苦、寒，归心、脾、肺经。

　　　　功效：开窍辟秽，止痛。

石菖蒲　辛、苦、寒，归心、胃经。

　　　　功效：开窍宁神，化湿和胃。

平肝息风药

平肝息风石决明，珍珠瑁赭钩藤花；

紫贝决明子，僵蚕全蝎牡蜈蚣；

羚羊罗布珍珠母，蒺藜天麻共地龙。

羚羊角　咸、寒，归肝、心经。

　　　　功效：平肝息风，清肝明目，清热解毒。

石决明　咸、寒，归肝经。

功效：平肝潜阳，清肝明目。

草决明　甘、苦、寒，归肝经。

功效：清肝明目，润肠通便。

钩藤　归肝经。

功效：息风止痉，清热平肝。

天麻　归肝经。

功效：息风止痉，平肝潜阳。

代赭石　归肝经。

功效：平肝潜阳，降逆止血。

全蝎　辛、温，有毒，归肝经。

功效：息风止痉，解毒散结，通络止痛。

蜈蚣　辛、温，有毒，归肝经。

功效：息风止痉，解毒散结，通络止痛。

白僵蚕　咸、辛、平，归肝、肺经。

功效：息风止痉，祛风止痛，解毒散结。

地龙　咸、寒，归肝、脾经。

功效：清热息风，平喘，通络利尿。

罗布麻　功效：平肝清热，降压利水。

牡蛎　咸、寒，归肝、肾经。

功效：平肝潜阳，软坚散结，收敛固涩。

珍珠　功效：镇心定惊，清肝除翳，收敛生脉。

珍珠母　功效：平肝潜阳，清肝明目。

玳瑁　功效：平肝定惊，清热解毒。

豆衣　功效：养血平肝，滋阴清热。

刺蒺藜　功效：平肝疏肝，祛风明目。

补虚药

人体虚劳有四虚，气血阴阳要牢记；

气虚选药补肺肾，血虚精血互生化；

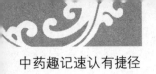

阳虚脾肾和调补，阴虚潜阳滋元阴；

善后调理平阴阳，练精化气气化精；

气血互生神盛旺，精气神旺永青春。

1. 补气药

补气药之人党参，黄芪白术共西洋；

山药扁豆甘大枣，太子蜂蜜和饴糖。

人参　　功效：大补元气，补脾益肺，生津止渴，安神增智。

西洋参　功效：补气养阴，清火生津。

党参　　功效：补中益气，生津养血。

太子参　功效：补气生津。

黄芪　　功效：补气升阳，益卫固表，托毒生肌，利水退肿。

白术　　功效：补气健脾，燥湿利水，止汗安胎。

山药　　功效：益气养阴，补脾肺肾。

扁豆　　功效：健脾化湿。

甘草　　功效：补脾益气，润肺止咳，缓急止痛，缓和药性。

大枣　　功效：补中益气，养血安神，缓和药性。

饴糖　　功效：补脾益气，缓急止痛，润肺止咳。

蜂蜜　　功效：补中缓急，润肺止咳，汤肠通便。

2. 补血药

补血白芍归龙眼，阿胶首乌熟地黄。

当归　　甘、辛、温，归肝、心、脾经。

　　　　功效：补血活血，止痛润肠。

熟地黄　甘、辛，归肝、肾经。

　　　　功效：养血滋阴，补精益髓。

何首乌　功效：补益精血，解毒，润肠通便。

白芍　　功效：养血敛阴，柔肝止痛，平抑肝阳。

阿胶　　功效：补血止血，滋阴润肺。

龙眼肉　功效：补心脾，益气血。

3. 补阳药

补阳药有断杜仲，巴戟锁阳加肉苁蓉；

仙茅羊合骨碎补，骨脂狗脊韭冬虫；

益智芦巴胡桃肉，丝子沙苑及鹿茸；

狗肾起石并蛤蚧，紫河补阴亦有功。

鹿茸　　甘、咸、温，归肝、肾经。

　　　　功效：补肾阳，益精血，强筋骨。

鹿角　　功效：与鹿茸相同，力弱，兼能活血散瘀消肿，治乳痈。

鹿角胶　功效：补肾精，止血，滋阴。

鹿角霜　功效：收敛，止带，止血。

巴戟天　辛、甘、温，归肾经。

　　　　功效：补肾助阳，祛风除湿。

肉苁蓉　甘、咸、温，归肾、大肠经。

　　　　功效：补肾助阳，润肠通便。

仙茅　　辛、热，有毒，归肾经。

　　　　功效：温肾壮阳，祛风除湿。

淫羊藿　甘、温，归肝、肾经。

　　　　功效：补肾壮阳，祛风除湿。

杜仲　　甘、温，归肝、肾经。

　　　　功效：补肝肾，强筋骨，安胎。

继断　　苦、甘、辛、温，归肝、肾经。

　　　　功效：补肝肾，行血脉，续筋骨。

胡芦巴　苦、温，归肝、肾经。

　　　　功效：温肾阳，逐寒温，治疝。

补骨脂　苦、辛、温，归肾、脾经。

　　　　功效：补肾壮阳，固精缩尿，温脾止泻。

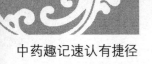

益智仁　辛、温，归肾、脾经。

功效：温脾开胃摄唾，暖肾固精缩尿。

狗脊　　辛、温，归肝、肾经。

功效：补肝肾，强腰膝，祛风湿。

骨碎补　苦、温，归肝、肾经。

功效：补肾活血，止血，续伤。

冬虫夏草甘、温，归肾、肝经。

功效：益肾补肺，止血化痰。

蛤蚧　　咸、平，归肺、肾经。

功效：补肺气，助肾阳，定喘嗽，益精血。

紫河草　功效：补精，养血，益气。

胡桃　　归肾、肺、大肠经。

功效：补肾，温肺，润肠。

菟丝子　功效：补精养阴，固精缩尿，明目止泻。

沙苑子　功效：补肾固精，养肝明目。

锁阳　　功效：补肾助阳，润肠通便。

韭子　　功效：补肝肾，暖腰膝，壮阳，固精。

阳起石　功效：温肾壮阳。

黄狗肾（狗鞭）

功效：补肾壮阳。

4. 补阴药

补阴之药斛龟板，杞椹玉竹沙麦冬；

黄精黑芝麻，鳖甲女贞墨旱莲。

沙参　　归肺、肾经。

功效：清肺养阴，益胃生津。

麦冬　　功效：清肺养阴，益胃生津，清心除烦。

天冬　　功效：清肺降火，滋阴润燥。

石斛　　功效：养胃生津，滋阴除热。

玉竹　　功效：滋阴润肺，生津养胃。
黄精　　功效：润肺滋阴，补脾益气。
百合　　功效：润肺止咳，清心安神。
枸杞子　功效：滋补肝肾，明目润肺。
桑椹　　功效：滋阴补血，生津润肠。
墨旱莲　功效：滋阴益肾，凉血止血。
女贞子　功效：补益肝益，清热明目。
龟板　　功效：滋阴潜阳，益肾健骨，益血补心。
鳖甲　　功效：滋阴潜阳，软坚散结。
黑芝麻　功效：补益精血，归燥滑肠。

收涩药

收涩之药粟壳味，莲子芡实信乌梅；
山萸双蛸覆盆子，椿皮肉蔻诃刺猬；
浮麦糯根赤石脂，金樱禹粮榴乌梅。

五味子　酸、温，归肺、肾、心经。
　　　　功效：敛肺滋肾，生津敛汗，涩精止泻，宁心安神。
乌梅　　功效：敛肺涩肠，生津安蛔。
五倍子　功效：敛肺降火，涩肠固精，敛汗止血。
浮小麦　功效：益气，除热止汗。
糯稻根须功效：益胃生津，止汗退热。
麻黄根　功效：止汗。
椿皮　　功效：清热燥湿，止血止带，涩肠杀虫。
石榴皮　功效：涩肠止泻，杀虫。
肉豆蔻　功效：温中行气，涩肠止泻。
罂粟壳　功效：敛肺涩肠，止痛。
山茱萸　功效：补益肝肾，收敛固涩。
金樱子　功效：固精缩尿，涩肠止泻。

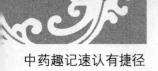

桑螵蛸　功效：补肾助阴，固精缩尿。

海螵蛸　功效：收敛止血，固精止带，制酸止痛，收湿敛疮。

刺猬皮　功效：收敛止血，固精缩尿。

莲子　　功效：补脾止泻，益肾固精，养心安神。

芡实　　功效：补脾祛湿，益肾固精。

温里药

温里之药有三姜，干姜炮姜高良姜；

乌头附桂吴萸细，一椒二荜丁茴香。

附子　　功效：回阳救逆，补火助阳，散寒止痛。

干姜　　功效：温中回阳，温肺化饮。

肉桂　　功效：补火助阳，散寒止痛，温通经脉。

吴茱萸　功效：散寒止痛，疏肝下气，燥湿。

细辛　　功效：祛风散寒止痛，温肺化痰，宣肺鼻窍。

花椒　　功效：温中止痛，杀虫。

荜茇　　功效：温中止痛。

荜澄茄　功效：温中止痛。

公丁香　功效：温中降逆，温肾助阳。

小茴香　功效：祛寒止痛，理气和胃。

胡椒　　功效：温中止痛。

理气药

理气之药记心中，刀豆乌木共沉青；

香橼佛手檀香附，橘核荔核楝橘红；

二枳柿蒂八月札，玫瑰绿梅九香虫；

枸橘薤白娑罗子，还有青木及甘松；

调理气分疾病能，疏畅气机使气行。

橘皮　　功效：理气调中，燥湿化痰。

青皮　　功效：疏肝破气，散结消滞。

枳实　　功效：破气消积，化痰除痞。

佛手　　功效：疏肝理气，和中化痰。

香橼　　功效：疏肝理气，和中化痰。

枸橘　　功效：破气散结，疏肝行滞。

木香　　功效：行气，调中，止痛。

香附　　功效：疏肝理气，调经止痛。

乌药　　功效：行气止痛，温肾散寒。

沉香　　功效：行气止痛，降逆调中，温肾纳气。

川楝子　功效：行气止痛，杀虫疗癣。

青木香　功效：行气止痛，解毒消肿。

荔枝核　功效：理气止痛，祛寒散滞。

薤白　　功效：通阳散结，行气导滞。

檀香　　功效：理气调中，散寒止痛。

柿蒂　　功效：降逆止呃。

刀豆　　功效：降逆止呃。

甘松　　功效：行气止痛，开郁醒脾。

娑罗子　功效：疏肝理气，宽中和胃。

八月札　功效：疏肝理气散结。

玫瑰花　功效：行气解郁，和血散瘀。

九香虫　功效：行气止痛，温肾助阳。

绿萼梅　功效：疏肝解郁，理气和中。

消食药

消食之药有三仙，谷芽内金莱菔子。

山楂　　功效：消食化积，活血散瘀。

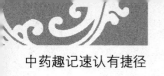

神曲　　功效：消食和胃。

麦芽　　功效：消食和中，回乳。

谷芽　　功效：消食和中，健脾开胃。

莱菔子　功效：消食化积，降气化痰。

鸡内金　功效：运脾消食，固精止遗。

驱虫药

驱虫之药选十味，使君苦瓜槟雷群；

榧子鹤虱鹤芽草，芜贯杀虫永绝根。

使君子　功效：杀虫消积。

苦楝皮　功效：杀虫疗癣。

槟榔　　功效：杀虫消积，行气利水。

南瓜子　功效：杀虫。

鹤草芽　功效：杀虫。

雷丸　　功效：杀虫。

鹤虱　　功效：杀虫。

榧子　　功效：杀虫。

止血药

止血药物蓟地榆，苎麻茅根槐白及；

紫珠花蕊血余炭，仙鹤茜草藕三七；

艾叶柏叶灶心土，蒲黄棕炭与羊蹄。

大蓟　　功效：凉血止血，散瘀消痈。

小蓟　　功效：凉血止血，解毒消痈。

地榆　　功效：凉血止血，解毒敛疮。

苎麻根　功效：凉血止血，清热安胎，利尿解毒。

紫珠　　功效：收敛止血，解毒疗疮。

白茅根　功效：凉血止血，清热利尿。

槐花　　功效：凉血止血。

侧柏叶　功效：凉血止血，祛痰止咳。

仙鹤草　功效：收敛止血，止痢杀虫。

白及　　功效：收敛止血，消肿生肌。

棕榈炭　功效：收敛止血。

血余炭　功效：止血散瘀，补阴利尿。

三七　　功效：化瘀止血，活血定痛。

茜草　　功效：凉血止血，活血祛瘀。

蒲黄　　功效：收涩止血，行血祛瘀。

花蕊石　功效：止血，化瘀。

艾叶　　功效：温经止血，散寒止痛。

灶心土　功效：温中止血，止呕，止泻。

羊蹄　　功效：凉血止血，杀虫疗癣。

藕节　　功效：收敛止血。

活血化瘀药

活血祛瘀棱莪芎，延胡郁金不留行；
姜黄丹参漆虎杖，牛膝泽兰甲五灵；
降香寄奴益母草，水蛭䗪虫鸡血藤；
乳没苏木凌霄花，然铜桃仁月季红。

川芎　　功效：活血行气，祛风止痛。

乳香　　功效：活血止痛，消肿生肌。

没药　　功效：活血止痛，消肿生肌。

延胡索　功效：活血行气，止痛。

郁金　　功效：活血止痛，行气解郁，凉血清心，利胆退黄。

姜黄　　功效：破血行气，通经止痛。

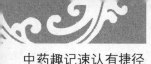

莪术　　功效：破血祛瘀，行气止痛。

三棱　　功效：破血祛瘀，行气止痛。

丹参　　功效：活血祛瘀，凉血消痈，养血安神。

虎杖　　功效：活血定痛，清热利湿，解毒化痰止咳。

益母草　功效：活血祛瘀，利尿消肿。

鸡血藤　功效：行血补血，舒筋活络。

桃仁　　功效：活血祛瘀，润肠通便。

红花　　功效：活血祛瘀，通经。

五灵脂　功效：活血止痛，化瘀止血。

牛膝　　功效：活血祛瘀，补肝肾，强筋骨，利尿通淋，引血下行。

穿山甲　功效：活血通经，下乳，消肿排脓。

䗪虫　　功效：破血逐瘀，续筋接骨。

水蛭　　功效：破血逐瘀。

虻虫　　功效：破血逐瘀。

降香　　功效：活血散瘀，止血定痛。

泽兰　　功效：活血祛瘀，行水消肿。

王不留行功效：活血通经，下乳。

月季花　功效：活血调经，消肿。

凌霄花　功效：活血破瘀，凉血祛风。

自然铜　功效：散瘀止痛，接骨疗伤。

刘寄奴　功效：破血通经，散瘀止痛。

苏木　　功效：活血通经，祛瘀止痛。

干漆　　功效：破血祛瘀，通经杀虫。

涌吐药

涌吐之药有常山，瓜蒂藜芦共胆矾；
蜀漆亦属此类药，一共五味记心间；
此吐实热与风痰，久病体虚切勿沾。

第四章
中药名趣与故事

　　自古至今的中医药传承，要想达到最高境界，都有三个愿望：

　　第一是静心修炼，把自己的身心修到高层次，"体壮神怡"，以健康长寿为目的，因为度人先度己。

　　第二是多选几个好徒弟，把一生中的临床经验分科传授给他们，希望后继有人，更好地为病患服务。

　　第三是带徒弟的时候，很想让学生多学知识，特别是看到部分学生接受较慢的，师傅很想在短期内把学生教好，所以以引导兴趣为形式，以指导为方法，以学会牢记并运用为目的，每天有空就讲故事，说诗词，讲谜中之谜的药物名与病名的诊断方法，介绍治疗用药的经验和奇法。

　　凡是走近我的人都知道，我总是离不开说，告诉对方多学健康知识，多练有氧运动，根据血型食疗，教会他们如何养生。养生就是养正气，对于愿意学习医学知识的人，我很想教他们，让他们有健康的体魄，有诊病与治病的技能，让他们获得智慧的人生，这是我的心愿。

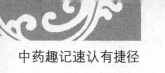

下面我精选几个中药的名趣、中药名的谜底、中药名的故事，与学习中药学的爱好者共同分享。

第一节　中药名趣与中药名谜

中草药名十大名趣

1．以颜色命名

白术，红藤，青黛，黑芝麻，黄连，紫草，绿豆，乌梅，赤茯苓，碧桃干，金银花。

2．以季节命名

春砂花，夏枯草，秋菊花，冬葵子。

3．以方位命名

东方蓼，南星，西河柳，北沙参。

4．以五行命名

金钱草，木通，水蛭，火麻仁，土槿皮。

5．以味道命名

酸枣仁，苦参，辛夷，甘草（甜橘、甜杏仁），咸秋石，辣蓼，麻黄，鱼腥草。

6．以数字命名

一见喜，二丑，三七，四季青，五味子，六月菊，七叶莲，八月札，九香虫，百部，千年健，万年青。

7．以十二生肖命名

鼠麦草，牛蒡子，虎杖，菟丝子，龙骨，蛇床子，马兜铃，羊角扭，猕猴桃，鸡内金，狗脊，猪苓。

8．以人名命名

何首乌，刘寄奴，徐长卿，李根，王不留行。

9．以动物命名

仙鹤草，鸡血藤，狗尾草，猪瓜草，兔耳风，鸭跖草，鹅不食草。

10．以功能命名

伸筋草，益母草，番泻叶，益智仁。

选用中药原则：先分性别，再决定用药与用量。男性宜服含雄激素的中药，如鹿茸、海马、巴戟天、阳起石等。女性宜服含雌激素的中药，如阿胶、泽兰、坤草、月季花等。

中药名为谜底

过了五月六月陆。　　谜底：半夏。

家家买纸糊窗户。　　谜底：白芷。

一张牛皮千斤重。　　谜底：陈皮。

有人提刀要行凶。　　谜底：砂仁。

丈夫出外三年整。　　谜底：当归。

一封书信半字空。　　谜底：白芷。

第二节　中药名趣故事

李时珍用中药名趣戏贪官

据李时珍之子李建元《进本草纲目疏》载：李时珍曾任四川蓬溪知县，

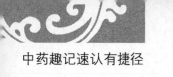
后因有志于医药事业，"不当良相，愿当良医"，毅然放弃仕途升迁，辞官回乡，潜心编修《本草纲目》。行前，接任县官设宴为李时珍饯行。席间，新官道："素闻李公精通药道，祈代我开一剂，调养身体之药如何？"

李时珍早听说这个新县官是个好酒贪色的昏庸之徒。于是佯装允诺，要来文房四宝，挥毫开了一剂单方，单方上写的是：

处方：柏子仁三钱，木瓜二钱，官桂三钱，柴胡三钱，益智仁三钱，附子三钱，八角三钱，人参一钱，台乌三钱，上党参三钱，山药二钱，麦冬三钱，了可王三钱。写毕，扬长而去。

第二天，新知县将处方交给师爷往"药剂房"抓药，那师爷接过处方细看，反复琢磨一阵，然后支支吾吾地说：大人，您让李时珍骂了，药名的第一个字连起来便是："柏木棺材一副，八人抬上山埋了呀！"

用中药名写情书

清朝时期，褚人获著的《坚瓠集》中有这样一个故事，丈夫外出半年多未回来，妻子在家等待，盼夫回归心切，写了一封信，内容是：

"槟榔一去，已过半夏，岂不当归耶？谁使君子，效寄生缠绕他枝，令故园芍药花无主矣，妾仰观天南星，下视忍冬藤，盼不见白芷书，茹不见黄连苦。"

诗云："豆蔻不消心上恨，丁香空结百年心。奈何，奈何！"

在信中该女子巧妙地运用了13味中草药名字，语言缠绵，令人慨叹，表达了她的思夫之情。

其丈夫接信后，也用10味中药写了回信："红娘子一别，香桂枝已凋谢矣，也想菊花茂盛，欲归紫菀，奈何山路太远，滑石难行，姑待苁蓉耳，卿匆使急性子，骂我曰苍耳。明春红花开时，吾与杜仲结伴近乡，至时有金银花相赠也。"

文辞纤巧，感情诚挚，表达了他的思妻之心。

献药方逼辞官

清代有个京官，名叫黄白，别名（外号）桑白，此人颇谙钻营之术，终于捞到一个肥缺，准备升官的机会快到了。

可是事不凑巧，偏在此时，他的母亲在故乡去世，按当时的习惯，"丁忧"的官员应该立即辞官去职，回乡奔丧"守制"以尽人子亡情。

但是，黄白官瘾十足，舍不得快要到口的这块肥肉，故在"丁忧"期间仍同平常一样，照常上朝，但又怕他人说破秘密，断送前程，便装病在家，以此避开同僚耳目，待升官后另做打算。

然而，当年混迹官场的人很多，竞争这个肥缺的老手不知从何处侦知了黄某的秘密，为了把肥缺的位子弄到自己手里，他们便想方设法去劝黄白回乡做孝子。

一天，有人找到黄家，再三要求与黄某见面，仆人回话说："主人身染重病，不能相见。"客人硬是坐着不走，并说自己得医道，愿为黄某诊脉，开药方，说完便写了一张药方，上列四味中药：黄柏，知母，桑白，当归。

四味中药名是隐语，意思是说："黄白您知道母亲死了吗？桑白老兄，您应当回归守制了。"

黄某看了药方上的中药名，知道别人已晓得了自己的秘密，觉得不能再留恋了，只好收拾行李辞官回乡。那个肥缺也自然落到了别人手中。

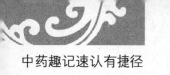

第五章
实用中药药理知识

本章从《中药药理学》中筛选出一部分实用的东西，我们一定要温故而知新，对于学过的药性赋歌、中药名歌，要时常地放声歌唱，回想中药的名趣与故事，提名深思，深挖精研中医药的新课题！

解表药

凡以发散表邪、解除表证为主要作用的药物称为解表药。解表药一般都具有发汗的功效，通过发汗达到发散表邪、解除表证的目的。部分药物兼有利尿退肿、止咳平喘、透疹和止痛等作用。

主要药理作用如下：

1. 发汗作用。

2. 解热作用。

3. 镇痛作用。

4. 抗炎与免疫调节作用。

5. 抗过敏作用。

6. 抗菌、抗病毒作用。

7. 镇咳、祛痰、平喘作用。

解表药的主要药理作用总括表

类别	药名	促进发汗	解热	扩张皮肤血管	镇静	镇痛	抗炎	抗菌	抗病毒	抗过敏	其他
辛温解表药	麻黄	+	+			+	+	+	+	+	平喘、利尿、升压
	桂枝	+	+	+	+	+		+	+	+	强心、健胃
	细辛		+		+	+	+	+			强心、抗心肌缺血、升压、平喘、祛痰
	香薷				+	+		+	+		
	荆芥		+		+	+	+			+	抗氧化、止血
	生姜	+		+	+	+	+	+		+	止吐
	羌活		+		+	+	+	+	+		
	紫苏		+		+			+			镇咳、祛痰、止血
	防风		+		+	+	+	+			促进免疫功能
	藁本		+		+	+	+			+	
	白芷		+		+	+					光敏作用
	苍耳子				+	+					
辛凉解表药	薄荷		+		+	+		+	+	+	镇咳祛痰、保肝利胆、止痒
	柴胡		+		+	+	+			+	保肝利胆、降血脂
	葛根		+	+		+				+	扩张冠状动脉、改善脑循环、抗缺氧、益智
	菊花				+	+			+	+	
	桑叶		+			+		+	+		祛痰镇咳
	牛蒡子		+		+	+			+		利尿
	升麻				+	+	+				
	蔓荆子				+	+					
	浮萍		+								

泻下药

凡能通利大便、排除积滞、攻逐水饮的药物称为泻下药。主要适用于大便秘结、肠道积滞、实热内结及水肿停饮等里实证。根据药物作用及适应证的不同分为三类：即攻下药，主要有大黄、芒硝、番泻叶和芦荟等；润下药，

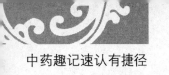

主要有火麻仁及郁李仁等；峻下逐水药，主要有牵牛子、商陆、芫花、大戟、甘遂、巴豆等。

泻下药的主要药理作用为：

1. 泻下作用。

2. 利水作用。

3. 抗菌及抗病毒作用。

4. 抗炎作用。

5. 抗肿瘤作用。

泻下药的主要药理作用总括表

类别	药名	泻下	利尿	抗菌	抗病毒	抗肿瘤	利胆	其　他
攻下药	大黄	+	+	+	+	+	+	止血、抗溃疡、降血脂、改善肾功能
	芒硝	+		+		+		
	番泻叶	+		+				止血、松弛肌肉
	芦荟	+		+		+		增强免疫力、降血脂、愈创
润下药	火麻仁	+						降血压、降血脂
	郁李仁	+						降血压
峻下逐水药	牵牛子	+	+					
	芫花	+	+	+		+		镇咳祛痰、致流产、抗早孕
	大戟	+	+	+		+		
	商陆		+	+	+	+		镇咳祛痰、增强免疫力、抗炎
	巴豆	+		+				
	甘遂	+	+	+				

清热药

根据清热药的主要性能，大体归为清热泻火药、清热凉血药、清热燥湿药、清热解毒药和清虚热药五类，主要药理作用如下：

1. 抗病原微生物作用

（1）抗菌作用。

（2）抗病毒作用。

2. 抗毒素作用

（1）直接作用。

（2）间接作用。

3. 解热作用。

4. 抗炎作用。

5. 对免疫功能的影响

（1）对非特异性免疫功能的影响：①增加白细胞数，促进白细胞单核巨噬细胞的吞噬功能，如蒲公英、银花、生地、丹皮、鱼腥草、野菊花、穿心莲等。②提高体内自身的抗菌物质，如鱼腥草能提高体内溶菌酶的活性和血浆备解素的水平；以清热药组成的一些复方能使血清总补体水平增加。溶菌酶是一种碱性蛋白，有溶解革兰阳性菌细胞壁黏肽的作用；备解素和补体是血中的特殊蛋白，能增强机体对革兰阴性菌感染的抵抗力。

（2）对特异性免疫功能的影响：①对细胞免疫的作用。②对体液免疫的作用。

6. 抗肿瘤作用。

7. 消除自由基作用。

清热药的主要药理作用总括表

类别	药名	抗菌	抗病毒	抗毒素	抗原虫	抗炎	解热	促进免疫功能	抗肿瘤	其他
清热解毒药	金银花	+	+	+	+	+	+	+	+	保肝、降血脂、兴奋子宫、抗艾滋病病毒
	连翘	+	+			+	+			强心、扩血管、利尿、抗休克、保肝、止吐、抑制磷酸二酯酶和弹性酶
	大青叶	+	+		+	+	+			抑制血小板聚集
	板蓝根	+	+		+	+	+	+		抑制血小板聚集
	鱼腥草	+			+	+	+			利尿、止咳
	穿心莲	+		+	+	+	+	+		抗心肌缺血、兴奋垂体-肾上腺皮质功能、抑制血小板聚集、保肝、抗早孕、利胆、止咳
	山豆根	+			+		+			抗心律失常、降血压、抑制血小板聚集、镇痛、止咳、局部麻醉、松弛肌肉

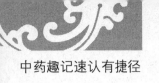

续表

类别	药名	抗菌	抗病毒	抗毒素	抗原虫	抗炎	解热	促进免疫功能	抗肿瘤	其他
清热解毒药	青黛	+			+	+	+			升高白细胞、保肝
	蒲公英	+			+			+		保肝、利胆、利尿
	野菊花	+	+	+			+	+		抑制血小板聚集、抗心肌缺血、降血压
	紫花地丁	+	+		+					抗艾滋病病毒
	白头翁	+	+		+					抗阴道滴虫
	七叶一枝花	+	+		+		+	+		镇静、止咳、抗肿瘤、兴奋子宫
	贯众	+	+		+			+		兴奋子宫、抗早孕
	秦皮	+			+			+		镇静止咳、促进尿酸排泄
清热燥湿药	黄连	+	+	+	+	+	+	+	+	正性肌力、负性心率、降血压、抗心律失常、抑制血小板聚集、降血糖、抗溃疡、利胆、抑制中枢、抗心肌缺血、抗阿米巴原虫、抗阴道滴虫
	黄芩	+	+	+		+	+		+	抗过敏、降血脂、护肝、利胆、镇静、降血压、抗氧化、抗血栓、解痉、利尿、防治白内障
	黄柏	+	+		+	+	+		+	降血压、兴奋平滑肌、抗阴道滴虫
	苦参	+			+	+	+		+	正性肌力、负性心率、抗心肌缺血、抗心律失常、抗过敏、平喘、升高白细胞、保肝、抑制中枢神经、降血脂、改变血液流变性、利尿、降血压、抗阴道滴虫等
	龙胆草	+			+			+		保肝、利胆、健胃、利尿、降血压
清热泻火药	知母	+		+					+	降血糖、抑制 Na$^+$K$^+$ATP 酶、镇静、降低交感-肾上腺系统功能、纠正异常细胞功能、抑制血小板聚集
	石膏	+			+			+		止渴、降血糖
	栀子	+			+		+			抑制中枢神经、护肝、利胆、减少胃液分泌、降血压、利尿、升高血糖

类别	药名	抗菌	抗病毒	抗毒素	抗原虫	抗炎	解热	促进免疫功能	抗肿瘤	其他
清热凉血药	淡竹叶	+				+		+		降血糖、抑制钠泵、影响免疫功能
	生地黄	+			+		+			低氧耗率、抗凝、利尿
	牡丹皮	+			+		+			镇静、镇痛、抗过敏、抑制血小板聚集、抗心肌缺血、降低心肌氧耗量、减轻心肌细胞钙反常损伤、降血压、抗早孕、防止应激溃疡、利尿、抗变态反应、抗肿瘤
	赤芍	+			+	+	+	+		镇静、镇痛、抑制胃液分泌及平滑肌运动、抗凝、增加冠脉流量、抗心肌缺血
	玄参	+				+				降血压、增加心肌血流量和耐缺氧能力、拮抗环磷酰胺所致的白细胞减少
	紫草	+		+		+	+		+	抗早孕、强心、拮抗凝血因子
清虚热药	青蒿	+		+	+		+		+	利胆、祛痰、镇咳、平喘
	地骨皮	+	+	+	+		+	+		降血糖、降血脂、降血压
	银柴胡									降低胆固醇、抗动脉粥样硬化
	胡黄连	+								利胆

综上所述，清热药的药理作用相当广泛，其治疗各种热证的原因可能是群体的原因，也可能是群众效应的结果。如通过抗菌、抗病毒、抗毒素、消灭病邪内传或消除已侵入脏腑的病邪；通过解热、抗炎、抗过敏、抗肿瘤缓解症状；通过提高体内抗菌物质的含量和促进免疫功能而增强机体的抗病能力和促进组织损伤的修复。因此，清热药在治疗感染性疾病中占有重要地位。值得提出的是，在治疗严重细菌感染性疾病时，清热药若能与抗生素联合应用，既可发挥抗生素较强抑杀细菌的作用，又可发挥清热药增强免疫、清除内毒素等作用，这样可以菌毒并治，发挥两个优势，起到祛邪而不伤正的效果。

祛风湿药

凡能祛除风湿、解除痹痛的药物称为祛风湿药。主要分为三类。一类为

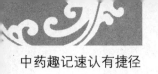
祛风湿止痹痛药，有明显的止痛作用，以解除痹痛为主要功效。如独活、威灵仙、防己、秦艽、雷公藤等。一类为舒筋活络药，用于风湿痹痛伴有关节不利、拘挛或肢体麻木、瘫痪之证，如木瓜，豨莶草、络石藤、海风藤、臭梧桐等，一类为祛风湿强筋骨药，既可祛风湿又能强筋骨，如五加皮、桑寄生等。

祛风湿药主要有以下药理作用：

1．抗炎作用。

2．镇痛作用。

3．免疫抑制作用。

4．其他作用：降压作用；松弛肌肉和解痉作用。

祛风湿药的主要药理作用总括表

药物	抗炎	免疫	镇痛	其 他
秦艽	+		+	镇静、抗菌、升高血糖、降血压、利尿、抗过敏
五加皮	+	±	+	镇静、抗应激、抗疲劳、降血糖
防己	+		+	抗过敏、降血压、抗心律失常、扩张冠脉、抑制血小板聚集、抗菌、抗肿瘤、抗矽肺、松弛横纹肌
独活	+	−	+	镇静、降血压、解痉、抗菌、抑制血小板聚集
雷公藤	+	−	+	抗肿瘤、抑制生殖系统、抗菌、杀虫
清风藤	+	±	+	镇静、降血压、兴奋胃肠平滑肌
豨莶草	+	−	+	扩张血管、降血压、抗菌、抗早孕
威灵仙	+		+	抗菌、抗真菌、利胆
木瓜	+		+	抗肿瘤、抗菌
臭梧桐	+		+	镇静、降血压

注：± 为调节作用，− 为抑制作用。

化湿药

凡是气味芳香，具有化湿运脾作用的药物称为化湿药。这类药物的主要药理作用如下：

1．对胃肠功能的影响。

2．抗菌、抗病毒作用。

化湿药的主要药理作用总括表

药物	健胃	胃肠调节作用	其他
厚朴	+	+	镇静、抗菌、抗病毒、松弛肌肉、抗过敏、抗溃疡作用
藿香	+	+	抗真菌、抗病毒、抗钩端螺旋体
苍术	+	+	镇静、降血糖
砂仁		+	抑制血小板聚集

利水渗湿药

凡能通利水道、渗泄水湿的药物称为利水渗湿药。

利水渗湿药的主要药理作用为：

1. 利尿作用。

2. 利胆保肝作用。

3. 对免疫功能的影响。

4. 其他作用：抗肿瘤作用；对代谢的影响；抗病原体作用。

利水渗湿药的主要药理作用总括表

类别	药名	利尿	抗感染	保肝	利胆	抗肿瘤	降压	其他
利水消肿药	茯苓	+	+	+		+		增强免疫力、降血糖、抗溃疡、镇静
	猪苓	+	+	+		+		增强免疫力
	泽泻	+	+	+			+	降血脂、降血糖、抑制免疫
	半边莲	+	+		+		+	抗蛇毒草
	玉米须	+			+		+	降血糖
利水通淋药	车前子	+	+					降血脂、抗炎、抗溃疡、镇咳祛痰
	木通	+	+					
	萹蓄	+					+	增强子宫张力、止血
	瞿麦	+			+		+	
	石韦	+				+		平喘、止咳祛痰、升高白细胞
	金钱草	+	+	+				抗心肌缺血
利湿退黄药	茵陈	+	+	+	+	+	+	降血脂、降血糖、抗炎、解热
	垂盆草		+	+				抑制免疫

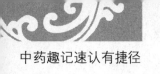

温里药

凡能温里散寒、温肾回阳、治疗里寒证的药物称为温理药。温里药的主要药理作用为：

1. 对心血管系统的作用：正性肌力作用；正性频率作用和正性传导作用；扩张血管、改善循环；抗休克作用。

2. 对消化系统的作用。

3. 对中枢神经系统和植物神经系统的作用。

4. 抗炎、免疫作用。

温理药的主要药理作用总括表

药物	心血管系统			消化系统		神经系统			其 他
	强心	扩张血管	抗休克	健胃	止吐	镇静	镇痛	兴奋交感神经	
附子	+	+	+	+		+	+	+	抗炎、免疫、抗寒冷、局部麻醉、抗血栓形成
肉桂		+		+		+	+	+	抗菌、抑制血小板聚集、体外抗凝
干姜	+	+		+	+	+	+	+	抗炎、免疫、抗菌、镇咳、抑制血小板聚集
吴茱萸		+		+	+	+	+		抗菌、止泻、子宫收缩、抗血栓作用
丁香		+		+	+	+	+	+	抗菌、驱虫、子宫收缩、平喘
胡椒		+		+		+			令全身有温热感、升高血压、利胆
小茴香		+		+					增强胃肠运动、抗溃疡、利胆、抗肿瘤、抗菌

理气药

凡具有疏畅气机、调整脏腑功能、消除气滞的药物，称为理气药。

气升降出入运行于全身，是人体生命活动的根本，它体现了脏腑和组织的生理功能。当人体某一脏腑或经络发生病变而影响气的疏通时，则出现气滞或气逆。气滞的临床表现特点是胀、闷、痛，而气逆则有呕恶、呃逆或喘息。因肺主气，肝主疏泄，脾主运化，胃主受纳，故气机不畅主要与肺、肝、胃等脏腑功能失调有关。

理气药常用于治疗脾胃气滞所致的脘腹胀满疼痛、嗳气泛酸、恶心呕吐、便秘或腹泻；肝郁气滞所致的胁肋疼痛、胸闷不舒、疝气、乳房胀痛或包块、月经不调；肺气滞所致的胸闷咳喘等。这些症状在许多消化系统疾病（如慢性胃炎、消化不良、溃疡病、胆道疾病、急性或慢性肝炎、肠炎、痢疾、支气管哮喘、痛经、乳腺包块、疝气等）中出现。常用的药物有枳实、枳壳、陈皮、木香、香附、乌药、大腹皮、薤白、沉香、甘松等。

理气药的主要药理作用有：

1. 对胃肠运动的调节作用：抑制胃肠运动；兴奋胃肠运动。
2. 对消化液分泌的作用。
3. 利胆作用。
4. 对支气管平滑肌的作用。
5. 对子宫平滑肌的作用。
6. 对心血管系统的作用。

理气药的主要药理作用总括表

药物	调节胃肠运动 兴奋	调节胃肠运动 抑制	促消化液分泌	利胆	松弛支气管	子宫平滑肌 兴奋	子宫平滑肌 抑制	其他
枳壳	+	+		+		+		升压、强心、利尿、抗炎
枳实	+	+		+		+		升压、强心、利尿、抗炎
陈皮	+	+	+	+	+		+	抗溃疡、升压、强心、祛痰
木香	+	+	+		+			降压、抗血栓、抗菌
香附		+		+	+		+	强心、抗炎、抗菌、雌激素样作用
乌药	+	+	+				+	止血、抗菌
大腹皮	+							
荔枝核								
甘松		+			+		+	祛痰、镇静
佛手		+	+		+			祛痰、中枢抑制

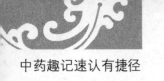

消食药

消食药是一类以消食化积为主要功能的药物。它能健运脾胃，促进消化，增进食欲，消积导滞。常用的药物有山楂、神曲、麦芽、谷芽、鸡内金、莱菔子等。

消食药主要适用于宿食不消而引起的脘腹胀满，不思饮食，嗳气吞酸，恶心呕吐，大便失常，以及脾胃虚弱所致的消化不良、食欲减退等症。临床应用时常与健脾、理气、温中的药物配伍。

消食药的主要药理作用有：

1. 助消化作用：消化酶作用；维生素作用；促进消化液分泌。
2. 增强胃肠蠕动，排除胃肠积气。

消食药的主要药理作用总括表

药物	促进消化作用				其　他
	消化酶	维生素	胃肠运动功能	促消化液分泌	
山楂	+	+	+	+	强心、扩张冠脉血管及外周血管、降血压、降血脂、抗菌、促进免疫功能、抗肿瘤、收缩子宫
麦芽	+	+		+	抑制催乳素分泌、降血糖
谷芽	+	+			
神曲	+		±		
莱菔子			+		抗菌、抗真菌、止咳、化痰、平喘、降血压
鸡内金	+		+	+	

活血化瘀药

活血化瘀药是指能疏通血脉、祛除血瘀的药物，临床用于治疗血瘀证。

近年来，对于血瘀的实质进行了多学科的综合研究，比较一致的认识是：血瘀证是一个与血液循环有关的病理过程，它与血液循环障碍有密切的关系，主要表现在以下几个方面：

1. 血液流变学异常

血瘀证的临床表现各异，涉及病种很多，但一般均有血液"浓、黏、凝、聚"的倾向。浓，指血液的浓度增高，表现为血球压积增加，血浆蛋白、血脂等浓度增高等。黏，指血液黏稠，表现为全血和血浆比黏度增加。凝，指血液的凝固性增加，表现为血浆纤维蛋白原增加，凝血速度加快。聚，指血细胞聚集性增加，表现为红细胞和血小板在血浆中电泳缓慢，血小板对各种因素（如二磷酸腺苷等）诱导的凝集性增高，红细胞沉降率加快等。由于上述种种变化，血瘀患者血液运行不畅，易致血栓形成、血管栓塞。

2. 微循环障碍

微循环一般是指微动脉与微静脉间的微血管血液循环。中医学早有"久病入络为血瘀"的理论，现代研究表明，血瘀患者一般均有微循环障碍的表现，如微血流缓慢和瘀滞，甚至血管内凝血，微血管变形（管襻扭曲、畸形、顶端扩张等），微血管周围渗血和出血，微血管缩窄或闭塞等。

3. 血流动力学异常

血瘀患者大多出现血流动力学变化，表现为某个器官或部位的循环障碍，血管狭窄或闭塞，血流量降低，如冠心病患者冠脉循环障碍；血栓闭塞性脉管炎的血瘀患者肢体循环障碍；缺血性中风的血瘀患者脑循环障碍；慢性肝炎的血瘀患者肝循环障碍。有些血瘀患者还表现为心功能异常，如冠心病、红斑狼疮、视网膜中央动静脉栓塞等的血瘀患者都有心脏功能下降，心搏出量减少等。

活血化瘀药的主要药理作用：

1. 改善血流动力学。

2. 改善血液流变学和抗血栓形成。

3. 改善微循环：改善微血流；微血管形态改善；毛细血管通透性降低；微血管周围渗血减少或消失。

4. 其他作用。

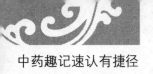

活血化瘀药的主要药理作用总括表

类别	药名	血流动力学		抑制血小板聚集和抗血栓形成	改善微循环	其 他
		增加冠脉流量	扩张血管			
养血活血药	丹参	+	+	+	+	镇静、抗菌
	赤芍		+	+	+	镇静、镇痛、松弛胃肠和子宫平滑肌、抗炎、抗溃疡
	当归	+	+	+	+	镇静、止痛、降血脂、抗贫血、抗炎、增强巨噬细胞吞噬功能、抑制抗体产生、挥发油抑制子宫、非挥发性成分兴奋子宫
	鸡血藤	+	+	+		
活血祛瘀药	川芎	+	+	+	+	镇静、促进骨髓造血
	红花	+	+	+	+	加强子宫收缩、降血脂、阻断 α 受体
	益母草		+	+	+	加强子宫收缩、降血压、利尿
	蒲黄		+	+	+	加强子宫收缩、降血脂、镇静
	山楂	+	+			加强子宫收缩、降血脂、强心、助消化、抗心律失常
	乳香		+			镇痛、增加血管通透性
	没药		+			镇痛、抗炎
	延胡索	+	+	+		镇静、镇痛、抗溃疡
	郁金		+	+		利胆、降血脂、抑制肿瘤生长
	五灵脂		+	+		镇痛、增加血管通透性
破血散结药	血竭		+			镇痛
	三棱		+	+		
	莪术		+	+		抗肿瘤、抗早孕
	桃仁					兴奋子宫、润肠缓泻、镇咳、抗炎、抗过敏
	水蛭					抗凝血

化痰止咳平喘药

凡能祛痰、消痰、减轻或制止咳嗽、喘息的药物称为化痰止咳平喘药，主要用于痰多咳嗽、咯痰不爽、痰饮喘息以及与痰饮有关的瘿瘤瘰疬等症。

  痰、咳、喘三者的关系密切，互为因果，在治疗时化痰药与止咳药常配伍应用。一般咳嗽有痰者为多，痰多又容易引发咳嗽，而祛痰药多能止咳。咳嗽与喘的关系密切，且止咳可以平喘，平喘有利于排痰止咳。痰在中医学中的内涵很广，它既是指呼吸道分泌物（痰液），又指病因和病证。痰引起的多种疾病往往超出了"呼吸道产生的痰液"的范畴。如痰留于肺，则多咳喘、咯痰，见于急慢性支气管炎、肺气肿、支气管扩张等肺部疾患。痰浊滞于皮肤经络，则可生瘰疬、瘿瘤，见于皮下肿块、慢性淋巴结炎、单纯性甲状腺肿等病症。痰阻胸痹，则胸痛、胸闷、心悸，见于冠心病、心绞痛、高血压、心力衰竭等病症。若痰迷心窍，则心神不明、昏迷、谵妄、精神错乱，见于脑血管意外、癫痫等病症。

  化痰止咳平喘药有以下药理作用：

1．祛痰作用。

2．镇咳作用。

3．平喘作用。

化痰止咳平喘药的主要药理作用总括表

药名	止咳	祛痰	平喘	其　他
桔梗	+	+		抗炎、抑制胃液分泌、解热、镇痛、降血糖、降血脂
浙贝母	+	+	+	兴奋子宫、收缩肠肌、降血压、镇痛
川贝母	+	+		兴奋子宫、松弛肠肌、升高血糖、降血压
半夏	+			镇吐、抗肿瘤、抗早孕、抑制心脏、降低眼内压
杏仁	+		+	抗肿瘤、抑制胃蛋白酶活性、降血压
焊菜	+	+	+	抗菌
天南星	+	+		镇静、镇痛、抗惊厥、抗肿瘤
前胡				抗炎、抗过敏、解痉、抗血小板聚集
紫菀	+	+		抗菌、抗病毒、抗肿瘤
款冬花	+	+	+	升高血压、抑制血小板聚集

安神药

  凡具有安定神志功效的药物称为安神药。心藏神、肝藏魂，安神药主要

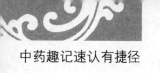

归心、肝经，用于心气虚、心血虚或心火旺等引起的心神不宁、烦躁、失眠等症。

根据药物的来源及应用特点的不同，安神药可分为重镇安神和养心安神两类。前者多为矿物药，如朱砂、磁石、琥珀、龙骨等，质重性降，可重镇安神，多用于心神不安、惊悸不眠、烦躁易怒、惊痫、癫狂等实证；后者多为种子类植物药，如酸枣仁、柏子仁、远志、合欢皮等，质润性补，具有养心血、安心神的作用，多用于心肝血虚、心神失养所致的虚烦不眠、心悸怔忡、健忘等虚证。

安神药的主要药理作用有：

1. 镇静催眠作用。

2. 抗惊厥作用。

安神药的主要药理作用总括表

药名	镇静	催眠	抗惊厥	降温	其　他
酸枣仁	+	+	+	+	镇痛、抗心律失常、降血脂、降血压、增强免疫功能
远志	+		+		祛痰、兴奋子宫、溶血等
琥珀	+	+	+	+	
茯苓（神）	+				利尿、抑菌、增强免疫功能等

平肝息风药

凡具有平息肝风或潜阳镇静作用的药物，称为平肝息风药，主要用于肝阳上亢、肝风内动等证。

肝阳上亢证是由肝中阳气绝对或相对亢盛所致，表现为头晕目眩，烦躁易怒，耳鸣耳聋，脉弦有力等。通常在肝肾阴亏的情况下最易发生，故常与滋肾养阴或补血药同用。其治疗原则是平肝潜阳，常用钩藤、天麻、羚羊角、地龙等药以平肝，石决明、生牡蛎以潜阳，并宜加用熟地、枸杞子、麦冬等。

肝风内动证表现为肢体麻木、震颤、抽搐、口眼㖞斜、半身不遂等，如高血压、脑血管意外及其后遗症。湿热病时也可见热极生风，表现为颈项强直，甚至角弓反张，多见于乙型脑炎、流行性脊髓膜炎及其他急性传染病之高热惊厥。肝风内动证治以平肝息风，如用天麻、钩藤、石决明、天麻钩藤饮等治肝阳化风证；用羚羊角、钩藤、地龙、牛黄，配伍竹茹等清热药，治热极生风证；用全蝎、蜈蚣、僵蚕、天麻等治疗外风引动内风之破伤风、口眼㖞斜等。

平肝息风药主要有以下药理作用：

1. 镇静、抗惊厥作用。

2. 降压作用。

平肝息风药的主要药理作用总括表

药名	镇静	抗惊厥	降压	其　　他
天麻	＋	＋	＋	镇痛、抗炎、增强免疫、抗心肌缺血
钩藤	＋		＋	解痉
羚羊角	＋	＋	＋	解热
地龙	＋	＋	＋	解热、平喘、抗血栓
牛黄	＋	＋	＋	镇痛、抗病毒、抗炎、调节胆汁排泄
蜈蚣		＋	＋	抗肿瘤、抗真菌
全蝎		＋	＋	松弛骨骼肌
僵蚕	＋	＋		
白蒺藜			＋	抗变态反应

开窍药

凡以开窍醒神为主要作用的药物称为开窍药。开窍药用于因邪气盛而蒙蔽心窍所致的窍闭神昏证的急救。窍闭证的主要表现为神志昏迷、牙关紧闭、握拳等。因兼症的不同又可分为热闭与寒闭，热闭兼有高热、谵语、脉数、抽搐等症状，常见于某些严重的全身感染，如流行性脑脊髓膜炎、乙型脑炎的高热昏迷、某些脑血管意外、癫痫大发作、肝昏迷、中暑等，治疗应以开窍药与清热解毒药伍用，称为凉开法；寒闭伴有面青、脉迟、苔白等症状，多见于中风、中毒等所致的昏迷，宜温开宣窍，多伍用辛温行气药。

开窍药主要有以下药理作用：

1. 对中枢神经系统的作用。

2. 对心血管系统的作用。

3. 抗炎作用。

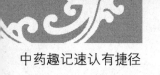

开窍药的主要药理作用总括表

药名	中枢神经系统		抗心绞痛	抗炎	其他
	兴奋	抑制			
麝香	+	+	+	+	扩张冠状动脉、兴奋子宫、抗菌、抗肿瘤
苏合香	（小剂量）	（大剂量）	+	+	抗血小板聚集
冰片			+	+	
石菖蒲	+				解痉

补虚药

凡能补充人体物质，增强功能，提高抗病能力，消除虚弱证候的药物，称为补虚药，亦称补益药或补养药。

气、血、阴、阳是中医学对机体组成物质和功能的高度概括，当机体物质不足或功能低下时则产生虚证。虚证有气虚、血虚、阴虚和阳虚四种类型。补虚药也可相应分为补气药、补血药、补阴药和补阳药四类。补气药能增强机体的活动能力，特别是脾、肺二脏的功能，主要用于脾气虚或肺气虚证，如人参、党参、黄芪、甘草及四君子汤等；补血药能促进血液的化生，主要治疗肝血虚证，如当归、熟地、何首乌、白芍及四物汤等；补阴药有滋阴养液的功效，多用于热病后期及某些慢性病中出现的肺阴虚、胃阴虚及肝阴虚等，主要有沙参、麦冬、天冬、枸杞子及六味地黄丸等；补阳药主要是补益肾阳，有鹿茸、淫羊藿、冬虫夏草、巴戟天及肾气丸等。

补虚药的药理作用如下：

1. 对机体免疫功能的影响

（1）对非特异性免疫的影响：①升高外周白细胞数或对抗化疗药引起的白细胞减少。如人参、黄芪、刺五加、灵芝、女贞子、甘草、党参、白术、熟地、白芍、枸杞子、鹿茸、补骨脂、天冬等。②增加巨噬细胞的吞噬功能。如人参、刺五加、党参、黄芪、当归、淫羊藿、枸杞子、白术、灵芝等，尤以补气的作用最为明显。

（2）对特异性免疫的影响：①促进或调节细胞免疫功能。②增强或调节体液免疫功能。

2. 对神经系统的影响

（1）保证中枢内适当浓度的神经递质，如 Ach、NA、DA。

（2）保证脑内足量的蛋白质和核酸合成。

（3）保证充分的血氧和能量供应。

（4）保证中枢神经系统（CNS）适度的兴奋性。

3．对物质代谢的影响。

4．对内分泌系统的影响

（1）对下丘脑 - 垂体 - 肾上腺皮质的作用。

（2）对下丘脑 - 垂体 - 性腺轴的作用。

（3）对下丘脑 - 垂体 - 甲状腺轴的作用。

5．对心血管系统的影响。

6．对造血系统的影响。

7．对消化系统的影响。

8．延缓衰老作用。

综上所述，补虚药的药理作用非常广泛，几乎影响机体的每个系统，补虚药的这些作用为其临床应用提供了依据。

补虚药的主要药理作用总括表

分类	药名	免疫系统					内分泌系统		物质代谢				心血管系统					造血系统	改善消化功能	其他
		升高白细胞	增强吞噬功能	增强细胞免疫	增强体液免疫	健脑益智	下丘脑-垂体-肾上腺轴	下丘脑-垂体-性腺轴	蛋白质	降血糖	降血脂	清除自由基	强心	扩张冠脉血管	扩张脑血管	扩张外周血管	降血压			
补气药	人参	+	+	+	+	+	+	+	+	+	+	+	+	+	+	+	+			抗应激、抗肿瘤、抗胃溃疡
	党参	+	+	+	+	+							+	+	+	+	+	+	+	抗应激、镇静
	黄芪	+	+	+	+	+	+				+	+			+	+	+	+	+	利尿、抗微生物
	甘草		+	+	+	+	+						+							保肝、抗炎、抗微生物、解毒、解痉、祛痰
	刺五加	+	+	+	+	+	+	+	+	+	+	+	+	+	+					
	白术	+	+	+	+	+	+	+	+							+	+	+		利尿、抗凝血、抗肿瘤

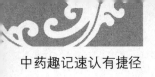

续表

分类	药名	升高白细胞	增强吞噬功能	增强细胞免疫	增强体液免疫	健脑益智	下丘脑-垂体-肾上腺轴	下丘脑-垂体-性腺轴	蛋白质	降血糖	降血脂	清除自由基	强心	扩张冠脉血管	扩张脑血管	扩张外周血管	降血压	改善消化功能	造血系统	其他
补血药	当归	+	+	+	+							+	+	+	+	+	+			子宫双向性作用、平喘、保肝、利胆
	白芍	+	+	+									+	+	+	+	+			镇静、镇痛、抗惊厥、抗炎、保肝
	何首乌		+	+	+	+					+	+	+	+						抗菌
	熟地		+									+							+	利尿、抗真菌
	阿胶	+		+								+							+	
补阴药	枸杞子		+	+	+	+							+	+	+	+			+	抗肿瘤
	沙参	+	+	+	+															解热、镇痛、祛痰
	麦冬	+	+				+	+			+		+		+				+	抗炎
	女贞子	+	+	+		+				+		+		+	+				+	利尿、止咳、保肝
	山茱萸	+	+	+	+							+	+		+	+				抗菌、利尿
补阳药	鹿茸	+		+						+			+			+				抗应激
	淫羊藿	+	+	+						+						+				抗炎
	冬虫夏草	+	+	+	+						+	+		+						
	补骨脂		+	+							+	+	+	+						平喘、抗肿瘤、改善肾功能
	菟丝子		+	+	+	+					+	+	+							抗菌、致光敏作用

收涩药

凡以收敛固涩为主要作用的药物称为收涩药。《本草纲目》记载："脱则散而不收，故用酸涩之药以敛其耗散。"本类药物大多性味酸、涩，分别具有敛汗、止泻、固精、缩尿、止带、止血、止咳等作用。用于治疗久病体虚、正气不固所致的自汗、盗汗、久泻、久痢、遗精、遗尿、久咳虚喘以及崩带不止等滑脱证候。

收涩药的主要药理作用为：

1．收敛作用。

2．抑制腺体分泌作用。

3．抗菌作用。

4．止泻作用。

收涩药的主要药理作用总括表

药物	收敛	抗菌	止泻	其他
五味子	+	+		保肝降酶、调节中枢兴奋抑制过程、兴奋子宫、扩张冠脉血管、抗衰老、抗溃疡
山茱萸	+	+		调节免疫功能、降血糖、升高白细胞
乌梅	+	+		抗过敏、收缩胆囊、驱蛔虫
罂粟壳	+		+	抑制腺体分泌、镇痛、镇咳
石榴皮	+	+	+	降血脂
诃子	+	+	+	驱虫、止血
乌贼骨	+			抗溃疡、抗辐射
五倍子	+	+		
赤石脂	+		+	吸附作用
禹余粮	+		+	吸附作用

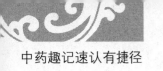

第六章

明确毒性药物与食物的毒性

本章内容：介绍医食同源与药食用源的知识，以及部分中药的毒性与部分食物（变质带毒）的毒性，以便中医师临床治病用药，明白毒性中药配方后的作用及副作用。例如：使用麻黄配方时，医生都明白"麻黄不过钱，过钱有麻烦"。如果治疗一个久病不愈的支气管哮喘病人，用麻黄量少了，达不到治愈的效果，剂量大了又怕麻黄碱中毒。配方时，用"麻黄与石膏相伍"配方较合理。

第一节　有毒中药及其毒副作用

凡是有毒的中药，都要经过加工炮制，把大部分毒性变小，变成微毒后再配方使用，特别是单味中药，经过提取后，使用时更应该注意。

1．毒性中药品种

水银、生马钱子、生川乌、生草乌、生白附子、蟾酥、生半夏、生南星、生巴豆、红娘子、生甘遂、生狼毒、生藤黄、生千金子、闹羊花、雪上一枝蒿、红升丹、白降丹、洋金花、红粉、轻粉、雄黄、雷公藤、杜鹃、牵牛、毒芹、使君子、芫花、栝蒌、苦参、藜芦、大戟、鸦胆子、毛茛、商陆、曼陀罗、万年青。

2．中药的毒副作用

（1）中枢神经系统的毒、副作用。如番木鳖、汉防己、乌头、莪术、斑蝥等，其毒性成分主要是生物碱，对中枢神经系统可产生先兴奋后抑制作用，如中毒严重则可引起中枢麻痹而死亡。如马钱子（番木鳖）主要含士的宁和马钱子碱，毒性大，其致死量为 0.1～0.12 克。又如，乌头类药物是中医治病之要药，使用中出现中毒屡有发生，近三十多年来因乌头类药中毒的报道近两百篇，中毒者 2000 多例，这仅为文献报道，民间用药中出现中毒病例尚难统计，因此实际的中毒、死亡可能更为严重，应引起足够的重视。乌头类药物中毒主要是其所含的乌头碱所致。乌头碱 0.2 毫克即可出现毒性反应，3～4 毫克即可致人死亡。此外，曾见北京地区饮用山豆根水预防感冒而造成百余人中毒、七人死亡的资料报告。此外，红花油可引起中枢兴奋，南星等可致痴呆，黄药子、苦豆子可致幻觉。

（2）心血管系统的毒、副作用。常见的中毒症状有心悸、胸闷、心律失常等心电图改变。含乌头碱类药物（如川乌、草乌、附子、雪上一枝蒿、搜山虎等）用量过大、炮制不当、煎煮失法或机体对该药敏感性的不同，都可产生中毒。临床以心律失常和心电图改变为特征。又如，含强心苷类药物（如蟾酥、罗布麻叶等）也可产生类似洋地黄中毒的表现。

（3）对消化系统的毒、副作用。中药大多数为口服，不少药物和制剂对胃肠道有刺激作用，如决明子、大戟、青木香、苦参等可引起恶心；了哥王、鸦胆子等可引起呕吐；甘遂、芫花、常山、苍耳子等可引起腹痛、腹泻，毒性成分多为泻素、毒蛋白、脂肪油和生物碱等。巴豆主含巴豆油，毒性大，外搽可致皮肤水泡，内服 1/4 滴即可致猛泻，服半滴至一滴即可产生严重症

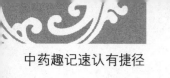

状，内服 12～20 滴即足以致死。中药复方制剂（如牛黄解毒片、藿香正气水、白虎汤、大承气汤等）可引起胃肠道的不良反应。

（4）对肝、肾的毒、副作用。目前已发现 100 多种药对肝脏有一定的损害作用。桑寄生、姜半夏、蒲黄可引起肝区疼痛，苍耳子、川楝子、黄药子、雷公藤等可引起肝脏的损害。此外，黄丹、铅粉口服均可引起肝肿大、谷丙转氨酶和黄疸指数升高等。对肾脏的毒性常常是药物中毒的结果，其严重程度与剂量有关。斑蝥对肾脏的损害最为常见，每日用量超过 1.5 克即可中毒，表现为腰痛、尿频、尿少、血尿，最后导致肾衰。其他如云南白药、木通、泽泻、肉桂、苍耳子以及复方斑蝥散等对肾脏均有不良的影响。

此外，白果、苦杏仁、五味子等可引起呼吸困难；肉桂、两面针等可引起咳嗽；百部、苍耳子、山豆根等可引起呼吸衰竭；斑蝥、鸦胆子、巴豆对皮肤有刺激性等。

中药也可引起过敏反应，有报道能引起过敏反应的中药已达 150 余种，还有过敏性休克的报道，其发病急、变化快。可引起过敏反应的中药有地龙、五味子、金银花、三七、冰片、大青叶、板蓝根、丹参、桑椹、附子、苦参、穿心莲、鹿茸、川芎茶调散、大黄苏打片、鹿茸精、云南白药等。能引起过敏性休克的中药及其制剂有鸦胆子（外敷）、鱼腥草注射液、复方地龙注射液、云南白药、六神丸等。

雷公藤为免疫抑制剂，广泛用于类风湿性关节炎、慢性肾炎和红斑性狼疮等的治疗，在治疗中发现它对人体外周淋巴细胞染色体有损伤作用，长期接触可使细胞染色体畸变。动物实验表明，雷公藤的剂量超过 25 毫克/千克，可使小鼠染色体畸变。板蓝根水煎液（1 克/毫升），每次 0.3 毫升灌服 15 天，可致小鼠骨髓细胞染色体畸变。

另有报告称，在动物饲料或饮水中混入不同剂量的常用中药，如槟榔、款冬花、紫草、藿香、石菖蒲、巴豆油等，长期喂饲，则可引起不同的肿瘤生长，如恶性纤维间质肿瘤、肝血管内皮肉瘤、肝癌等。至于对人类有多大危险性，尚待研究。

综上可见，中药及其制剂不完全是"有病治病，无病健身，安全可靠"。无病或保健最好少用药物，治病时也应注意合理用药，尽量避免和减少其对机体的不良影响。

中药对机体产生不良反应的原因很多，如药物品种复杂，盲目滥用，用量过大，炮制不当，或未经炮制，配伍不当，误用误服，以伪代真，药不对症，长期服用，煎煮失法及个体差异等，均可引起不同程度的不良反应。自20世纪60年代后期以来，世界各国相继建立了药品不良反应的监察报告制度，以利于及时发现药品临床应用中出现的不良反应。目前我国对中药不良反应的临床和实验研究都很薄弱，对此必须引起足够的重视，加强对中药不良反应的监察，以保障中药的安全用药。

第二节　服药的禁忌

当机体发生疾病时，精神治疗与药物治疗都具有重要的作用，其中药物治疗则更为广泛。如何恰到好处地运用药物是医生的天职。但是，如何服用药物，使药物更好地发挥作用，以收到药到病除的效果，却是每一位患者需要了解和熟知的。

1．服中药的禁忌

（1）服用人参及其他滋补性中药后，不能吃萝卜。因为萝卜是消食通气的，会降低疗效。

（2）服用清热凉血的药物之后，不能吃辣椒。因为辣椒发热量大，会抵消药性。

（3）过敏症、哮喘、皮肤病患者，服药期间不能吃鸡、鱼、虾、蟹、羊肉和大蒜等食物。

（4）服用茯苓，忌用醋；服用麦冬，忌食鲫鱼；服用荆芥，忌吃鱼蟹；服用蜂蜜，忌吃葱；服用白术，忌食大蒜；服用甘草、桔梗，忌食猪肉。

（5）服中药时忌喝茶。因为茶叶内含单宁酸，能阻止人体吸收中药里的多种成分。

（6）对肝脏有害的中药很多，常见的有朱砂、大枫子、半边莲、洋金花、鸦胆子、三七。

（7）有心脏病的人，不能服用麻黄。

（8）月经过多，或在月经期中，不能服丹皮、川芎、三棱、莪术、牛膝、

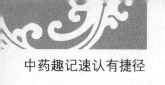

牛黄、番泻叶。

（9）有青光眼的人，不可用洋金花、熟地。

（10）身体虚弱者，慎用大戟、甘遂、芫花，不能用巴豆、洋金花、胆矾、明矾、斑蝥。

（11）孕妇不宜用丹皮、犀角、牛黄、木通、通草、冬葵子、干姜、枳实、洋金花、代赭石，不能用射干、大黄、芒硝、番泻叶、芦荟、甘遂、大戟、芫花、巴豆、牵牛子、商陆、附子、乳香、没药、三棱、莪术、桃仁、牛膝、穿山甲、水蛭、虻虫、王不留行、雄黄、磁石、轻粉、皂矾。

（12）服中药常山忌葱；服用生地、熟地、何首乌忌葱、蒜、萝卜；服用薄荷忌鳖肉；服鳖甲忌苋菜；服乌鸡白凤丸忌苋菜；服香附忌牛肉。

2．服西药的禁忌

（1）忌酒。酒能促进胃酸分泌，同服阿司匹林会损害胃部，导致溃疡出血。而同服痢特灵、灭滴灵时，会出现恶心呕吐、头晕心跳、腹痛腹泻等症状。有些人在酒醉时服用冬眠灵、巴比妥、奋乃静等镇静药，严重时会导致死亡。

（2）忌油。患有消化系统疾病时，应避免食用油腻食物，否则使药物不能达到预期的效果。

（3）忌蛋白质。患有痛风者，忌大量食用鱼肉等含嘌呤类食物，否则在治疗时难以奏效。

（4）忌茶。茶内的单宁酸往往会造成毛地黄、铁剂、中成药的有效成分发生沉淀，使人体不易吸收。服用胃蛋白酶或多酶片时若饮用茶，只会使药物中的蛋白质凝固，使得疗效不佳。

（5）忌奶。服用铁剂、四环素、土霉素时，同时服牛奶、豆类制品及海带等食物，会降低药效及影响正常的吸收作用。

（6）忌盐、糖。肾炎及高血压患者，若摄取食盐过多，将加重水肿，并使血压升高。吃糖较多，会使糖尿病患者加重胰岛细胞的负担。与此同时，苦味药也不宜与糖同服。

3. 哪些药物不宜用热开水服

在服用散剂药物时常常用开水冲服，以使药物溶解而便于吞下，这是众所周知的。在给小儿服药时，常将药物研成粉末，用水溶化后再服。值得注意的是：有的药物是不宜用开水冲服的，否则会降低药效，甚至完全失效。

胃蛋白酶合剂、胰酶片、多酶片、酵母、乳酶生、维生素C、小儿麻痹糖丸等，这些药物遇热易破坏失效，服用时不宜用开水冲化，而应用温开水送服。小儿麻痹糖丸则宜用凉开水送服。

各种止咳糖浆，其止咳作用部分，是将糖浆口服后覆盖在发炎的咽部黏膜表面，以减轻对黏膜的刺激而缓解咳嗽。若用开水冲服，会使药液稀释而利于迅速吞下。然而，这样会使糖浆失去效用。

4. 滥用补药有损健康

有些年轻人为了表示孝敬之情而给老人买补药，让老人补补身体。这样做本无可厚非，但是，结果并不能如愿以偿。某些老年人希望健康长寿和保持精力旺盛，经常服一些市场上十分红火的补药，满以为能补出健康，反而吃出了毛病。

中医认为，补药是用来治病的，不能等同于一般食物。补药只适用于虚证病人，对身体健康、脏腑功能正常之人，并无强身健体及延年益寿的作用。滥用补药，反而会导致阴阳失调，使正常的脏腑功能受到干扰，影响人体健康甚或引起疾病。所以，那种认为"补药无副作用"、"有病能治病"、"无病能强身"的观点是不正确的。

滥用补药的另一种现象是补不对症。即使有虚证需要服用补药的人，也应根据个人的体质，选择相应的补药，才会收到良好的效果。中医将虚证分为气虚、阴虚、血虚、阳虚、气血两虚、阴阳俱虚六类。因此，补药也有补气药、补阳药、补血药和补阴药等诸种。补法和功用如果不加以选择，盲目服用，就会产生不良后果。如银耳、天冬、枸杞子、生地是滋阴药，阳虚痰湿重的人不宜用，否则会影响食欲，引起消化不良和腹泻。人参、鹿茸是温补药，阴虚火旺的人不宜服用，用后会出现口干舌燥、咽痛、便秘、烦躁、头晕，甚至会口鼻出血。此外，在服用补药期间，如果又兼感冒或积食，就

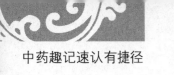

需要停服补药，先治感冒或消化积食。也有人服补气药后会产生胸闷腹胀、食欲不振等"气滞"现象，可适当配伍陈皮、砂仁、木香等理气药同用。中医对服用补药的方法很有研究，需要服用补药的患者，务必向医生咨询。

第三节　明确食物中毒的原因

1．细菌性食物中毒

食物中毒是由于进食被细菌及其毒素污染的食物所引起的急性感染中毒性疾病。

主要原因是食物在制作、储存、出售过程中处理不当，被细菌污染，食后引起胃肠炎及中毒症状。按原因分为两类：第一类是细菌性食物中毒。主要致病菌为沙门菌属、嗜盐菌、变形杆菌、大肠杆菌、副大肠杆菌、韦氏杆菌。这类中毒的特点是食物在食用前未经高温蒸煮，或高温蒸煮后再次被污染，细菌在肠道内大量繁殖而引起急性感染。临床除表现为恶心、呕吐、腹痛、腹泻等胃肠道症状外，还可伴有发热和脓血便。第二类是毒素性食物中毒，致病菌为肉毒杆菌、葡萄球菌、链球菌。这类细菌在食物中大量繁殖，产生外毒素，被肠道吸收而引起中毒症状。细菌外毒素在一般高温下不被破坏，所以这类中毒即使食物在食用前经过高温蒸煮，食后仍可发生中毒。

流行病学：短时间内食用同种食物的人同时或相继发病且症状相似，但也有散发病例；一年四季均可发病，以夏、秋季多见，呈暴发性发病；人类对此病普遍易感，并可反复感染发病。

临床特点：潜伏期一般 2～24 小时，也可长达数天；病情轻重与进食毒性食物的量有关，量多者病情较重。

不同细菌引起的食物中毒的特点不同，分述如下：

（1）沙门菌食物中毒：多因食用被细菌污染的肉类、蛋、牛乳、羊乳引起。潜伏期一般 6～12 小时，起病急，出现恶寒、发热、恶心、呕吐、腹痛、腹泻，大便为黄绿色水样便，有恶臭，有时为脓血便，伴里急后重，每日数次至 20 余次，出现脱水、酸中毒。个别病人出现皮疹，病程 1～3 周。

（2）嗜盐菌食物中毒：多因吃海产品及盐腌食品引起。潜伏期 8～18 小时。首先出现上腹部或脐周痛，随后呕吐、腹泻，大便呈洗肉水样或脓血便，发热（38℃左右）。

（3）肠道杆菌类食物中毒：大肠杆菌、副大肠杆菌、变形杆菌、韦氏杆菌及链球菌是人体条件致病菌，只有条件符合且大量繁殖后才致病。此种中毒潜伏期4～12小时，症状较重，很少发热，无里急后重，大便为稀水样便，有恶臭。

（4）葡萄球菌食物中毒：多因食剩菜、剩饭引起。潜伏期3小时以内，起病急，呕吐较重，可达20余次，重者呕吐出胆汁，腹泻相对较轻，可有不同程度的水、电解质紊乱表现，病程短，一般1天左右即可恢复。

（5）肉毒杆菌食物中毒：肉毒杆菌在厌氧条件下繁殖产生外毒素（肉毒毒素），属神经毒素，主要侵犯中枢神经系统、运动神经系统，植物神经末梢也可受累。多因吃罐头、腊肠、咸肉等密封缺氧储存的食品引起。潜伏期较长，一般12～48小时。潜伏期越短，病情越重，预后越差。少数病人可有急性胃肠炎症状，或有乏力、头晕、口干、咽痛。同时或稍后出现神经系统症状。首先表现为头痛、头晕、口干、乏力，随后出现复视、视力模糊、瞳孔散大、眼睑下垂等眼肌麻痹症状和体征，进而失音、言语及吞咽障碍、呼吸困难、下行性骨骼肌麻痹，严重者可致呼吸肌麻痹或心肌麻痹而死亡。

生活宜忌：①鱼、蛋、乳、菜等食品的加工、制作、储存、销售过程要严格管理，防止污染变质。放置过久的剩菜、剩饭不要食用。②检查牲畜肉：加强检疫，不吃病死牲畜肉、动物内脏等易污染食物，必须洗净、经高温煮熟后食用，同时注意防止污染。③防止工作人员污染：对工作人员加强体检，若患有化脓性皮肤病时，应暂停或调换其工作。

2. 常见真菌性食物中毒

（1）黄曲霉素中毒：黄曲霉素常寄生在花生、玉米、大米、小麦等农作物中。急性中毒时患者出现恶心、呕吐、腹痛、厌食，进而出现肝脏肿大、肝功能异常、黄疸、肾功能衰竭。慢性中毒时可造成胃癌和肝癌。

（2）黄变米中毒：由青霉菌引起，主要存在于大米中，使大米呈黄色。急性中毒时出现胃肠道反应、肾脏及肝脏损害，更严重的表现为反复惊厥、呼吸抑制而死亡。慢性中毒发生溶血性贫血或癌变。

（3）臭米面中毒：臭米面是将玉米、高粱米、小米等以水浸泡发酵制成。

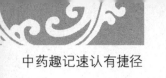

引起中毒的臭米面是被镰刀霉菌和青霉菌属污染所致。急性中毒时，表现为恶心、呕吐、腹痛、腹泻、消化道甚至全身出血，肝肾功能损害、抽搐、昏迷、呼吸抑制而死亡。

（4）霉变甘蔗中毒：霉变甘蔗中毒常发生在儿童，主要毒物是节菱孢霉菌分泌的一种耐高热小分子物质 3-硝基丙酸。急性中毒发生迅速，约进食后 15 分钟至 48 小时发病，主要损害中枢神经系统，出现头晕、头痛、阵发性抽搐，重者反复惊厥、昏迷、肝肾损害而死亡。

第四节　防治十八种有毒食物中毒

1. 含氢苷果仁及氰化物中毒

（1）概述：蔷薇科植物中，杏仁、桃仁、苦扁桃仁、梨子仁、枇杷仁、梅仁等多种植物种子均属氰甙类，这些核仁均含苦杏仁甙及苦杏仁甙酶，食用过量可致中毒。

（2）毒理：苦杏仁甙可被消化道中的胃酸或苦杏甙酶和樱叶酶等水解，水解产物有氢氰酸、苯甲酸及葡萄糖。氢氰酸的氰酸离子在组织细胞内能很快与细胞色素及细胞色素氧化酶的二价铁结合，使其失去传递电子的作用，进而发生细胞内窒息，产生细胞中毒性缺氧症，最终出现呼吸麻痹而致死。氢氰酸对中枢神经系统的影响是先兴奋后抑制，可先发生惊厥而后麻痹。氢氰酸部分从肺呼出，而大部分在体内与巯基结合，形成巯氰化物，由肾脏排出体外。

（3）中毒预防：苦杏仁生食毒性最大，炒食次之，煮食最小。另外，苦杏仁、桃仁比甜杏仁的毒性大数十倍。成人误食苦杏仁 40 ~ 60 粒、小儿误食 10 ~ 20 粒即可引起中毒。

2. 扁豆中毒

（1）病因：扁豆（又称四季豆、菜豆角）中含有豆素毒蛋白，具有凝血作用，加热可被破坏；另外其还含皂毒，对胃黏膜有刺激作用，可引起溶血，大量食入未熟透的扁豆可致中毒。

（2）诊断：有食扁豆史，同食者于食后数小时同时发病，症状相似。临床表现为胃肠道刺激症状，如胃部烧灼感、恶心、呕吐、腹痛、腹泻、头晕乏力、肢体麻木，可伴有脱水、酸中毒。

（3）防治：①治疗：轻者无需治疗；重者可根据情况给予催吐、洗胃导泻、纠正水和电解质紊乱等处理。②预防：扁豆应炒熟，豆浆须煮沸数分钟，以破坏其所含的毒皂甙。生豆要先浸泡，换水，待发芽或炒熟后方可食用。

3. 荔枝中毒

（1）概述：此为连续多次进食大量荔枝所引起的疾病。多发生于荔枝收获的季节。

（2）毒理：目前对荔枝的毒性成分及中毒机制尚不清楚。已知其种子含La-次甲基环丙基甘氨酸，有降低血糖的作用。目前认为荔枝中还含有某种毒素，可导致肝脂肪变性、食欲减退，以致体内储糖量减少而发生低血糖。

（3）中毒症状：初期有食欲减退、恶心、呕吐症状，随着病情的发展可出现低血糖症状，多于清晨空腹时突然发病，表现为头晕、多汗、面色苍白、乏力、心悸、肢冷，也可出现饥饿感、口渴、腹痛、腹泻，严重者突然昏迷抽搐、呼吸不规则、脉搏细数、血压下降、心律失常、瞳孔缩小，甚至死亡。血液化验见血糖降低。

（4）中毒解救及预防：①治疗：轻者口服糖水或葡萄糖液，重者立即静脉注射50%的葡萄糖液4～60毫升，对症治疗。②预防：不要连续大量进食荔枝。

4. 毒类海参中毒

全世界的海参约有1100种，致毒海参30种，我国已知毒海参18种，其中有4种较为常见，包括紫轮参、荡皮海参、海棒槌、刺参。

（1）形态特征及分布：海参外形圆或长圆形，体内含海参毒素，毒素主要集中在居维叶氏器内，仅有少数海参体内有居维叶氏器，有的海参体壁中也含有较高浓度的海参毒素。海参多生活在岩礁底、泥沙底、珊瑚礁和珊瑚沙泥底，活动缓慢。有毒海参在我国各海区沿海海岸普遍存在，但分类具有一定的区域性。

（2）毒性成分与毒理：由居维叶氏器提取海参毒素，进一步离析出海

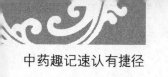

参毒素或属于萜烯系的三羟基内酯二烯，具有很强的溶血作用（比皂角甙溶血作用强 10 倍），人误食致毒海参或接触由海参消化道排出的黏液均可引起中毒。

（3）中毒症状：①局部症状：因接触中毒者，局部可有红、肿、热、痛炎症反应，局部可起水泡。毒液接触眼内，可致失明。②全身症状：因食用中毒者可有消化障碍、四肢瘫软、尿潴留、肠麻痹、咯血、呕血、膝反射消失，严重者全身肌肉麻木。

5．海胆类中毒

（1）特征：海胆多呈球形，少数呈扁平的盾形或心形。其有坚固的壳，壳上有许多能动的棘，具有倒钩，可增加机械损伤。海胆体表的叉棘具有毒液，有些海胆的生殖腺有毒。海胆广泛分布于各海洋中，从沿海岸到 5000 多米的深海均有分布，它们多生活在岩礁下、石缝中和珊瑚礁内，有的潜在泥沙内。

（2）毒性成分及毒理：叉棘内含有浓缩的透明黏液，呈酸性，耐热，具有溶血和麻痹作用，被蜇伤时可产生剧痛。

（3）中毒症状：剧痛持续 1 小时左右，并伴有红肿、烧灼感，伤口变紫黑色，变色持续 3～4 天，重者局部可继发感染或溃疡，经久不愈。

6．蛤类中毒

蛤生活在水中，大部分是海产，种类繁多，分布广，经济价值很高，但少数种类含毒素，如文蛤及四角蛤蜊，若食用过量或食法不当可引起中毒。

（1）形态及分布特征：文蛤贝壳大而厚，呈三角形，多生活在海水盐度较低的河口附近，是我国、朝鲜和日本最常见的贝类。四角蛤蜊的贝壳呈四角形，壳顶中部膨隆，广泛分布于我国和日本的沿海。

（2）毒性成分及毒理：蛤的有毒部位主要在肝脏及消化腺。蛤类主要摄食海水中浮游的海藻，这些海藻被蛤摄食后可生产一种贝类麻痹性毒素。该毒素生产毒性强，易溶于水，耐热不耐碱，对蛤类本身无影响，但对人体有害，可阻滞神经传导和骨骼肌细胞的极化，具有类似河豚毒素的作用，但降压作用较弱。

（3）中毒症状：食后数小时首先出现口唇、舌尖发麻，逐渐发展到四肢末端，继而出现头晕、恶心、腹泻，严重者出现言语不清、瘫软、呼吸困难，甚至呼吸麻痹。

（4）中毒解救及预防：①排毒：早期用20%的碳酸氢钠溶液洗胃，然后用肥皂水灌肠导泻。静脉输入葡萄糖液，促进毒素的排泄。②对症治疗：呼吸困难时吸氧，必要时进行人工呼吸。③预防：避免过量食用，烹调时加少量小苏打烧煮，可破坏部分毒素。

7．毒类海星中毒

海星种类极多，全世界约1200种。已知致毒海星约9种，其中我国有5种。海星除毒棘刺伤人体造成中毒外，还食贝类幼苗，给贝类养殖业造成危害。有的海星如海燕、多刺海盘车，虽有毒，但可治病。

（1）形态及分布特征：海星类动物身体扁平，呈星状，有5～40个数目不等的腕，体外具有许多棘、疣、颗粒和叉棘。其叉棘表皮含有腺细胞，能分泌毒素，与人接触后，可引起中毒，食入致毒海星也可发生中毒。海星广泛分布于各个海洋的浅海到几千米深水，我国各海区均有，多生活在沙泥底、岩礁和珊瑚礁内。海星多为食肉性，主要吃软体动物和其他棘皮动物。

（2）毒性成分及毒理：海星毒素是一种皂角甙，具有很强的溶血特征，溶血指数约7000，溶于水和含水醇，不溶于脂质溶剂。从多棘海盘车中取得的海星皂素A和B具有抑制精子活动能力、诱发排卵和排精的作用。

（3）中毒症状：海星叉棘表面的黏液与人的皮肤接触后可引起中毒，中毒症状局部较重，全身反应较轻，很少引起严重的后果。局部症状：接触毒液后局部可出现瘙痒、肿胀。

8．蚕豆中毒

（1）概述：蚕豆病又称蚕豆黄或胡豆黄，是由于进食蚕豆或吸入蚕豆花粉而引起的急性溶血性疾病。发病与患者红细胞中的6-磷酸葡萄糖脱氢酶缺乏有关；也可能由于对蚕豆或其花粉过敏所致。本病有地域性和家族倾向。

（2）临床表现：本病多发生在种植和喜食蚕豆的南方各省区，有较强的季节性，多发于3～5月蚕豆开花和成熟的季节。本病儿童发病率较高，占

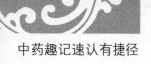

80%，且男性发病率高达 90%。患者食入蚕豆或吸入蚕豆花粉后，数小时至两天内发病，主要表现为急性溶血，出现恶心、呕吐、腹痛、腹泻、寒战、发热、贫血、黄疸、酱油样尿（血红蛋白尿）、肝脏肿大等，严重者可发生惊厥、昏迷、休克，甚至死亡。

（3）实验室检查：红细胞和血红蛋白显著下降，网织红细胞和白细胞计数增高，红细胞脆性试验正常。血中间接胆红素和黄疸指数增高。新鲜血涂片可见红细胞内有大量较大的圆形小体，称珠蛋白小体。骨髓检查示原始红细胞和早幼红细胞增加。尿镜检无细胞或偶见红细胞，潜血试验阳性，尿胆原正常。

（4）治疗：立即停吃蚕豆，或避免接触蚕豆花粉，且告诉患者以后不要吃蚕豆。

9．银杏中毒

（1）概述：银杏（俗称白果树、公孙树）为落叶乔木，是我国特产。有毒部位：肉质外种皮含白果二酚、白果酚、白果酸、氢化白果酸及氢化白果亚酸等酚酸性有毒成分。种仁含有白果二酚及白果酸等毒性成分。种仁（白果）绿色的胚中亦有毒性。

（2）毒理：肉质外种皮中的酚酸性成分接触皮肤后能引起漆毒皮炎，尤以白果二酚的毒性较大，接触后经皮肤吸收，通过小肠及肾排泄，可引起胃肠炎、肾炎及溶血。种仁食入后，毒素进入小肠再吸收，作用于中枢神经而出现中枢神经系统损害及胃肠道症状。白果毒性经热处理后减弱。

（3）中毒症状：中毒程度与服量、年龄及体质有关，儿童多较重，其中毒食量为 10 ~ 50 粒。潜伏期为 1 ~ 12 小时，轻者表现为呆滞、反应迟钝、食欲不振、口干、头晕、乏力，1 ~ 2 天痊愈。重者出现发热、头痛、恶心、呕吐、腹泻，继而出现烦躁、恐惧、抽搐、四肢强直、呼吸困难、紫绀、神志不清、脉搏细弱、瞳孔散大。

10．白薯中毒

（1）概述：白薯又称红薯、甘薯、地瓜、山芋等。因其块根含丰富的淀粉、维生素，且味道甜美，故被广泛食用，但食用霉烂的白薯可致中毒。

（2）毒理：霉烂薯的病变部位呈暗褐色，不规则圆形硬斑，由于真菌中的襄子菌寄生所致。襄子菌产生的毒素有苦味成分 4- 薯醇，对人的胃肠道及神经系统具有刺激作用，并可引起急性溶血。该毒素耐高温，故无论水煮、蒸或烤食后均可引起中毒。

（3）中毒症状：一般食后 24 小时内出现头痛、头晕、恶心、呕吐、腹痛、腹泻，严重者可有发热、呼吸急促、抽搐、瞳孔散大、昏迷，甚至死亡，并可出现急性溶血性贫血。

（4）中毒解救及预防：①治疗：催吐、洗胃、导泻；对症治疗。②预防：霉烂的白薯无论生、熟都不能食用。

11．芦荟中毒

（1）概述：芦荟为多年生草本植物，可作药材，具有泻下作用，全株或其叶中的液汁及干燥品均有毒，致毒成分为羟基蒽醌衍生物类，主要为芦荟甙及少量的异芦荟甙。芦荟内服过量可致中毒，出现严重的腹泻，严重者造成肾损害，孕妇可发生流产。

（2）中毒症状：成人内服超过 0.25 克可出现恶心、呕吐、腹痛、腹泻，出血性胃炎可致吐血、便血、里急后重、盆腔器官充血、腰痛，肾脏损害可出现尿少、血尿、蛋白尿等。

（3）中毒解救及预防：①早期催吐、洗胃、口服蛋清、活性炭等。②静脉输液：纠正水和电解质紊乱。③对症治疗：严重的腹痛、腹泻可应用阿托品。④孕妇注意保胎：可注射黄体酮及维生素 E 等，禁用吗啡。⑤预防：严格掌握适应证和剂量，孕妇慎用。

12．菠萝中毒

本症发生于菠萝过敏者，过敏物质可能是菠萝蛋白酶。

（1）临床症状：多于食后 10 分钟至 1 小时发病，表现为阵发性腹部绞痛、呕吐、腹泻，也可出现口舌及四肢发麻、皮肤瘙痒、潮红、荨麻疹、多汗，严重者出现过敏性休克。

（2）治疗：①立即皮下注射 1:1000 肾上腺素，并给氢化可的松针加葡萄糖液静脉滴注，及时抢救过敏性休克。②尽早催吐、洗胃、洗肠。③应用抗

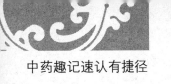

组织胺药物，如非那根、扑尔敏等。

13．马铃薯中毒

（1）概述：马铃薯又称土豆或洋芋，地下茎呈块状，含大量淀粉，可供食用，但进食大量发芽、青紫、发绿、未成熟的块茎易发生中毒。

（2）毒理：致毒成分为茄碱，又称马铃薯毒素或龙葵素，是一种弱碱性的甙生物碱，其含量因马铃薯的不同部位而异，其中嫩芽高1～2厘米时，含量最高。茄碱可溶于水，与稀盐酸或醋酸共热可被水解为无毒的茄次碱。茄碱对黏膜有强刺激作用，对中枢神经系统有麻醉作用，其对呼吸中枢的作用更强，中毒严重者可发生呼吸循环衰竭。另外，对红细胞有溶解作用。

（3）中毒症状：食后数十分钟至数小时发病，出现咽部瘙痒、烧灼感、上腹部灼痛、恶心、呕吐、腹痛、腹泻。吐泻严重者可发生水和电解质紊乱、血压下降。中毒严重者可出现发热、头痛、头晕、烦躁不安、谵妄、昏迷、抽搐、瞳孔散大、脉搏细数、呼吸困难，最终可出现中枢性呼吸衰竭而死亡。

（4）实验室检查：将马铃薯切开，将浓硝酸或浓酸滴于芽附近数滴，如出现玫瑰红色则证明茄碱存在。

14．相思子中毒

（1）概述：相思子俗称红豆、相思豆，系缠绕藤本，分布于台湾、广东、广西、云南等地。种子1～6枚，椭圆形，上部2/3呈鲜红色，下部1/3为黑色。

（2）毒理：全株有毒，以豆为甚。种子含相思子毒蛋白，包括球蛋白和脂肪，此外还含相思子碱（N-甲基色氨酸）。相思子毒性极大，0.5毫克即可致人死亡，其毒理与蓖麻子相似，均属细胞毒，两者的中毒症状很相似，如体温先升高后降低、蛋白尿、抽搐，其中所含的球蛋白毒性最强，对胃肠有刺激作用，并可引起强炎性反应。上述毒性可于加热至65℃后消失。

15．狗肝中毒

（1）毒性成分及毒理：狗肝是狗体内最大的实质性腺体，内含大量维生素A，每克狗肝含维生素A可达7万国际单位。其呈胶状，对热稳定，不易被短时间的加热所破坏，易于吸收。口服 3 ~ 4 小时后，血内维生素 A 的含量达高峰。狗肝中的维生素 A 含量与狗的品种及季节不同而有差异。成人维生素 A 的最高摄入量为 50 万国际单位，儿童为 30 万国际单位，超此数值可致中毒。故成人一次进食狗肝量不得超过 7 克，儿童不得超过 4 克。

（2）中毒症状：一般于进食后 4 ~ 8 小时发病，症状轻重与摄入量有关，常于 1 周内痊愈。①胃肠症状：出现早，消失快，恶心，呕吐，呕吐物为黄绿色水样物，厌食，无腹泻。②神经系统症状：初为剧烈头痛、头昏，严重者嗜睡、昏迷。③皮肤症状：恢复慢，可见脱皮，初起出现于口周、鼻唇沟和鼻头部，后延及手腕、手臂，严重时累及全身，脱皮呈片状或磷质状，基底红润，稍有痒感。

（3）实验室检查：取呕吐物做三氯化锑比色法测定，维生素 A 含量见增高。

16. 鱼胆中毒

由于社会上有鱼胆可清热解毒、明目及平喘止咳的说法，故因服用鱼胆而引起中毒的病例时有发生，严重者可引起死亡。鲤形目中的青鱼、草鱼、鲢鱼、鳙鱼、鲤鱼、鳊鱼、银鲴等，其胆汁中均含有毒素，属胆毒鱼类。吞服后中毒的轻重除个体差异外，主要与用量多少有关。

（1）毒理：胆毒鱼类的胆汁中，含有组织胺、胆酸和氰化物毒素，这些毒素不易被加热和乙醇所破坏，所以吞服生、熟鱼胆或以酒冲服鱼胆均可发生中毒。鱼胆毒素进入胃肠道后，迅速到达肝脏，引起肝细胞变性、坏死，发生中毒性肝炎；肾脏为主要的排泄途径，在肾脏的浓度最高，导致肾小管尤其是近曲小管急性坏死，集合管阻塞，肾小球滤过率下降，以致急性肾功能衰竭，消化系统损害，引起胃及空肠上段黏膜水肿出血。另外，心、肺、脑均可受累，进而出现上述多器官功能不全，甚至衰竭。

（2）诊断：鱼胆素的毒性极强，食后 0.5 ~ 14 小时内出现中毒症状。

17. 猪甲状腺中毒

猪甲状腺分泌的甲状腺素，含一定数量的碘，对维持正常的代谢、生长、发育有重要的作用，但摄入过多可引起中毒。猪甲状腺素耐热，67℃以上才完全破坏，故人误食后可引起甲状腺功能亢进的中毒症状。

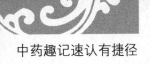

（1）临床表现：一般于误食后 24 小时内发病，食量越多，症状越重。①代谢增高：多汗，体温升高，体重减轻，严重者可高热。②胃肠功能紊乱：恶心、呕吐，严重者大便次数增多。③循环系统症状：心悸，脉率增快，血压升高，严重者血压下降，心率大于 160 次 / 分。④神经系统症状：烦躁、谵妄，甚至昏迷。⑤皮肤改变：皮疹、对称性脱皮及脱发，常在恢复期发生。⑥实验室检查：血胆固醇下降，血清蛋白结合碘测定值增高。

（2）中毒解救

1）排毒：呕吐时洗胃，腹泻时高位灌肠导泻。

2）解毒：①抑制毒物分泌甲状腺激素：口服复方碘溶液 30 滴 / 日，危重者静滴碘化钠液 0.5 ~ 1 克 / 日。②降低血中甲状腺素水平：腹膜透析、血液透析。③降低组织对甲状腺激素的效应：口服心得安，60 毫克 / 日。

18．螺类中毒

螺的种类繁多，全世界约 8 万种，广泛分布于全球各地。绝大多数可食，但少数有毒种类误食、多食或吃法不当可引起中毒。我国常见的五种毒螺为节棘骨螺、蛎放荔枝螺、风螺、红带织纹螺、泥螺。

（1）毒性成分及毒理：①节棘骨螺：其鳃 - 卜腺或紫色腺提取液中有骨螺毒素，相当于箭毒及少量 5- 羟色胺。②蛎放荔枝螺：含千里酰胆碱和丙烯酰胆碱。前者与骨螺毒素的毒性相似，能兴奋颈动脉窦的受体，刺激呼吸及交感神经节，阻碍神经肌肉的传导；丙烯酰胆碱具有神经肌肉传导性能并表现尼古丁作用，阻断神经肌肉传导，引起麻痹，阻滞神经节传导而引起血压下降，心率减慢。③红带织纹螺：肉、卵及肝脏含有贝类麻痹性毒素与神经毒，水溶性，耐热、耐酸、耐消化酶，在碱性介质中煮沸或盐腌 15 天以上有去毒作用。毒素能阻滞神经传导，引起一系列神经系统症状，但对血压无明显影响。④泥车风螺：有毒部位在唾液腺。⑤泥螺：含对日光敏感的化学物质，大量食用后可引起日光性皮炎。

（2）中毒症状：根据螺类所含毒素的不同，临床可有两类不同的表现。①皮炎型：见于泥螺过敏者，食后 3 天内发病，颜面、颈部及四肢等暴露部位经阳光照射后出现皮肤潮红、浮肿，随即呈红斑和全身荨麻疹。②麻痹型：见于荔枝螺、骨螺、泥车风螺、红带织纹螺中毒者。一般进食后 1 ~ 6 小时左右发病，年龄越小则病情越重。表现为口唇、四肢末端麻木，嗜睡，严重时出现呼吸困难，神志昏迷，四肢迟缓性瘫痪。

（3）中毒解救及预防：①排毒：早期可用手刺激咽部催吐。毒素易溶于水且在碱性液中极不稳定，可用清水及5%的碳酸氢钠溶液洗胃。口服活性炭20克或用20%活性炭悬液10毫升灌肠以吸附毒素，减少吸收。②解毒：麻痹型用阿托品皮下注射，静脉注射肾上腺皮质激素及静脉补液。③对症治疗：呼吸困难者吸氧，必要时人工呼吸。④预防：泥螺不能过量食用，上述前4种螺类禁止食用；螺肉供药用或烹调时加少量小苏打可减轻毒性，严禁生吃。

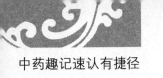

第七章
中草药的活用与妙用

　　我们要明确中药的性味、归经、功效、主治。在临床应用时，中药的炮制各不相同，有用生的，有用熟的，有用新鲜的，有用陈久的，有用炒的，有用炙的，有用烘烧的，有用炮的，有用煅的等等。剂型有汤液、膏、散、丸、丹等等。

　　关于中药的应用，我认为理论知识要实实在在地学，要有扎扎实实的中药知识。最重要的是，一定要让学生学到有实用性的知识，让理论与实践相结合，还要让学生学到天天都能看到摸到的"一源多歧"的中草药，这样从生活中学到的知识会牢记不忘，今后临床治病用药则有熟练性，对疑难怪症的治疗用药有针对性，处理问题有灵活性、可靠性及安全性。

第一节　动物类中药（一源多歧）灵活运用

　　以脏补脏，以血补血，以气补气。猪的心脏配合中药可以治疗因"心血虚"引发的心悸、失眠、多梦，我在临床治疗中治愈了一百多例先天性心脏病，运用七种动物的心脏配备炮制成功的中药，主要针对先天性心脏病的二尖瓣关闭不全与心脏卵圆孔闭合不全。

运用羊肝可治疗夜盲症，其他动物的肝脏治疗缺血型肝脾肿大；运用鸡肝配中药治小儿遗尿症；运用动物的鞭治疗精虚骨损的肾虚腰痛、无精不育、阳痿、早泄等症；运用几种动物血"以血补血"，猪、羊、狗的血可治疗恶性贫血病人。

运用动物的骨可以补骨（补钙）。猪骨、羊骨可治疗儿童"五软"；如龟板、鳖甲、龙骨、牡蛎等可补骨养肾阴；人工虎骨、豹骨可清骨毒，祛风、湿、热之邪，坚筋骨。

下面介绍与人体有关的几味药材：

1. 血余炭

即人之头发，有补阴、止血、定惊的作用，可用于治疗吐血、衄血及吐衄过度引起的眩晕、小儿惊风、癫痫等病证。

本品味甘，性微温，归心、肝经。功能止血散瘀，利尿，生肌敛疮。临床常用于以下几种情况：①咳血、吐血、衄血、尿血、便血、崩漏等各种出血证。治咳血、吐血属血分有热者，可配伍生地黄汁、藕汁、阿胶等凉血止血药同用；属气血虚弱、统摄无权者，可与补虚养血的人参、黄芪、阿胶同用；鼻衄、齿衄者，可用本品煅灰研末吹鼻，或掺于患处；便血者，配伍槐花、地榆、侧柏叶同用；若用治崩漏，可与海螵蛸、五倍子、棕榈炭等配伍。②血淋、尿血者，本品既可止血，又善利水，可单品研末服，或配伍大小蓟、白茅根同用。③石淋、尿道涩痛、频下砂石，可配伍车前子、瞿麦、海金沙等同用。④痈疽发背、溃烂诸疮者，与白蜡、麻油熬膏涂敷。内服：煎汤，6～10克；研末，1.5～3克；或入丸、散。外用：适量，研末撒敷或调涂。本品气浊，胃热者不宜用。古人谓本品有"补阴"、"（止）风惊痫热"之功，现代临床已不常用于治疗这类病证。

2. 紫河车

紫河车，又名人胞、胎盘，为健康人的胎盘。本品味甘、咸，性温，归

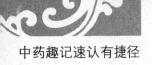

肺、肝、肾经。功能补精，益气，养血。临床常用于以下几种情况：①肾阳虚衰、精血亏损之不孕、不育、阳痿、遗精、月经不调，单用本品即效；或配伍熟地、鹿角胶、淫羊藿，以增强助阳填精之功。②体弱虚损，或病后羸瘦，属气血不足者，可单用本品，或配伍人参、黄芪、当归同用。③喘嗽日久，肺虚及肾，可配用土炒党参、麦冬、五味子等同用。④肺痨、咳嗽痰血、骨蒸潮热、盗汗，可配伍百部、白及、川贝、麦冬等以润肺化痰。⑤产后气血亏虚，乳汁不足，可单用本品研末内服。⑥白细胞减少症，可制成胎盘粉服，或与党参末同服。内服：1.5～3克，研粉装胶囊，每日2～3次，重症用量加倍；或入丸、散。新鲜胎盘可直接煮食。阴虚火旺者，不宜单用本品。

一名混沌皮，一名混元衣，即人之胞衣也。以长流水洗净，或新瓦烘干，或甑蒸风干，忌铁器。

3. 人乳汁

人乳汁，又名奶汁，为健康妇女之乳汁。本品味甘，性平，归心、肺、胃经。功能补血润燥，营养五脏。临床常用于以下几种情况：①虚劳羸瘦，气血不足，可用本品曝干为粉，并配伍人参、茯苓末为丸服。②气阴两虚之消渴病，可用本品配伍生地黄汁、天花粉末、黄连末同用，以益气养阴，除烦止渴。③血虚肠燥之便秘，可单味饮服。④肝热目赤肿痛，可用本品浸黄连取汁滴眼。内服：50～100毫升，趁热饮用；或晒干成粉末为丸服。消化不良和大便溏泻者不宜服用。

人乳还能解除中药的毒性。现代用人乳入药，只能用牛奶与羊奶代替，但效果就差远了。

4. 童便

一名回阳汤，一名还元汤，要七八岁儿童清白者佳，赤黄不可用。

童便为10岁以下健康男性儿童的小便。本品味咸，性凉，归心、肾、肺、胃经。功能滋阴降火，止血消瘀。临床常用于以下几种情况：①阴虚火旺之骨蒸劳热，可用童便配蜂蜜同用。②久咳，属肺阴虚甚者，可配生地、麦冬、沙参等以养阴润肺；肺火郁遏者，可配桑白皮、黄芩等以清肺泻火；咳甚者，配款冬花、百部等以止咳。③阴虚火旺所致的咳血、衄血、咯血，可配姜汁或韭汁少许，徐徐饮服。④产后血晕，系瘀血内阻，可用童便和酒饮，或配红花、泽兰、苏木、牛膝等活血祛瘀药同用。⑤跌打损伤，可单味饮用或和酒饮服。内服：每次温饮新鲜童便1～2杯。本品性凉而降，凡脾胃虚寒、大便溏泻、阳虚火衰、食物不易消化者均不宜应用。

现代科学用动物类中药时需注意以下事项：

（1）国家级禁用的一定不要用，为保护野生动物的生态平衡。

（2）注意辨认与检验有无病菌，选材施用。古人云："六畜疫死亦老死，不可食之，食之有毒。"

（3）虚则可补，不是虚痨证不可补之。

（4）临床应用动物类中药，适用于大病或久病后期体虚病人的善后调理。

第二节　植物类中药（一源多歧）灵活运用

1. 姜的妙用

把生姜洗干净后放入锅内，加入两种食醋（色醋、白醋各半），也可放入鸡蛋与猪蹄，同煮熟后无辛辣味，是一种虚补的食疗方法。

姜也是治病良药，如生姜皮在"五皮饮"中可治水肿病中的"皮水"（无名水肿）；生姜汁可治痰饮，也可治生半夏、生南星之毒；治妇女产后病的"生化汤"中离不了炮姜。

下面介绍关于姜类中药的适应证。

（1）生姜：本品味辛，性温，入肺、脾、胃经。功能发表散寒，温中止呕，温肺止咳，解毒。临床常用于以下几种情况：①风寒表证属轻症者，可单味煎汤加红糖热服；较重者，可配荆芥、防风、羌活等同用，如荆防败毒散。②痰饮呕吐，每与半夏同用，如小半夏汤；寒甚者，可加入吴茱萸；有热者，则可配黄连、竹茹等同用。③风寒客肺，痰多咳喘，则用姜汁配竹沥、青礞石等同用，如竹沥达痰丸。④中风痰饮，口噤不语，可用生姜汁与竹沥同服。⑤解半夏、南星、乌头、附子等毒，当服用这些有毒中药后出现喉舌胀痛、麻木、灼热等毒副反应时，可用生姜汁少许，加醋30～60克口服或含嗽。其亦可解鱼蟹等中毒。内服：煎汤，3～10克；单用或解毒用，15～30克；或捣汁饮。本品辛温走散，易耗气血，且助火邪，阴虚火旺之体

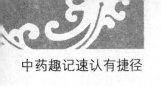

不宜服用。

（2）干姜：本品味辛，性热，归脾、胃、心、肺经。功能温中祛寒，温肺化饮，回阳通脉，温经止血。临床常用于以下几种情况：①感寒心腹卒痛，寒积吐泻，可用本品单味研服，或配伍高良姜以加强温中祛寒之力，如二姜丸。②脾胃虚寒，脘腹冷痛，喜温喜按，吐泻清稀者，常配人参、白术等同用，如理中丸；如虚寒甚，四肢不温者，可入附子以进温阳之效，如附子理中丸。③呕吐属寒饮内停者，配半夏以温胃化饮，降逆止呕，如半夏干姜散；上热下寒，寒热隔拒，食入即吐者，配黄连、黄芩、人参以温下清上，如干姜黄芩黄连人参汤；妊娠呕吐，配半夏、人参以益气安胎止呕，如干姜半夏人参丸。④寒热互结，干呕或呕吐，兼有脘痞肠鸣者，可配黄连、半夏等辛开苦降，开结除痞，如半夏泻心汤。⑤痢疾，久痢阴伤，寒热错杂，便下脓血者，可配黄连、当归、阿胶等同用，寒热并调，坚阴止痢。⑥寒饮咳喘，痰多清稀，常配细辛、五味子、茯苓等以温肺散寒化饮，如小青龙汤、苓甘五味姜辛汤。⑦阳气暴脱，汗出肢冷，脉微欲绝之亡阳证，每与附子同用，以助附子回阳之力，又可降低附子之毒性，有协同作用，如四逆汤、通脉四逆汤、干姜附子汤等；如汗出不止者，还可配伍人参、山萸肉以加强益气敛汗之功。⑧各种虚寒性出血，多用生姜炮黑后应用（即炮姜）。如吐血、衄血伴有畏寒肢冷、舌淡脉细者，可配伍人参、艾叶、白术等益气温阳、健脾止血之品同用；崩漏下血，则可与附子、熟地、山萸肉等同用。⑨寒湿腰脊冷痛、身重者，可配茯苓、白术、甘草同用，如甘草干姜茯苓白术汤。内服：煎汤，3～10克；或入丸、散。温中散寒、温肺化饮、回阳救逆宜生用；虚寒性出血、泄泻者宜炮黑用。本品辛温助热，凡阴虚内热、血热妄行者应禁用。

（3）姜黄：为姜科植物姜黄的根茎，主产于四川、福建、江西等省。本品味辛、苦，性温，归肝、脾经。功能破血行气，通络止痛。临床常用于以下几种情况：①血瘀气滞之胸胁脘腹疼痛。治胁肋疼痛，可配枳壳、桂心；治脘腹疼痛，可配木香、乌药、当归等。②妇女经闭，痛经，产后瘀滞腹痛，可配莪术、当归、白芍等活血化瘀调经药同用，如《妇人良方大全》姜黄散。③跌打伤痛，多配当归、桃仁、牛膝等，如《伤科方书》姜黄散。④风温痹阻，上肢、肩臂痛者，常与羌活、当归、芍药等用同，以通痹止痛，如五痹汤。⑤痈疽发背初起，红肿热痛，配大黄、白芷、天花粉、南星、黄柏等研末外敷，如如意金黄散。内服：煎汤3～10克；或入丸、散。外用：适量，研末调敷。血虚无气滞血瘀者及孕妇慎服。

（4）高良姜：为姜科植物高良姜的根茎，主产于广东、海南、广西等省。本品味辛，性热，归脾、胃经。功能温中散寒，理气止痛。临床常用于以下几种情况：①寒客中焦，脘腹冷痛，呕吐，泄泻，配干姜以增强温中止痛的作用，如二姜丸；若寒凝气滞，脘腹及胸胁胀痛，痛经，配行气止痛之香附，如良附丸。②呕吐，嗳气，如胃寒气逆，呕吐清水，可与生姜、半夏同用；若胃气虚寒，嗳气不止，则与人参、茯苓配伍。③胃寒，饮食不化及呕吐反胃，与陈皮等药研为末，炼蜜为丸。④胃冷气逆，霍乱吐泻，腹痛转筋，捣碎用酒煮，顿服。⑤牙痛，腮颊肿痛，与全蝎研末涂擦患处。内服：煎汤，3～6克；或入丸、散。本品性热，胃热呕吐、湿热泻痢及阴虚火旺者禁服。

2．桑的妙用

桑树、桑叶是中药里辛凉解表清热的良药，特别是霜桑叶；桑叶喂蚕，称桑蚕，桑蚕的蚕屎在中药中称晚蚕砂，不成熟的蚕死了是中药里的僵蚕；红桑椹与白桑椹是中药，桑椹可养肝血、补肾精；桑枝（朝阳）是中药，可祛风湿痹痛，有以枝达枝的效果；桑树上寄生出小桑树是中药里的桑寄生；桑根白皮是中药里的"桑皮"，可治肺喘，清肺热，利水气；桑木柴烧出来的冬瓜炭、西瓜炭、五罗炭，可升阳化温利水，特点是"开门不留蔻，祛邪不伤正"。

下面介绍关于桑的适应证。

（1）桑白皮：又名桑皮、桑根皮，为桑科植物桑的根皮，主产于安徽、河南、浙江、江苏、湖南等省。本品味甘、微苦，性寒，归肺经。功能泻肺平喘，利水消肿。临床常用于以下几种情况：①肺热咳喘，痰多黄稠，常与黄芩、贝母、瓜蒌皮等同用。②属肺虚久咳者，用本品蜜炙后兼有润肺止咳之功，可用治劳嗽肺肾两虚、潮热盗汗、痰多喘逆等症，常配伍人参、熟地、紫菀、五味子等同用，如补肺汤。③水饮停肺，胸满喘急，常与麻黄、细辛、干姜、桂枝等同用。④风水、皮水，头面四肢水肿，胸满喘急，小便不利，可与茯苓皮、大腹皮、生姜皮、陈皮合用以健脾行气利水，如五皮饮。⑤高血压属肝阳上亢者，可配伍黄芩、决明子、夏枯草等平肝清热。内服：煎汤，

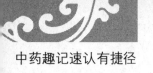

10～15克，泻肺利水宜生用；润肺止咳宜蜜炙用。本品性寒降，故喘嗽由于肺寒者不宜应用。风寒新嗽生用；虚劳久嗽蜜水炒用，去红皮。

（2）桑椹子：又名桑椹、桑实、桑果，为桑科植物桑的果穗，主产于江苏、浙江、湖南、四川、河北等省。本品味甘，性寒，归心、肝、肾经。功能滋阴补血，生津润肠。临床常用于以下几种情况：①肝肾不足或血虚精亏引起的头晕目眩、耳鸣失眠、须发早白，单用本品加蜂蜜熬膏服，或与旱莲草、女贞子、生地黄、制首乌等同用，以补肝肾、益阴血，如首乌延寿丹。②多种原因所致的津伤口渴、消渴，常配伍滋阴生津之生地、麦冬、玉竹、沙参等同用。③血虚肠燥便秘，可配伍何首乌、黑芝麻、火麻仁等养血润肠之品同用。内服：煎汤，9～15克；或熬膏、浸酒；或入丸、散。本品性寒，脾胃虚寒腹泻者禁用。

（3）桑寄生：原名桑上寄生，为桑寄生科植物桑寄生等的枝叶。桑寄生的药材称广寄生，主产于广东、广西、云南等省区；槲寄生的药材称北寄生，主产于河北、辽宁、吉林、内蒙古、安徽、河南等省区。本品味苦、甘，性平，归肝、肾经。功能祛风湿，补肝肾，强筋骨，安胎，止血。临床常用于以下几种情况：①风湿痹痛，日久肝肾不足，筋脉失养，关节疼痛，常配独活、秦艽、牛膝等同用，如独活寄生汤。②肝肾亏虚、风湿痹阻之腰膝疼痛，酸软无力，筋骨痿弱，可配杜仲、牛膝、续断等同用。③高血压病，头痛眩晕，腰膝酸软，可配伍菊花、豨莶草、钩藤等平肝息风药同用。④肾虚冲任不固，胎动不安，胎漏下血，可配伍阿胶、苎麻根、艾叶等止血安胎药同用。⑤肾虚崩漏不止，可与阿胶、杜仲、旱莲草等养血药配伍。内服：煎汤，10～20克。

（4）蚕砂：又称晚蚕砂，味甘、辛，性温，归肝、脾、胃经。功能祛风除湿，和胃化浊。临床常用于以下几种情况：①风湿痹痛，常与独活、牛膝同用；风湿热痹，关节红肿烦疼，可与防己、滑石、薏苡仁、山栀等清热祛湿药同用。②痹证日久，关节变形、僵硬，可配伍蕲蛇、全蝎等搜风通络之品同用。③半身不遂，皮肤顽痹，腰腿疼痛，单用本品炒熟后温熨患处。④皮肤风疹瘙痒，单用煎水外洗。⑤湿浊阻滞中焦所致的霍乱吐泻转筋，配伍木瓜、吴茱萸、半夏、黄芩，以祛风除湿，和胃化浊。⑥湿浊阻滞，津不上承之消渴，单用本品研末服。⑦湿浊上蒙清阳之头痛，可与白芷、川芎配用。⑧湿热下注之遗精、白浊，可与苍术、黄柏合用。内服：煎汤，5～10克，布包入煎。外用：适量，炒热后温熨患处，或煎水外洗。

（5）僵蚕：味辛、咸，性平，能息风止痉，化痰散结，用于治疗惊痫抽搐、咽痛喉痹、疮痈肿毒、瘰疬等病症。使用时应拣去丝毛，洗尽灰土，晒干，酒炒用。临床常用于以下几种情况：①肝风内动及痰热盛所致的惊风抽搐，常配伍全蝎、胆南星、干地龙等息风化痰止痉药同用。②小儿外感风热所致的高热抽搐，每与桑叶、菊花、石菖蒲、钩藤、全蝎等疏风散热止痉药用同。③小儿脾虚慢惊，可与党参、白术、天麻等同用，如醒脾散。④中风所致的口眼㖞斜，半身不遂，言语不清，常与蜈蚣、制乌头、没药同用，如僵蚕丸。⑤新生儿破伤风抽搐，舌强唇青，气促啼声不出，可配伍钩藤、全蝎、蜈蚣等研末，用竹沥调服。⑥上焦风热所致的偏正头痛，配桑叶、菊花、川芎、荆芥等，以疏风散热止痛。⑦风热所致的咽喉肿痛，每与桔梗、防风、荆芥、甘草等同用，如六味汤。⑧痰热痹阻所致的缠喉风，咽喉肿胀，气息喘促，常与白矾研末，以竹沥、姜汁调服。⑨风疹瘙痒，每与蝉衣、薄荷、金银花等祛风热止痒药同用。⑩瘰疬痰核，可配贝母、夏枯草、牡蛎、玄参等，以软坚化痰散结。⑪乳腺炎、流行性腮腺炎、疔疮肿毒等，常与金银花、连翘、蒲公英、黄芩等清热解毒药同用。⑫风火牙龈肿痛，常与白芷、藁本研末涂擦，并用盐水含漱。内服：煎汤，3～10克；研末服，1～3克。解痉祛风宜生用；化痰散结宜炒用。本品辛咸消散而无补益之功，故血虚无风者忌用。

（6）桑螵蛸：味甘，性平，功能益肾固精、缩尿止带。临床常用于以下几种情况：①肾虚精关不固所致的遗精、早泄，每与龙骨、莲须、金樱子等补肾固精药同用。②肾虚固摄无权所致的遗尿、小便频数，每与益智仁、乌药、山萸肉、龙骨等补肾缩尿药同用。③消渴，肾水不足，火热炽盛，口渴引饮，小便频多白浊，清浊不分，多与茯苓、金樱子、萆薢等同用。④脾肾虚弱所致的小便白浊，清浊不分，多与茯苓、金樱子、萆薢等同用。⑤白带，带下绵绵，量多清稀，每与芡实、山药、白果等补虚止带药同用。⑥肾虚寒凝，疝瘕作痛，每与小茴香研末，花椒汤调服。内服：煎汤，3～10克；或入丸、散。本品助阳固涩，故阴虚火旺或膀胱湿热的遗精、尿频及小便刺痛者慎用。

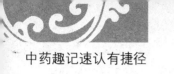

3．竹在中药里的应用

竹在中药里的应用，分为竹叶、竹节、竹黄、竹茹、竹沥及蕾丸等，都是同出一源之药品，下面介绍几味常用的中药材。

（1）竹沥：味甘，性寒，善清热豁痰，对阴虚痰热咳嗽及热病汗出烦渴等症有较好的疗效。此外，本品还善治中风痰、癫狂、惊痫等病证。采制时，取鲜竹竿截成30～50厘米长，劈开两端去节，两端用砖块架起，中部用火烘烤，两端即有液汁流出，以器盛之，每沥满一盏，加入姜汁2匙。临床常用于以下几种情况：①肺热咳喘，痰多胸闷，单用本品即可取效，亦可配伍川贝、瓜蒌仁、杏仁等以加强疗效，如竹沥涤痰疡。②中风痰壅昏不知人，可单用本品灌服；面赤气粗、抽搐者，可配黄芩、胆南星、僵蚕、远志等同用。③温病热入心包，痰迷神昏，谵语烦躁，可配合安宫牛黄丸、紫雪丹、至宝丹等同用。④小儿痰热惊风，四肢抽搐，可配伍牛黄、全蝎、胆南星、白僵蚕等同用。⑤癫狂痰火内盛、肝阳上亢者，常配伍黄连、胆南星、天麻等同用，如催肝丸。内服：冲服，20～30毫升。本品性能寒滑，在应用时每加姜汁数滴同用，既可增强通络和祛痰之效果，又可降低竹沥之寒性，以防过寒伤胃。凡寒嗽及脾虚便溏者忌服。

（2）竹茹：歌诀："竹茹上呕，能除寒热，胃热咳哕，不寐安歇。姜汁炒。"竹茹味甘，性微寒，能清热化痰，和胃止呕，可用治胃热呕吐、肺热咳嗽及痰热内扰所致的虚烦不寐。入药以姜汁炒，名姜竹茹，可增强和胃止呕的作用。临床常用于以下几种情况：①肺热咳嗽，咯痰黄稠者，可单用本品煎服，或配伍黄芩、瓜蒌同用，以增强清肺化痰之功。②痰热内扰，胆胃不和，虚烦不寐，可配伍半夏、陈皮、枳实、茯苓同用，如温胆汤。③夏季暑热烦渴，常用本品与乌梅、甘草同煎服。④小儿惊痫属痰热者，可与食醋同煎服。⑤胃热呕吐，可与黄连、代赭石、半夏配伍，以清热和胃止呕。⑥中虚气滞者，可与补中益气和胃之人参、甘草、大枣、橘皮同用，如橘皮竹茹汤。内服：煎汤，5～10克。清肺化痰用生竹茹，和胃止呕宜用姜汁炒竹茹。

（3）竹叶：又名淡竹叶，为禾本科植物淡竹的叶子，主产于长江流域以南各省区。本品味甘、淡，性寒，归心、肺、胃、大肠经。功能清热除烦，生津利尿。临床常用于以下几种情况：①热病烦热口渴，常配伍石膏汤。②外感风热，常配入银花、连翘、豆豉、薄荷等清热解表药中应用，如银翘散。③心火上炎、口舌糜烂及心火下移于小肠所致的热淋尿赤，可与木通、生地、甘草同用，如导赤散。④心经蕴热之心烦失眠，常配伍豆豉、栀子仁以清心除烦。⑤小儿风热惊痫，可配伍钩藤、蝉蜕等同用。内服：煎汤，6~12克。

4．槐树分类中药的应用

槐树的叶子、槐树枝、槐树皮、槐树根、槐花、槐实等都是中药，大部分入药外用效多，内服入药主要运用槐花与槐角。

（1）槐角：又名槐实，为豆科植物槐。本品味苦，性寒，归肝、大肠经，能清热解毒，凉血止血，用于治疗前阴生疮、瘙痒、痔疮肿痛，以及血热所致的各种出血性病证。临床常用于以下几种情况：①肠道蕴热、灼伤血络所致的便血、痔疮出血，可与侧柏叶、仙鹤草、槐花等清热凉血药同用。②尿血，每与车前子、木通、白茅根、小蓟等同用。③崩漏下血，常与生地、山栀、仙鹤草、棕榈炭、艾叶炭等配伍。④肝火上炎所致的目赤肿痛、目流热泪，多配伍黄连、菊花、夏枯草等以清肝明目。⑤烫伤，可用本品烧存性研末，麻油调敷。内服：煎汤，3~15克；或入丸、散。外用：适量，研末调敷。清热凉血宜生用；止血宜炒炭用。本品味苦性寒，易伤胃，凡脾胃虚寒、大便溏薄、阴虚血热者及孕妇忌用。

（2）槐花：味苦，性微寒，归肝、大肠经。功能凉血止血，疏散风热。临床常用于以下几种情况：①湿热蕴结肠道所致的肠风下血、痔疮出血，常配伍侧柏叶、枳壳、荆芥穗等清热凉血疏风药同用，如槐花散。②湿热瘀结所致的血痢，可与黄连、地榆等同用。③血热崩漏，可配黄芩、白芍、棕榈炭等以清热止血。④妇女倒经，常与丹皮、栀子、牛膝等清热凉血药配伍。⑤热结膀胱所致的血淋、尿血，每与白茅根、小蓟、侧柏叶等凉血止血药同用。⑥咯血、衄血，可与桑白皮、丹皮、藕节、侧柏叶等同用。⑦肝经风热，头目眩晕，或兼头痛及高血压病，可配菊花、决明子、夏枯草等以清热平肝。⑧风热上炎所致的目赤肿痛，每配黄芩、菊花、赤芍等疏风散热药同用。⑨疮疡肿毒，可与金银花、紫花地丁等清热解毒药同用。内服：煎汤，6~12克。清热凉血、清肝明目宜生用；止血宜炒用。本品为苦寒之品，易伤脾胃，

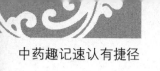

故脾胃虚弱及阴虚发热者不宜用。

5. 莲藕在中药里的应用

莲藕在中药里的应用很广，浑身是宝，如荷花瓣、荷梗、荷叶、莲房、莲子、莲须、藕与藕节等等。

（1）藕：为睡莲科植物莲的肥大根茎，全国大部分地区均产。生者味甘，性寒；熟者味甘，性温，归心、肺、脾、胃经。生用可清热生津，凉血散瘀；熟用可健脾开胃，益血生肌。临床常用于以下几种情况：①热病津伤，烦渴不止，可用鲜藕汁与蜜搅匀服；霍乱吐泻不止，烦渴，用生藕配少许生姜捣汁服；温病热伤津液之口渴或噎嗝呕吐不已，配伍梨汁、麦冬汁、荸荠汁、芦根汁同饮。②血热妄行之吐血、衄血、咯血，尤以兼血瘀者更为适宜，常配伍其他凉血止血药同用。如治血淋，以鲜藕汁调血余炭内服；治吐血、衄血，以鲜藕配鲜白茅根、鲜小蓟煎汤服。③热淋，用鲜藕汁配伍地黄汁、葡萄汁等份服。④心脾两虚，胃弱不运，可用藕煮熟食。内服：适量。可生食、捣汁或煮食。本品性缓力薄，一般作辅助药用，脾虚胃寒者忌生食。煮食、捣汁时忌用铁器。

（2）莲须：味甘、涩，性平，能益肾补虚，涩精固髓，乌须发，用于治疗肾虚遗精、滑精、须发早白等病证。此外，本品尚有养颜的作用，可使皮肤润泽。临床常用于以下几种情况：①肾虚不固、遗精梦泄、滑精，常配伍沙苑蒺藜、芡实、金樱子、龙骨、牡蛎等同用，如金锁固精丸；偏于阴虚火旺者，可配伍黄柏、知母同用。②肾虚遗尿或小便不禁，配伍山药、益智仁同用。③崩漏、带下，单用本品煎汤服，或配伍其他固崩止带药同用。④脾肾两虚之泄泻，与补骨脂、肉豆蔻、广木香等益肾健脾之品配伍应用。内服：煎汤，3～5克；或入丸、散。小便不利者禁服。

（3）莲子：为睡莲科植物莲的成熟种仁，中心部的绿色胚芽为莲子心。本品味甘、涩，性平，归脾、心、肾经。功能补脾胃，止泻痢，养心肾，涩精气。临床常用于以下几种情况：①脾胃虚弱、乏力、纳差、泄泻，常配伍人参、白术、茯苓、山药等同用，如参苓白术散。②肾虚精关不固之遗精、滑精、尿频、白浊，可配伍沙苑子、菟丝子、金樱子等同用；若心虚火动，气阴两虚，湿热下注，则可配茯苓、黄芪、麦冬、黄芩等，如清心莲子饮。

③白带清稀，绵绵不止，与白果、芡实、金樱子配伍以补肾止带。④心肾不交或心脾两虚所致的心悸不宁，虚烦失眠，常配麦冬、远志、茯神、柏子仁等清心安神药同用。内服，煎汤，10～15克；或入丸、散。大便燥结者不宜服用。

（4）石莲子：为睡莲科植物莲，经霜老熟而带有灰黑色果壳的果实。一般去果壳后以种子入药（石莲子肉）。本品味甘、涩、微苦，性平，归心、脾、肾三经。功能涩肠，开胃，止呕，清心。临床常用于以下几种情况：①噤口痢，可单用本品研细末，米汤送服。②反胃呕吐，以石莲肉为末，和少许肉豆蔻末，米汤调下；产后胃寒呕吐不食，可用本品配伍白茯苓、丁香为末服。③心经虚热，小便热赤，用本品六份、甘草一份研末，以灯心草煎汤送服。内服：煎汤，6～12克；或入丸、散。脾胃虚弱、中满痞胀及大便燥结者忌服。

第三节　妙用中草药特殊功效

中药的使用方法能得心应手，临床治病收到奇特的效果，真正能解决病痛，必备三个条件：

第一，医生必备扎实的药理知识，把中药的性味归经、有毒无毒、升降浮沉及特殊功效全部明确，才能利用好它。

第二，医生必须对中药的认识到位，特别是精选的道地中药材，一定要熟练辨认掌握才能运用自如。

第三，掌握中药的炮制技术与功效。中药品味虽贵必不能减物力，炮制虽繁杂必不能省人工，只有规范性选材与炮制，才能保证质量与变性功能，方可奏效。

关于中药的特性与特殊的功效，关键在于炮制变化与改变药物性能，就好像我们日常生活中，一斤面粉（小麦面粉）可以做成馒头、面包、面条、各种各样的饼等等，师傅不同，做法与配料的技术是各有千秋的。

我们必须明确每一味中药的性能，掌握单味药的主要性能，配伍时也要把当中的十几味中药全部熟练掌握，一定要知道它们的共性与个性。例如：当归是一味补血、养血、活血的良药，如果在活血化瘀或破血时，必首选它的尾巴，因为当归头生血，当归尾破血作用好。再如：野山人参大补元气，

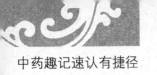

如果病人经济条件差，用不起野山人参，只能用其他参类。

我们要明确诊断病人是阳气虚还是阴气虚，或是气阴两虚。

如果是气阴两虚，首选太子参；如阳虚兼气虚则首选西洋参等，这是中药灵活运用的体现。

其次是掌握中药的特殊功效。如苍术有健脾燥湿的功效，它还有特殊的功用，可治夜盲症；如威灵仙主治风湿痹痛，它的特殊功效是可治骨鲠，即诸骨（鸡骨、鱼骨）卡咽喉。方法是："铁脚威灵仙，白糖加醋煎，一口吞下去，百骨软绵绵。"

每个人都吃过醋，因它是生活中必备的一种调味料，同时它是一味很重要的名中药。醋在中药里的使用很广泛，内服与外用常用到它，很多中药的泡制与炮制都离不开它。前面有提到醋煮生姜的妙用，其次还有醋炙鳖甲、醋炙龟板、火碎磁石等妙用。醋有抗病毒及清透麻疹、水痘的作用，对部分皮疹、皮炎有特效，还有治疗风热感冒初起等功能。

醋还有一个特殊的功效，可治疗胆道蛔虫病。即用一种醋冲热开水，一天服半斤醋，三天即愈。因为胆汁是碱性的，蛔虫喜温喜碱，蛔虫在人体的肠管内遇冷则动，遇温则伏，遇碱则进，遇酸则退。因为醋味酸，所以可治疗胆道蛔虫病，可安蛔。蛔虫遇醋后退回肠管并安伏下来，缓解症状后，再服用驱虫药杀虫，病人比较安全。

再如，中药里清热解毒的蒲公英，它可治疗热毒痈肿疮病、内痈、乳痈、湿热黄疸及小便淋漓涩痛等症状。

近年来，我在临床上用蒲公英治疗萎缩性胃炎、胃及十二指肠溃疡，收到了很好的效果，特别是胃螺杆菌感染的胃病，效果奇特，这就是蒲公英的特殊效用。

又如，复方合用可提高药效。如半边莲、半枝莲、白花蛇舌草三者合用，可共同治疗消化系统的肿瘤（癌症）。如垂盆草、败酱草、蒲公英、五味子四药合用，可治疗病毒性肝炎，有降低转氨酶的作用。

中医药学的国宝太多、太深奥，现在还有很多中药材没有被开发利用，我们一定要努力学习，深挖精研，继承创新，为人民的健康事业多做贡献。

第四节 中药学知识互学提问

1. 中药的品种很多，总的归纳为几大类？（　　　）

2. 中药在使用之前精选道地药材时，哪几种药越陈久药效越强？（　　　）

3. 人参与五灵脂在入药使用时可以配伍吗？（　　　）

4. 甘草是调和诸药且解毒的中药，但是，它与哪几味中药不能和谐？（　　　）

5. 服用甘草后，必须忌口的食物是什么？（　　　）

6. 孕妇禁忌的中药有哪些，能否把药名的歌诀写出来？（　　　）

7. 中药里的巴豆中毒用什么解救最快，您知道吗？（　　　）

8. 部分中药古人称为炼丹药，部分中药有微毒或小毒，炮制后变为大毒，您知道是哪一味或几味中药吗？（　　　）

9. 部分中药是大毒，炮制后变为小毒，再炮制后变为微毒，您知道是哪些中药吗？（　　　）

10. 哪一种中药含汞最高，入药时内服要用哪一种药克制它，入药服下后对人体有没有损害？（　　　）

11. 哪一种中药含砷最高，入药内服用哪一种药克制它，疗效才能达到最好？（　　　）

12. 阳明经证的头痛、前额连及眉棱骨痛，首选哪一味中药疗效最佳？（　　　）

13. 外感风寒湿邪所致的头痛，主要是巅顶剧痛（头顶痛），首选哪一味中药疗效最佳？（　　　）

14. 抗风湿痹痛的中药中，哪一味中药可治疗脚气肿痛？（　　　）

15. 治疗风湿痹痛的中药多刺激胃，哪一味中药既治风、寒、湿痹，且能健脾和胃？（　　　）

16. 外感所致的偏头痛属于少阴经症状，首选哪一味中药疗效最佳？（　　　）

17. 黄连与吴茱萸相配伍（左金丸），可治肝火犯胃的呕吐吞酸，这两味中药的药理作用是什么？（　　　）

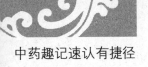

18. 黄连与木香相配伍（香连丸），可治疗脾胃气滞所致的腹胀肠鸣、下痢腹痛及里急后重症状，它们的药理作用是什么？（　　　）

19. 黄连与肉桂相配伍，称交泰丸，可治疗心肾不交所致的心烦无力、腰膝发冷的失眠症，它们的药理作用是什么？（　　　）

20. 女贞子与墨旱莲相配，称二至丸，此两味药主治哪些病症呢？（　　　）

21. 知母与贝母相伍，称二母散，它们的药理作用是什么？可主治哪些病症呢？（　　　）

22. 黄柏与苍术相配伍，称二妙散，它们的药理作用是什么？主治哪些病症？二妙散加入牛膝称三妙散，又能治什么病症？（　　　）

23. 含钙的中药很多，常用的哪两味中药既补钙又滋补肝肾？（　　　）

24. 含钾的中药很多，哪一味中药含钾最高，既止血止汗又滋阴？（　　　）

25. 古代医生做手术时以外用中药麻醉，效果好又不伤正气，首选哪味中药？（　　　）

26. 中医药治骨折恢复快、效果好、不留后遗症，首选哪味中药？（　　　）

27. 功夫界"习武练功"认为既可提高功力又可延年益寿的是哪四味中药？（　　　）

28. 治疗用药时往往要加一味引经药，如风湿寒邪所致的风湿痹痛，痛在手加哪一味中药，痛在脚又加哪味中药？疼痛点在上半身加哪味引经药，疼痛点在下半身又加哪味引经药？（　　　）

29. 全虫又称全蝎，它在止痉散里只与另一味中药相伍，可治急慢惊风、中风面瘫及破伤风等痉挛抽搐之症，您知道止痉散里的另外一味中药是什么吗？（　　　）

30. 牛郎丸可杀肠道寄生虫，特别是对蛔虫与绦虫的杀伤力最强，其中一味药是牵牛子，另外一味药是什么？（　　　）

第八章
学习汤头（方剂）有方法

第一节　方剂的记忆方法

1. 循环记忆法

这是记汤头最常用的方法之一。由于以往学中医者，自幼家传师承，很早就开始背诵汤头歌诀，故被称为"童子功"。从心理学的角度来说，重复是记忆的重要因素，属于正常的记忆程序。它通过大脑的机械反应，使你能够回想起一点也不感兴趣、对其没有产生过任何联想的东西。

循环记忆的方法，主要是反复地背诵汤头歌。方歌的优点是简单、易诵、易记，读起来有"韵"，可以朗朗上口。主要有汪昂的《汤头歌诀》、《汤头歌诀正续集》，张秉成的《成方便读》及《汤头歌诀白话解》等。例如：

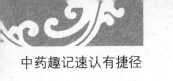

参苓白术散

参苓白术扁豆陈，山药甘莲砂薏仁；
桔梗上浮兼保肺，枣汤调服醒脾神。

小青龙汤

风寒束表饮停胸，小青龙汤最有功；
细辛半夏甘和味，姜麻桂枝芍药同。

由此可以看出，方歌一般为四句，大多包括方名、组成、功能、主治，而且有一定的韵律。但它也有缺点：为了追求韵律，有时需要添加许多虚词，格调单一呆板，相互之间没有什么联系，很难引发人们的联想，缺少趣味性。这完全是一种机械的记忆方式，只有经常反复背诵才可能记住，有时丢掉一句就完全想不起来了。若采用这种方法记忆汤头，需要对传统的歌诀进行改造，或自编方歌，就会提高记忆力。

（1）自编方歌：按照方歌的格式自编方歌，是速记汤头的一种方法。因为在编造方歌时，你一定经过了一番思考、联想、反复尝试，已经有了相当深的印象，当方歌编成时，再记牢它就很容易了。例如右归丸，原方歌是：右归丸中地附桂，山药茱萸菟丝归；杜仲鹿胶枸杞子，益火之源此方魁。自编方歌是：附子二山仲地归，菟枸鹿肉微火煨。这样既简化了原来的方歌，又可引发"联想"和"趣味"。父子到两个山头种地回来，将兔肉、狗肉、鹿肉用火煨好。这样编出来的方歌，肯定很容易就记住了，即使不经常反复背诵，也会终生难忘。

（2）改造原来的方歌：对传统的方歌简化、改造、修正韵脚等。例如逍遥散，原方歌是：逍遥散用当归芍，柴苓术草加姜薄；散郁除蒸功最奇，调经八味丹栀着。我们可以把后两句删掉，简化成前两句就可以了。再如酸枣仁汤，原方歌是：酸枣仁汤治失眠，川芎知草茯苓煎；养血除烦清虚热，安然入睡梦香甜。我们可以把它改造成：酸枣仁汤治失眠，苓芎知母甘草全。既简化了方歌，也合了韵脚，记起来就快多了。还有一种方法是：改编方歌时，可以将方中的小方单提出来，这样更加简练，有利于速记。例如参苏饮，原方歌是：参苏饮用内陈皮，枳壳前胡半夏宜；紫葛木香柑橘茯，内伤外感此方除。我们可以将其改造为：参苏饮中二陈汤，葛壳胡梗与木香。这样记起来就快多了。

经过自编、改编后的汤头歌诀，虽然比原来单纯反复地机械记忆要快得多，但仍要花费不少时间，与下面要介绍的对比记忆法和联想记忆法相比还差很远，所以只是作为一种方法介绍，供读者参考。

2. 对比记忆法

通过对比的方法，找出两个或两个以上方剂的相同点和不同点，记起来就比较容易。在正常的记忆程序中，通过观察、比较相近方剂的组成、功用、主治的相同点和不同点，逐步总结它们的记忆规律，就可取得一石二鸟的效果。例如：麻黄汤和麻杏石甘汤，两方中都有麻黄、杏仁、甘草，是其相同的部分；所不同的是，麻黄汤中有桂枝，而麻杏石甘汤中有生石膏，两者一热一寒。所以，麻黄汤的功用是发汗解表，主治外感风寒；而麻杏石甘汤的功用是清肺平喘，主治肺热咳喘。又如三个承气汤，大承气汤由大黄、芒硝、枳实、厚朴组成，功用是通里攻下，主治痞满燥实坚的阳明腑实证；小承气汤则比大承气少一味芒硝，功用是轻下热结，主治痞满实证；而调胃承气汤由大黄、芒硝、甘草组成，功用是缓下热结，主治燥实之证。这样对三个承气汤进行对比，不但帮助了我们的记忆，而且加深了对这三个方剂的理解。

还有一种观察对比的方法是：注意基础方和衍生方。这种现象在方剂中不胜枚举，例如以四君子汤为基础，可以衍生出六君子汤、香砂六君子汤、异功散等等；再如以六味地黄丸为基础，可以衍生出知柏地黄丸、杞菊地黄丸、麦味地黄丸、归芍地黄丸、都气丸等等。

总之，用对比记忆法记忆汤头，只适用于部分方剂，它的优点是有助于在理解的基础上加深记忆。

3. 联想记忆法

联想是正常的记忆程序，是提高记忆力的关键，也是汤头速记最为推崇的记忆方法。著名的心理学家威廉·雅姆曾经说过："记性好的秘诀就是根据我们想记住的各种资料来进行各种各样的联想。"他还说："每种联想成了挂资料的钩子，有了这个钩子，如果资料掉下来，就能够把它挂上去。"因此，联想不但能提高记忆力，而且与以后的回忆甚为相关。

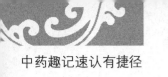

联想是非常广泛的，有时看起来是很可笑的联想，或是很奇特的联想，甚至不合乎情理和逻辑，但它们都是提高记忆力的有效方法。其实，联想越可笑，越有趣味，甚或越奇特，记忆的效果就越好，故又名"趣味记忆法"。本书所介绍的汤头速记法，就是以联想为主的趣味记忆法。

下面举几个汤头速记的例子。玉女煎的组成有麦冬、熟地、知母、石膏、牛膝，通过联想之后，可编成"麦地石母牛"，它的寓意是"麦地拾母牛"，即在麦子地里拾了一头母牛。又如，银翘散的组成有薄荷、牛蒡子、豆豉、甘草、连翘、芦根、桔梗、竹叶、银花、荆芥穗，经过联想形成趣味记忆："荷牛豉草，连根梗叶花穗全吃了"，其寓意是"河牛吃草，连根梗叶花穗全吃了"。又如，三仁汤的组成是杏仁、豆蔻仁、薏苡仁、竹叶、厚朴、通草、半夏、滑石，经过联想形成趣味记忆："三仁爬竹竿，朴通滑夏来"，其寓意是"三人爬竹竿，扑通滑下来"，即三个人一起爬竹竿，扑通一声全掉下来了。

联想是很广泛的，可以"拟人"、"谐音"、"形象"、"奇特"等等。联想是新、旧知识建立联系的产物，旧知识积累得越多，新知识联想就越广泛，越容易记住新事物。例如，我们在汤头速记中常用的谐音联想，就是要在一定的文学和文字基础上加以完成的。如发汗解表常用的方剂加味香苏散，它的组成有生姜、苏叶、甘草、陈皮、川芎、防风、蔓荆子、荆芥、秦艽、香附。经过谐音联想，可编成"江苏草皮穷，风漫京郊乡"。"江"是"姜"的谐音，"穷"是"芎"的谐音，"漫"是"蔓"的谐音，"京"是"荆"的谐音，"郊"是"艽"的谐音，"乡"是"香"的谐音。这些谐音有的可以称为同音异义，有的完全属于谐音。例如，四君子汤的组成是人参、茯苓、白术、甘草，经过谐音联想，可编成趣味记忆："人茯术甘"，其寓意是"人服猪肝"，其中的"猪"是"术"的谐音，"肝"是"甘"的谐音。

联想记忆法要求尽量把一些呆板的、无生气的东西，联想成生动的、有生气的事物，这样才能产生强烈的速记效果。例如止嗽散，组成有陈皮、甘草、桔梗、百部、紫菀、荆芥、白前，经过联想形成趣味记忆："陈柑橘部菀芥前"，其寓意是"陈甘杰不愿借钱"。这样就把原来呆板的、无生气的东西，通过"拟人"、"形象"谐音的联想，编成趣味、生动和有生气的事物，从而达到良好的速记效果。

综上所述，我们所介绍的方剂速记方法，完全是根据正常的记忆程序和现代心理学研究的成果，结合方剂本身的特点以及临床实际运用的经验，用现代口语进行表述的，希望能通过理论学习和实际应用，把传统的死记硬背提高到现代心理学的水准，为提高学习方剂的效率而服务。

第二节　临床常用实效汤头 129 首

解表剂

◇ 麻黄汤

【趣味记忆】甘麻杏桂。

【寓意】干妈姓桂。

【组成】甘：甘草　麻：麻黄　杏：杏仁　桂：桂枝

【功用】发汗解表，宣肺平喘。

【主治】外感风寒，恶寒发热，头痛身痛，无汗而喘，舌苔薄白，脉浮紧。

◇ 大青龙汤

【趣味记忆】石大姜甘麻杏桂。

【寓意】石大江干妈姓桂。

【组成】石：石膏　大：大枣　姜：生姜　甘：甘草　麻：麻黄　杏：杏仁　桂：桂枝

【功用】发汗解表，清热除烦。

【主治】外感风寒，发热恶寒，身痛，烦躁无汗，脉浮紧。

◇ 桂枝汤

【趣味记忆】药枝枣姜甘。

【寓意】要支走蒋干。

【组成】药：芍药　枝：桂枝　枣：大枣　姜：生姜　甘：甘草

【功用】解肌发表，调和营卫。

【主治】外感风邪，头痛发热，汗出恶风，鼻鸣干呕，苔白不渴，脉浮缓或浮弱。

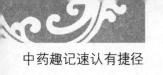

◇ **小青龙汤**

【趣味记忆】姜五麻细辛半草药枝。

【寓意】姜五妈细心拌草药汁。

【组成】姜：干姜　五：五味子　麻：麻黄　细辛：细辛　半：半夏　草：甘草　药：芍药　枝：桂枝

【功用】解表化饮，止咳平喘。

【主治】风寒客表，水饮内停，恶寒发热，无汗，咳嗽喘促，痰多而稀，或饮邪射肺，喘不得卧，或身体痛重，头面四肢浮肿，舌苔白滑，脉浮紧。

◇ **桑菊饮**

【趣味记忆】苇荷杏甘桔连菊叶。

【寓意】为何杏干皆连橘叶。

【组成】苇：苇根　荷：薄荷　杏：杏仁　甘：甘草　桔：桔梗　连：连翘　菊：菊花　叶：桑叶

【功用】疏风清热，宣肺止咳。

【主治】外感风热，发热不甚，口微渴，咽喉不利，咳嗽，痰少而黏，脉浮略数。

◇ **银翘散**

【趣味记忆】荷牛豉草，连根梗叶花穗（全吃了）。

【寓意】河牛吃草，连根梗叶花穗全吃了。

【组成】荷：薄荷　牛：牛蒡子　豉：豆豉　草：甘草　连：连翘　根：苇根　梗：桔梗　叶：竹叶　花：银花　穗：荆芥穗

【功用】辛凉透表，清热解毒。

【主治】温病初起，发热无汗，或有汗不畅，微恶风寒，头痛口渴，咳嗽咽痛，舌尖红，苔薄白或薄黄，脉浮数。

◇ **竹叶柳蒡汤**

【趣味记忆】麦蜕荷牛知元（吃）草叶干柳穗。

【寓意】卖退（的）河牛只愿吃草叶干柳穗。

【组成】麦：麦冬　蜕：蝉蜕　荷：薄荷　牛：牛蒡子　知：知母　元：元参（玄参）　草：甘草　叶：淡竹叶　干：干葛　柳：西河柳　穗：荆芥穗

【功用】透疹解表，清泄肺胃。

【主治】痧疹透发不出，咳嗽，烦闷躁乱，咽喉肿痛。

◇ 柴葛解肌汤

【趣味记忆】葛芩桔柴，芷羌草药。

【寓意】葛琴借财，只抢草药。

【组成】葛：葛根　芩：黄芩　桔：桔梗　柴：柴胡　芷：白芷　羌：羌活　草：甘草　药：芍药

【功用】辛凉解肌，兼清郁热。

【主治】感冒风寒，郁而化热。症见恶寒渐轻，身热增盛，无汗头痛，目痛鼻干，心烦不眠，眼眶作痛，脉浮微洪。

◇ 葱白七味饮

【趣味记忆】劳葛麦地豉葱姜。

【寓意】老葛卖地吃葱姜。

【组成】劳：劳水　葛：葛根　麦：麦冬　地：地黄　豉：豆豉　葱：葱白　姜：生姜

【功用】养血解表。

【主治】病后阴血亏虚，调摄不慎，感受外邪，或失血之后，复感风寒，头痛身热，恶寒无汗，舌淡苔白。

◇ 加减葳蕤汤

【趣味记忆】白薇蕤大荷豉草葱梗。

【寓意】白薇随大何吃炒葱梗。

【组成】白薇：东白薇　蕤：葳蕤　大：大枣　荷：薄荷　豉：豆豉　草：甘草　葱：葱白　梗：桔梗

【功用】滋阴生津，发汗解表。

【主治】素体阴虚，感受外邪。症见头痛身热，微恶风寒，无汗或少汗，

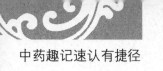

咳嗽心烦，口渴咽干，舌红，脉数。

泻下剂

◇ 大承气汤

【趣味记忆】大硝朴实。

【寓意】大肖朴实。

【组成】大：大黄　硝：芒硝　朴：厚朴　实：枳实

【功用】通腑泄热，峻下热结。

【主治】阳明腑实证。症见腹痛拒按，按之硬，甚或潮热谵语，手足心汗出，舌苔黄燥起刺，或焦黑燥裂，脉沉实。

◇ 小承气汤

【趣味记忆】大黄朴实。

【寓意】大黄朴实。

【组成】大黄：大黄　朴：厚朴　实：枳实

【功用】轻下热结。

【主治】阳明腑实证。症见大便秘结，胸腹痞满，舌苔老黄，脉滑而疾。

◇ 调胃承气汤

【趣味记忆】大甘芒。

【寓意】大干忙。

【组成】大：大黄　甘：甘草　芒：芒硝

【功用】缓下热结。

【主治】阳明病胃肠燥热。症见大便不通，口渴心烦，蒸蒸发热，舌苔正黄，脉滑数。

◇ 大陷胸汤

【趣味记忆】芒硝遂军。

【寓意】芒硝随军。

【组成】芒硝：芒硝　遂：甘遂　军：川军（大黄）

【功用】泻热逐水。

【主治】结胸证。症见大便秘结，舌燥口渴，脉沉紧，按之有力。

◇ **麻子仁丸**

【趣味记忆】麻子枳药朴黄杏。

【寓意】麻子只要破黄杏。

【组成】麻子：麻子仁　枳：枳实　药：芍药　朴：厚朴　黄：大黄　杏：杏仁

【功用】润肠泻热，行气通便。

【主治】胃肠燥热，津液不足，大便干结，小便频数。

◇ **润肠丸**

【趣味记忆】大羌归桃麻。

【寓意】大枪归陶妈。

【组成】大：大黄　羌：羌活　归：当归尾　桃：桃仁　麻：麻仁

【功用】润肠通便，活血祛风。

【主治】饮食劳倦，大便秘结，风结，血结。

◇ **通幽汤**

【趣味记忆】桃花甘麻归二地。

【寓意】桃花干吗归二弟。

【组成】桃：桃仁　花：红花　甘：炙甘草　麻：升麻　归：当归　二地：生地、熟地

【功用】养血活血，润燥通便。

【主治】血脉瘀滞，津液不足。症见朝食暮吐，暮食朝吐，脘腹胀满，大便秘结。

◇ **疏凿饮子**

【趣味记忆】陆苓秦大椰，小泻椒木羌。

【寓意】陆苓擒大郎，小谢交木枪。

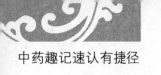

【组成】陆：商陆　苓：茯苓皮　秦：秦艽　大：大腹皮　榔：槟榔　小：赤小豆　泻：泽泻　椒：椒目　木：木通　羌：羌活

【功用】泻下逐水，疏风发表。

【主治】水湿壅盛。症见遍身水肿，按之不起，喘促气粗，口渴，二便不通。

◇ 增液承气汤

【趣味记忆】黄地麦元硝。

【寓意】皇帝卖元宵。

【组成】黄：大黄　地：生地　麦：麦冬　元：元参（玄参）　硝：芒硝

【功用】滋阴增液，泻热通便。

【主治】阳明温病，热结阴伤。症见身热唇燥，咽干渴饮，腹满而痛，燥屎不行，下之不通，舌苔黄干。

和解剂

◇ 小柴胡汤

【趣味记忆】姜甘枣人半胡芩。

【寓意】蒋干找人伴胡琴。

【组成】姜：生姜　甘：甘草　枣：大枣　人：人参　半：半夏　胡：柴胡　芩：黄芩

【功用】和解少阳。

【主治】伤寒少阳证。症见往来寒热，胸胁苦满，心烦喜呕，口苦咽干，目眩，舌苔薄白，脉弦。

◇ 蒿芩清胆汤

【趣味记忆】青竹碧玉（凉），皮茯枳半黄。

【寓意】青竹碧玉凉，皮肤只半黄。

【组成】青：青蒿　竹：竹茹　碧玉：碧玉散　皮：陈皮　茯：赤茯苓　枳：枳壳　半：半夏　黄：黄芩

【功用】清胆利湿，和胃化痰。

【主治】寒热如疟，寒轻热重，口苦胸闷，吐酸苦水，或呕黄涎而黏，甚则干呕呃逆，胸胁胀痛，舌红，苔黄略腻，脉滑数，左偏弦。

◇ 柴胡达原饮

【趣味记忆】青槟胡炙荷，厚果枳芩苦。

【寓意】情郎胡志河，后果只清苦。

【组成】青：青皮　槟：槟榔　胡：柴胡　炙：炙甘草　荷：荷梗　厚：厚朴　果：草果　枳：枳壳　芩：黄芩　苦：苦桔梗

【功用】宣湿化痰，透达膜原。

【主治】痰湿阻于膜原。症见胸膈满闷，心烦懊侬，头眩口腻，咳痰不爽，或间日发疟，舌苔厚如积粉，扪之粗糙，脉弦而滑。

◇ 逍遥散

【趣味记忆】姜胡荷草，药归白苓。

【寓意】江湖河草，要归白玲。

【组成】姜，炮姜　胡：柴胡　荷：薄荷　草：甘草　药：芍药　归：当归　白：白术　苓：茯苓

【功用】疏肝解郁，健脾和营。

【主治】肝郁血虚，脾失健运。症见两胁作痛，寒热往来，头痛目眩，口燥咽干，食少便溏，月经不调，乳房作胀，脉弦而虚。

◇ 痛泻要方

【趣味记忆】陈术药防。

【寓意】陈租药房。

【组成】陈：陈皮　术：白术　药：芍药　防：防风

【功用】健脾泻肝。

【主治】肝郁脾虚。症见肠鸣腹痛，大便泄泻，纳食不甘，舌苔薄白，脉两关不调，弦而缓。

◇ 半夏泻心汤

【趣味记忆】姜二黄草半参枣。

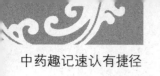

【寓意】姜二黄炒半升枣。

【组成】姜：干姜　二黄：黄连、黄芩　草：甘草　半：半夏　参：人参　枣：大枣

【功用】和胃降逆，除痞开结。

【主治】胃气不和。症见心下痞满，按之不痛，呕吐下利，舌苔薄黄而腻，脉弦数。

清热剂

◇ 白虎汤

【趣味记忆】石母草米。

【寓意】石母炒米。

【组成】石：石膏　母：知母　草：甘草　米：粳米

【功用】清热除烦，生津止渴。

【主治】阳明气分热盛。症见壮热面赤，烦渴引饮，汗出恶热，脉洪大有力，或滑数。

◇ 犀角地黄汤

【趣味记忆】犀地药牡。

【寓意】西弟要母。

【组成】犀：犀角　地：生地　药：芍药　牡：牡丹皮

【功用】清热解毒，凉血散瘀。

【主治】热扰心营。症见昏狂谵语，斑色紫黑，或吐血，衄血，或蓄血留瘀，善忘如狂，自觉腹满，大便色黑。

◇ 普济消毒饮

【趣味记忆】马荷牛元（吃）柴草皮根，芩连桔翘（玩）麻僵。

【寓意】马和牛愿吃柴草皮根，秦莲姐巧玩麻将。

【组成】马：马勃　荷：薄荷　牛：牛蒡子　元：元参（玄参）　柴：柴胡　草：甘草　皮：陈皮　根：板蓝根　芩：黄芩　连：黄连　桔：桔梗　翘：连翘　麻：升麻　僵：僵蚕

【功用】疏风散邪，清热解毒。

【主治】风热疫毒，壅于上焦。症见头面红肿，目痛咽干，舌燥口渴，恶寒发热，舌红苔黄，脉数有力。

◇ **导赤散**

【趣味记忆】通竹草地。

【寓意】统住草地。

【组成】通：木通　竹：竹叶　草：甘草梢　地：生地

【功用】清心养阴，利水通淋。

【主治】心经热盛。症见面赤口渴，口舌生疮，小便赤涩刺痛。

◇ **龙胆泻肝汤**

【趣味记忆】黄龙子（推）木车，当地泻柴草。

【寓意】黄龙子推木车，当地御柴草。

【组成】黄：黄芩　龙：龙胆草　子：栀子　木：木通　车：车前子　当：当归　地：生地　泻：泽泻　柴：柴胡　草：甘草

【功用】泻肝胆实火，清下焦湿热。

【主治】肝胆实火。症见头痛目赤，胁痛口苦，耳聋、耳肿；或湿热下注，症见阴肿、阴痒，小便淋浊，妇女带下。

◇ **泻白散**

【趣味记忆】白粳草地。

【寓意】白金草地。

【组成】白：桑白皮　粳：粳米　草：甘草　地：地骨皮

【功用】泻肺清热，止咳平喘。

【主治】肺热咳嗽，皮肤蒸热，日晡尤甚，舌红苔黄，脉细数。

◇ **清胃散**

【趣味记忆】连地升牡归。

【寓意】连弟生母归。

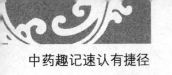

【组成】连：黄连　地：生地　升：升麻　牡：牡丹皮　归：当归

【功用】清胃凉血。

【主治】胃有积热。症见牙痛牵引头脑，面颊发热，牙龈肿痛、溃烂，舌干口燥，舌红苔黄，脉滑大而数。

◇ 泻黄散

【趣味记忆】风栀香石甘。

【寓意】疯子想实干。

【组成】风：防风　栀：栀子　香：藿香　石：石膏　甘：甘草

【功用】泻脾胃伏火。

【主治】脾胃蕴热。症见口疮，口臭，口燥唇干，舌红，脉数。

◇ 玉女煎

【趣味记忆】麦地石母牛。

【寓意】麦地拾母牛。

【组成】麦：麦冬　地：熟地　石：石膏　母：知母　牛：牛膝

【功用】滋阴清胃。

【主治】胃热阴伤。症见烦热口渴，头痛，牙痛，牙龈出血，舌红，苔黄而干。

◇ 芍药汤

【趣味记忆】芩香连当官，大草药榔。

【寓意】秦香莲当官，大吵要郎。

【组成】芩：黄芩　香：木香　连：黄连　当：当归　官：官桂　大：大黄　草：甘草　药：芍药　榔：槟榔

【功用】清热解毒，调和气血。

【主治】湿热痢。症见腹痛，便脓血，赤白相兼，里急后重，肛门灼热，小便短赤，舌苔黄腻。

◇ 白头翁汤

【趣味记忆】白头翁秦二黄。

【寓意】白头翁擒二黄。

【组成】白头翁：白头翁　秦：秦皮　二黄：黄连、黄柏

【功用】清热解毒，凉血止痢。

【主治】热痢。症见腹痛，里急后重，肛门灼热，下痢脓血，赤多白少，渴欲饮水，舌红苔黄，脉弦数。

◇ 青蒿鳖甲汤

【趣味记忆】甲母生丹青。

【寓意】贾母生丹卿。

【组成】甲：鳖甲　母：知母　生：生地　丹：丹皮　青：青蒿

【功用】养阴透热。

【主治】温病后期，阴液耗伤，邪伏阴分。症见夜热早凉，热退无汗，舌红苔少，脉细数。

◇ 清骨散

【趣味记忆】青甲母地秦草胡、银胡。

【寓意】亲家母弟擒草狐、银狐。

【组成】青：青蒿　甲：鳖甲　母：知母　地：地骨皮　秦：秦艽　草：甘草　胡：胡黄连　银胡：银柴胡

【功用】清虚热，退骨蒸。

【主治】阴虚内热，虚劳骨蒸。症见午后或夜间潮热，肢蒸心烦，嗌干盗汗，舌红少苔，脉细数。

◇ 当归六黄汤

【趣味记忆】芩芪柏归黄二地。

【寓意】琴棋白归黄二弟。

【组成】芩：黄芩　芪：黄芪　柏：黄柏　归：当归　黄：黄连　二地：熟地、生地

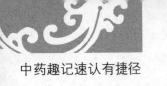

【功用】滋阴泻火，固表止汗。

【主治】阴虚有火。症见发热，盗汗，面赤，心烦，口干唇燥，便结尿黄，舌红，脉数。

祛暑剂

◇ 清络饮

【趣味记忆】西丝荷扁（摘）花叶。

【寓意】西施河边摘花叶。

【组成】西：西瓜翠衣　丝：丝瓜皮　荷：鲜荷叶边　扁：鲜扁豆花　花：鲜银花　叶：鲜竹叶心

【功用】清热祛暑。

【主治】暑热伤肺，邪在气分。症见头目不清，昏眩微胀，舌淡红，苔薄白。

◇ 新加香薷饮

【趣味记忆】朴连扁香花。

【寓意】破莲贬香花。

【组成】朴：厚朴　连：连翘　扁：扁豆花　香：香薷　花：银花

【功用】祛暑解表，清热化湿。

【主治】暑温初起，复感于寒。症见发热头痛，恶寒无汗，口渴面赤，胸闷不舒，舌苔白腻，脉浮而数。

◇ 清暑益气汤

【趣味记忆】黄母斛草荷，麦洋竹米翠。

【寓意】黄母糊草盒，卖洋烛米脆。

【组成】黄：黄连　母：知母　斛：石斛　草：甘草　荷：荷梗　麦：麦冬　洋：西洋参　竹：竹叶　米：粳米　翠：西瓜翠衣

【功用】清暑益气，养阴生津。

【主治】中暑受热，气津两伤。症见身热汗多，心烦口渴，小便短赤，体倦少气，精神不振，脉虚数。

温里剂

◇ 小建中汤

【趣味记忆】大芍草糖姜枝。

【寓意】大勺草糖姜汁。

【组成】大：大枣　芍：芍药　草：甘草　糖：饴糖　姜：生姜　枝：桂枝

【功用】温中补虚，和里缓急。

【主治】虚劳里急。症见脘腹疼痛，按之有减，得热较舒，舌淡苔白，脉细弦而缓。

◇ 当归回逆汤

【趣味记忆】通大桂甘，当药细辛。

【寓意】捅大桂柑，当要细心。

【组成】通：通草　大：大枣　桂：桂枝　甘：甘草　当：当归　药：芍药　细辛：细辛

【功用】温经散寒，养血通脉。

【主治】阳气不足，血虚受寒。症见手足厥寒，肢体疼痛，舌淡苔白，脉沉细。

表里双解剂

◇ 大柴胡汤

【趣味记忆】大芩枳药半生枣胡。

【寓意】大琴只要半升枣核。

【组成】大：大黄　芩：黄芩　枳：枳实　药：芍药　半：半夏　生：生姜　枣：大枣　胡：柴胡。

【功用】和解少阳，内泻热结。

【主治】少阳、阳明合病。症见往来寒热，胸胁苦满，呕吐不止，郁郁微烦，心下满痛，大便不解，舌苔黄，脉弦有力。

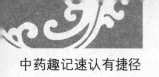

◇ 葛根黄芩黄连汤

【趣味记忆】芩连葛草。

【寓意】琴莲割草。

【组成】芩：黄芩　连：黄连　葛：葛根　草：甘草

【功用】解表清热。

【主治】外感表证未解。症见热邪入里，身热，下利臭秽，苔黄，脉数。

◇ 石膏汤

【趣味记忆】芩柏连豉栀麻膏。

【寓意】秦柏莲吃芝麻糕。

【组成】芩：黄芩　柏：黄柏　连：黄连　豉：豆豉　栀：栀子　麻：麻黄　膏：石膏

【功用】清热解毒，发汗解表。

【主治】伤寒表证未解，里热炽盛。症见壮热无汗，身体沉重拘急，鼻干口渴，烦躁不眠，甚或神昏谵语，发斑，脉滑数。

补益剂

◇ 四君子汤

【趣味记忆】人茯术甘。

【寓意】人服猪甘。

【组成】人：人参　茯：茯苓　术：白术　甘：甘草

【功用】益气健脾。

【主治】脾胃气虚。症见面色萎白，语声低微，四肢无力，食少便溏，舌质淡，脉细缓。

◇ 六君子汤

【趣味记忆】伏甘术皮，夏人。

【寓意】服干猪皮，吓人。

【组成】茯：茯苓　甘：甘草　术：白术　皮：陈皮　夏：半夏　人：人参

【功用】健脾和中。

【主治】脾胃虚弱，痰湿内停。症见胸脘痞闷，不思饮食，呕吐吞酸，大便不实。

◇ 参苓白术散

【趣味记忆】枣陈，人苡砂术，桔茯肉草山药豆。

【寓意】早晨，人已杀猪，皆服肉炒山药豆。

【组成】枣：大枣　陈：陈皮　人：人参　苡：薏苡仁　砂：砂仁　术：白术　桔：桔梗　茯：茯苓　肉：莲子肉　草：甘草　山药：怀山药　豆：白扁豆

【功用】益气健脾，渗湿止泻。

【主治】脾胃虚弱。症见面色萎黄，形体消瘦，四肢乏力，食少便溏，或吐或泻，舌苔薄白，脉细缓。

◇ 补中益气汤

【趣味记忆】陈麻人芪术胡甘，当归。

【寓意】陈麻人骑猪胡干，当归。

【组成】陈：陈皮　麻：升麻　人：人参　芪：黄芪　术：白术　胡：柴胡　甘：甘草　当归：当归

【功用】补中益气，升阳举陷。

【主治】脾胃气虚。症见发热，自汗出，渴喜温饮，少气懒言，体倦肢软，面色㿠白，大便稀溏，舌质淡，苔薄白，脉洪而虚。或气虚下陷，如脱肛，子宫下垂，久泻久痢。

◇ 人参蛤蚧散

【趣味记忆】白皮茯人贝（长）蚧，母草杏。

【寓意】白皮肤人背长疥，勿扫兴。

【组成】白皮：桑白皮　茯：茯苓　人：人参　贝：贝母　蚧：蛤蚧　母：知母　草：甘草　杏：杏仁

【功用】益气清肺，止咳定喘。

【主治】肺气虚弱，湿痰化热。症见咳嗽喘促，痰稠色黄，或咳吐脓血，

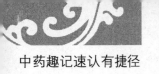

胸中烦热，身体日渐羸瘦，或面目浮肿，脉浮虚。

◇ 四物汤

【趣味记忆】芎当药地。

【寓意】穷当要地。

【组成】芎：川芎　当：当归　药：芍药　地：熟地

【功用】补血调血。

【主治】冲任虚损。症见月经不调，脐腹疼痛，崩漏，或妊娠胎动不安，血下不止，产后恶露不下，结生癥聚，少腹坚痛，时作寒热。

◇ 归脾汤

【趣味记忆】白姜神芪远，草人枣归龙眼香。

【寓意】白将神骑远，草人早归龙眼乡。

【组成】白：白术　姜：生姜　神：茯神　芪：黄芪　远：远志　草：甘草　人：人参　枣：大枣　归：当归　龙眼：龙眼肉　香：木香

【功用】益气补血，健脾养心。

【主治】心脾两虚。症见心悸怔忡，健忘失眠，夜间盗汗，食少体倦，面色萎黄，舌淡，苔薄白，脉细缓。或因脾不统血而出现的便血，妇女崩漏。

◇ 泰山磐石散

【趣味记忆】草地归芪人，芩芎断米药砂术。

【寓意】草地归齐人，秦琼断米要杀猪。

【组成】草：甘草　地：熟地　归：当归　芪：黄芪　人：人参　芩：黄芩　芎：川芎　断：川续断　米：糯米　药：芍药　砂：砂仁　术：白术

【功用】益气健脾，养血安胎。

【主治】妇女妊娠之气血两虚。症见胎动不安，或屡堕胎宿患，面色淡白，倦怠乏力，不思饮食，舌质淡，苔薄白，脉滑无力或沉弱。

◇ 六味地黄丸

【趣味记忆】苯丹地茯泻药。

【寓意】朱丹弟服泻药。

【组成】萸：山茱萸　丹：丹皮　地：熟地　茯：茯苓　泻：泽泻　药：山药

【功用】滋补肝肾。

【主治】肝肾阴虚。症见腰膝酸软，头目眩晕，耳鸣耳聋，盗汗，遗精；或虚火上炎而致骨蒸潮热，手足心热，烦渴；或虚火牙痛，口燥咽干，舌红少苔，脉细数。

◇ 一贯煎

【趣味记忆】麦地楝枸，当沙。

【寓意】麦地练狗，当杀。

【组成】麦：麦冬　地：生地　楝：川楝子　枸：枸杞子　当：当归　沙：北沙参

【功用】滋阴疏肝。

【主治】肝肾阴虚，血燥气郁。症见胸胁疼痛，吞酸吐苦，口燥咽干，舌红少津，脉细数或虚弦。

◇ 补肺阿胶汤

【趣味记忆】阿杏黍马草糯米。

【寓意】阿杏属马炒糯米。

【组成】阿：阿胶　杏：杏仁　黍：黍粘子　马：马兜铃　草：炙甘草　糯米：糯米

【功用】养阴补肺，镇咳止血。

【主治】肺虚热盛。症见咳嗽气喘，咽喉干燥，咯痰不爽或痰中带血，舌红少苔，脉浮细数。

◇ 龟鹿二仙胶

【趣味记忆】人参龟鹿枸。

【寓意】人参归鹿狗。

【组成】人参：人参　龟：龟板　鹿：鹿角　枸：枸杞子

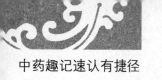

【功用】填阴补精，益气壮阳。

【主治】肾中阴阳两虚，任督精血不足。症见全身瘦弱，遗精，阳痿，两目昏花，腰膝酸软。

◇ 七宝美髯丹

【趣味记忆】破乌归牛苓杞子。

【寓意】破屋归牛苓妻子。

【组成】破：破故纸　乌：何首乌　归：当归　牛：牛膝　苓：茯苓　杞：枸杞子　子：菟丝子

【功用】滋补肝肾。

【主治】肝肾不足。症见须发早白，牙齿动摇，梦遗滑精，腰膝酸软。

◇ 右归丸

【趣味记忆】附子二山仲地归，菟枸鹿肉（微火煨）。

【寓意】父子二山种地归，兔狗鹿肉微火煨。

【组成】附子：制附子　二山：山茱萸、山药　仲：杜仲　地：熟地　归：当归　菟：菟丝子　枸：枸杞子　鹿：鹿角胶　肉：肉桂

【功用】温补肾阳，填精补血。

【主治】肾阳不足，命门火衰。症见久病气衰神疲，畏寒肢冷；或阳痿遗精，阳衰无子；或大便不实，小便自遗，下肢浮肿。

◇ 炙甘草汤

【趣味记忆】麦大麻枝人胶姜炙地。

【寓意】卖大麻之人叫姜志弟。

【组成】麦：麦冬　大：大枣　麻：麻仁　枝：桂枝　人：人参　胶：阿胶　姜：生姜　炙：炙甘草　地：生地

【功用】益气滋阴，补血复脉。

【主治】气虚血弱。症见心动悸，体羸气短，舌光少津，脉结或脉代；或虚劳肺痿，干咳无痰，或痰中带有血丝，形瘦气短，虚烦眠差，自汗或盗汗，咽干舌燥，大便难，脉虚数。

安神剂

◇ 朱砂安神丸

【趣味记忆】黄朱归草地。

【寓意】黄猪归草地。

【组成】黄：黄连　牛：朱砂　归：当归　草：炙甘草　地：生地

【功用】镇心安神，泻火养阴。

【主治】心火偏亢，阴血不足。症见心烦神乱，失眠多梦，惊悸怔忡，心中懊恼，舌红，脉细数。

◇ 珍珠母丸

【趣味记忆】犀香母枣熟人当神（龙子）。

【寓意】郗香母找熟人当神龙子。

【组成】犀：犀角　香：沉香　母：珍珠母　枣：酸枣仁　熟：熟地　人：人参　当：当归　神：茯神

【功用】滋阴养血，镇心安神。

【主治】阴血不足，肝阳偏亢。症见神志不宁，少寐惊悸，头晕目眩，脉细弦。

◇ 酸枣仁汤

【趣味记忆】芎枣苓知草。

【寓意】穷找灵芝草。

【组成】芎：川芎　枣：酸枣仁　苓：茯苓　知：知母　草：甘草

【功用】养血安神，清热除烦。

【主治】肝阴血虚，虚热扰神。症见失眠多梦，心悸盗汗，头目眩晕，咽干口燥，脉细弦。

◇ 天王补心丹

【趣味记忆】冬志，二仁地桔当味朱茯三参麦。

【寓意】冬至，二仁弟皆当喂猪服三升麦。

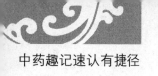

【组成】冬：天冬　志：远志　二仁：柏子仁、酸枣仁　地：生地　桔：桔梗　当：当归　味：五味子　朱：朱砂　茯：茯苓　三参：人参、丹参、玄参　麦：麦冬

【功用】滋阴养血，补心安神。

【主治】阴亏血少，心神不定。症见心悸少寐，梦遗，健忘，口舌生疮，舌红少苔，脉细数。

开窍剂

◇ 紫金锭

【趣味记忆】山菇（用）五千金大戟麝砂黄。

【寓意】山菇用五千斤大戟射沙皇。

【组成】山菇：山慈菇　五：五倍子　千金：千金子霜　大戟：红大戟　麝：麝香　砂：朱砂　黄：雄黄

【功用】化痰开窍，辟秽解毒，消肿止痛。

【主治】感受秽恶痰浊之邪。症见脘腹胀闷疼痛，呕吐泄泻，小儿痰厥。外敷治疗疔肿。

固涩剂

◇ 牡蛎散

【趣味记忆】黄牡麦麻。

【寓意】黄母卖麻。

【组成】黄：黄芪　牡：牡蛎　麦：浮小麦　麻：麻黄根

【功用】固表敛汗。

【主治】诸虚不足。症见汗出不止，心悸惊惕，短气烦倦。

◇ 九仙散

【趣味记忆】五粟梅桔人款胶桑母。

【寓意】武素梅借人款交桑母。

【组成】五：五味子　粟：罂粟壳　梅：乌梅　桔：桔梗　人：人参　款：款冬花　胶：阿胶　桑：桑白皮　母：贝母

【功用】敛肺止咳，益气养阴。

【主治】肺气阴两伤。症见久咳喘促，自汗不止，时作低热，脉虚数。

◇ 四神丸

【趣味记忆】破豆姜枣味茱。

【寓意】破豆姜枣喂猪。

【组成】破：破故纸　豆：肉豆蔻　姜：生姜　枣：大枣　味：五味子　茱：吴茱萸

【功用】温补脾肾，涩肠止泻。

【主治】脾肾虚寒。症见五更泄泻，腹痛腰酸，久泻不愈。

◇ 桃花汤

【趣味记忆】赤姜米。

【寓意】吃江米。

【组成】赤：赤石脂　姜：干姜　米：粳米

【功用】温中涩肠。

【主治】久痢不愈。症见大便脓血，色暗不鲜，腹痛，喜按喜温。

◇ 金锁固精丸

【趣味记忆】沙蒺藜实须骨蛎。

【寓意】沙吉丽实需鼓励。

【组成】沙蒺藜：沙苑蒺藜　实：芡实　须：莲须　骨：龙骨　蛎：牡蛎

【功用】补肾涩精。

【主治】肾虚精亏，精关不固。症见遗精滑泄，神疲乏力，四肢酸软，腰酸耳鸣。

◇ 固经丸

【趣味记忆】黄（老）板柏药椿香。

【寓意】黄老板白要春香。

【组成】黄：黄芩　板：龟板　柏：黄柏　药：白芍药　椿：椿根皮　香：

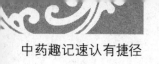

香附

【功用】滋阴清热，止血固经。

【主治】阴虚内热。症见经行不止，血色深红，或夹紫黑瘀块，心胸烦热，腹尿尿赤，舌红，脉弦数。

◇ 浣带汤

【趣味记忆】苍山人芥前，胡药甘术皮。

【寓意】苍山人借钱，胡要干猪皮。

【组成】苍：苍术　山：山药　人：人参　芥：芥穗　前：车前子　胡：柴胡　药：芍药　甘：甘草　术：白术　皮：陈皮

【功用】补中健脾，化湿止带。

【主治】脾虚肝郁，湿浊不注。症见带下白色或淡黄，清稀无臭，面色㿠白，倦怠便溏，舌淡苔白，脉缓或濡弱。

理气剂

◇ 越鞠丸

【趣味记忆】香栀（听）苍芎神曲。

【寓意】香芝听苍穹神曲。

【组成】香：香附　栀：栀子　苍：苍术　芎：川芎　神曲：神曲

【功用】行气解郁。

【主治】气、血、痰、火、湿、食诸郁。症见胸膈痞闷，脘腹胀痛，嗳腐吞酸，恶心呕吐，饮食不消。

◇ 半夏厚朴汤

【趣味记忆】苏苓厚半生。

【寓意】苏苓后半生。

【组成】苏：苏叶　苓：茯苓　厚：厚朴　半：半夏　生：生姜

【功用】行气散结，降逆化痰。

【主治】梅核气。症见咽中如有物阻，咯吐不出，吞咽不下，胸胁满闷，时有咳嗽。

◇ 枳实薤白桂枝汤

【趣味记忆】薤蒌枝朴实。

【寓意】谢楼芝朴实。

【组成】薤：薤白　蒌：瓜蒌　枝：桂枝　朴：厚朴　实：枳实

【功用】通阳散结，祛痰下气。

【主治】胸痹。症见胸满而痛，甚或胸痛彻背，喘息咳唾，短气，气从胁下上抢心，舌苔白腻，脉沉弦或紧。

◇ 暖肝煎

【趣味记忆】沉生归香，药茯枸肉。

【寓意】陈生归乡，要服狗肉。

【组成】沉：沉香　生：生姜　归：当归　香：小茴香　药：乌药　茯：茯苓　枸：枸杞子　肉：肉桂

【功用】暖肝温肾，行气止痛。

【主治】肝肾阴寒。症见少腹疼痛，疝气。

◇ 苏子降气汤

【趣味记忆】半前甘肉归子厚。

【寓意】半钱干肉归子厚。

【组成】半：半夏　前：前胡　甘：甘草　肉：肉桂　归：当归　子：苏子　厚：厚朴

【功用】降气平喘，祛痰止咳。

【主治】上实下虚。症见痰涎壅盛，喘咳短气，胸膈满闷，舌苔白滑或白腻。

◇ 定喘汤

【趣味记忆】桑芩（吃）白果甘麻花，半（块）杏仁苏。

【寓意】桑琴吃白果干麻花，半块杏仁酥。

【组成】桑：桑白皮　芩：黄芩　白果：白果肉　甘：甘草　麻：麻黄　花：款冬花　半：半夏　杏仁：杏仁　苏：苏子

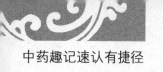

【功用】宣肺降气，祛痰平喘。

【主治】风寒外束，痰热内蕴。症见痰多气急，痰稠色黄，哮喘咳嗽，舌苔黄腻，脉滑数。

◇ 旋覆代赭汤

【趣味记忆】姜甘夏枣代花人。

【寓意】蒋干吓走戴花人。

【组成】姜：生姜　甘：甘草　夏：半夏　枣：大枣　代：代赭石　花：旋覆花　人：人参

【功用】降逆化痰，益气和胃。

【主治】胃气虚弱，痰浊内阻。症见心下痞硬，噫气不除。

◇ 橘皮竹茹汤

【趣味记忆】茹生大人（吃）甘橘。

【寓意】儒生大人吃柑橘。

【组成】茹：竹茹　生：生姜　大：大枣　人：人参　甘：甘草　橘：橘皮

【功用】降逆止呃，益气清热。

【主治】胃虚有热，气逆不降。症见呃逆或干呕。

◇ 丁香柿蒂汤

【趣味记忆】香姜柿人。

【寓意】湘江市人。

【组成】香：丁香　姜：生姜　柿：柿蒂　人：人参

【功用】温中益气，降逆止呃。

【主治】胃气虚寒。症见呃逆不已，遇寒加重，胸中痞满，脉迟。

理血剂

◇ 桃核承气汤

【趣味记忆】大甘桃桂，芒硝。

【寓意】大甘桃贵，忙销。

【组成】大：大黄　甘：甘草　桃：桃核　桂：桂枝　芒硝：芒硝

【功用】破血下瘀。

【主治】下焦蓄血。症见少腹急结，小便自利，谵语烦渴，至夜发热，甚则狂妄。

◇ 血府逐瘀汤

【趣味记忆】草地芍芎，壳梗当柴，花牛桃。

【寓意】草地烧穷，壳梗当柴，花牛桃。

【组成】草：甘草　地：生地　芍：赤芍　芎：川芎　壳：枳壳　梗：桔梗　当：当归　柴：柴胡　花：红花　牛：牛膝　桃：桃仁

【功用】活血祛瘀，行气止痛。

【主治】胸中血瘀，血行不畅。症见胸痛、头痛日久不愈，舌边有瘀斑，脉涩或弦紧。

◇ 补阳还五汤

【趣味记忆】花芎，赤归芪龙桃。

【寓意】花穷，吃鬼骑龙逃。

【组成】花：红花　芎：川芎　赤：赤芍　归：当归　芪：黄芪　龙：地龙　桃：桃仁

【功用】补气，活血，通络。

【主治】中风后遗症。症见半身不遂，口眼㖞斜，语言謇涩，口角流涎，下肢痿废，小便频数或遗尿不禁，舌苔白，脉缓。

◇ 生化汤

【趣味记忆】姜甘芎桃，当归。

【寓意】蒋干穷逃，当归。

【组成】姜：炮姜　甘：甘草　芎：川芎　桃：桃仁　当归：当归

【功用】活血化瘀，温经止痛。

【主治】产后血虚受寒。症见恶露不行，小腹冷痛。

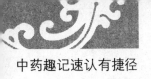

◇ **大黄䗪虫丸**

【趣味记忆】草地药黄，仁䗪军虻桃干水蛴。

【寓意】草地要黄，仁哲君忙掏干水槽。

【组成】草：甘草　地：生地　药：芍药　黄：黄芩　仁：杏仁　䗪：䗪虫　军：川军（大黄）　虻：虻虫　桃：桃仁　干：干漆　水：水蛭　蛴：蛴螬

【功用】去瘀生新。

【主治】五劳虚极。症见形体羸瘦，腹满不能饮食，肌肤甲错，两目暗黑。

◇ **四生丸**

【趣味记忆】荷柏艾地。

【寓意】何伯爱弟。

【组成】荷：生荷叶　柏：生柏叶　艾：生艾叶　地：生地黄

【功用】凉血止血。

【主治】血热妄行。症见吐血或衄血，血色鲜红，舌红或绛，脉弦数。

◇ **咳血方**

【趣味记忆】海黛诃瓜子。

【寓意】海带嗑瓜子。

【组成】海：海石　黛：青黛　诃：诃子　瓜：瓜蒌仁　子：栀子

【功用】清火化痰，敛肺止咳。

【主治】肝火犯肺。症见咳嗽痰稠带血，咯吐不爽，胸胁刺通，大便秘结，舌苔黄，脉弦数。

◇ **槐花散**

【趣味记忆】枳芥柏花。

【寓意】只借百花。

【组成】枳：枳壳　芥：芥穗　柏：柏叶　花：槐花

【功用】清肠止血，疏风下气。

【主治】肠风脏毒下血。症见便前或便后出血，痔疮出血，血色鲜红或晦暗。

◇ 胶艾汤

【趣味记忆】阿芎当药艾草地。

【寓意】阿琼当要爱草地。

【组成】阿：阿胶　芎：川芎　当：当归　药：芍药　艾：艾叶　草：甘草　地：生地

【功用】补血止血，调经安胎。

【主治】妇人冲任虚损。症见崩中漏下，月经过多，淋漓不止，或产后下血不绝，或妊娠下血，腹中疼痛。

治风剂

◇ 川芎茶调散

【趣味记忆】荆辛芎，草防芷羌薄。

【寓意】景辛穷，草房纸墙薄。

【组成】荆：荆芥　辛：细辛　芎：川芎　草：甘草　防：防风　芷：白芷　羌：羌活　薄：薄荷

【功用】疏风止痛。

【主治】外感风邪头痛。症见偏正头痛或巅顶作痛，恶寒发热，目眩鼻塞，舌苔薄白，脉浮。

◇ 牵正散

【趣味记忆】附子全僵。

【寓意】父子全僵。

【组成】附子：白附子　全：全蝎　僵：僵蚕

【功用】祛风化痰止痉。

【主治】中风，口眼㖞斜。

◇ 镇肝息风汤

【趣味记忆】楝牛赭茵药冬元，甘牡麦骨龟。

【寓意】楝牛者因要东元，干母卖古龟。

【组成】楝：川楝子　牛：牛膝　赭：代赭石　茵：茵陈　药：芍药　冬：

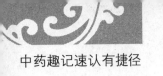

天冬　元：元参（玄参）　甘：甘草　牡：生牡蛎　麦：生麦芽　骨：生龙骨
龟：龟板

【功用】镇肝息风，滋阴潜阳。

【主治】肝肾阴亏，肝阳上亢，气血逆乱。症见头目眩晕，目胀耳鸣，心中烦热，面色如醉，或肢体渐觉不利，口角㖞斜。

◇ 大定风珠

【趣味记忆】甲牡麦草鸡，药龟阿麻五地。

【寓意】贾母卖草鸡，要归阿妈五弟。

【组成】甲：鳖甲　牡：生牡蛎　麦：麦冬　草：甘草　鸡：鸡子黄　药：芍药　龟：龟板　阿：阿胶　麻：麻仁　五：五味子　地：生地

【功用】滋阴息风。

【主治】温病热邪久羁，热灼真阴。症见神倦瘛疭，有时有欲脱之势，舌绛苔少，脉虚弱。

◇ 地黄饮子

【趣味记忆】二子菖志石干巴茱肉荷姜枣，麦（到）桂苓。

【寓意】二子长治拾干巴猪肉和姜枣，卖到桂林。

【组成】二子：附子、五味子　菖：石菖蒲　志：远志　石：石斛　干：熟干地黄　巴：巴戟天　茱：山茱萸　肉：肉苁蓉　荷：薄荷　姜：生姜　枣：大枣　麦：麦冬　桂：官桂　苓：白茯苓

【功用】滋肾阴，补肾阳，开窍化痰。

【主治】瘖痱证。症见舌强不能言，足废不能用，口干不欲饮，脉沉细弱。

润燥剂

◇ 杏苏散

【趣味记忆】夏苓杏苏，枳枣姜草橘桔前。

【寓意】夏苓姓苏，只找姜草菊借钱。

【组成】夏：半夏　苓：茯苓　杏：杏仁　苏：苏叶　枳：枳壳　枣：大

枣　姜：生姜　草：甘草　橘：橘皮　桔：桔梗　前：前胡

【功用】轻宣凉燥，宣肺化痰。

【主治】外感凉燥。症见头微痛，恶寒无汗，咳嗽痰黏，鼻塞咽干，苔白，脉弦。

◇ 清燥救肺汤

【趣味记忆】阿麻泥石甘杷桑叶麦人。

【寓意】阿妈妮拾干杷桑叶卖人。

【组成】阿：阿胶　麻：胡麻仁　泥：杏仁泥　石：石膏　甘：甘草　杷：枇杷叶　桑叶：冬桑叶　麦：麦冬　人：人参

【功用】清燥润肺。

【主治】温燥伤肺。症见头痛身热，干咳无痰，气逆而咳，咽喉干燥，鼻燥，胸满胁痛，心烦口渴，舌干无苔，脉虚大而数。

◇ 百合固金汤

【趣味记忆】二地麦草药，百元桔归母。

【寓意】二弟卖草药，百元皆归母。

【组成】二地：生地、熟地　麦：麦冬　草：甘草　药：芍药　百：百合　元：元参（玄参）　桔：桔梗　归：当归　母：贝母

【功用】养阴润肺，化痰止咳。

【主治】肺肾阴虚。症见咳痰带血，咽喉燥痛，手足心热，骨蒸盗汗，舌红少苔，脉细数。

◇ 麦门冬汤

【趣味记忆】夏大人麦草米。

【寓意】夏大人卖炒米。

【组成】夏：半夏　大：大枣　人：人参`　麦：麦冬　草：甘草　米：粳米

【功用】生津益胃，降逆和中。

【主治】肺胃阴伤。症见口干咽燥，气逆作呃，或作干呕，咳吐涎沫，舌

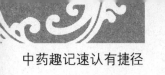

光红，少苔，脉虚数。

◇ 玉液汤

【趣味记忆】葛五药芪花母（鸡）。

【寓意】葛五要骑花母鸡。

【组成】葛：葛根　五：五味子　药：山药　芪：黄芪　花：天花粉　母：知母

【功用】益气生津，润燥止渴。

【主治】消渴病。症见烦渴引饮，小便频数量多，或小便混浊，乏力气短，脉细数。

祛湿剂

◇ 平胃散

【趣味记忆】甘厚术皮。

【寓意】干厚猪皮。

【组成】甘：甘草　厚：厚朴　术：苍术　皮：陈皮

【功用】燥湿运脾，行气和胃。

【主治】湿滞脾胃。症见脘腹胀满，不思饮食，恶心呕吐，嗳气吞酸，苔白腻而厚，脉缓。

◇ 茵陈蒿汤

【趣味记忆】黄陈子。

【寓意】黄橙子。

【组成】黄：大黄　陈：茵陈　子：栀子

【功用】清热，利湿，退黄。

【主治】湿热黄疸。症见黄色鲜明，小便不利，舌苔黄腻，脉沉数。

◇ 甘露消毒丹

【趣味记忆】陈贝蒲藿飞蔻，连芩荷射。

【寓意】陈贝捕获飞寇，连擒何射。

【组成】陈：茵陈　贝：贝母　蒲：石菖蒲　藿：藿香　飞：飞滑石　蔻：白豆蔻　连：连翘　芩：黄芩　荷：薄荷　射：射干

【功用】利湿化浊，清热解毒。

【主治】湿温时疫，邪在气分。症见发热困倦，胸闷腹胀，身黄，咽肿口渴，小便短赤，淋浊，舌苔白腻或干黄。

◇ 蚕矢汤

【趣味记忆】黄瓜吴蚕，苡通焦夏芩连。

【寓意】黄瓜无残，已统交夏芩莲。

【组成】黄：大豆黄卷　瓜：木瓜　吴：吴茱萸　蚕：晚蚕砂　苡：生薏苡仁　通：通草　焦：焦山栀　夏：半夏　芩：黄芩　连：黄连

【功用】清热利湿，升清降浊。

【主治】湿热内蕴。症见霍乱吐泻，腹泻转筋，舌苔黄厚而干，脉濡数。

◇ 八正散

【趣味记忆】大木车滑瞿萹，栀（能）甘灯（眼）。

【寓意】大木车滑巨扁，只能干瞪眼。

【组成】大：大黄　木：木通　车：车前子　滑：滑石　瞿：瞿麦　萹：萹蓄　栀：栀子　甘：甘草梢　灯：灯心草

【功用】清热泻火，利水通淋。

【主治】湿热下注。症见热淋或血淋，淋漓不畅，小腹急满，舌苔黄腻，脉滑数。

◇ 五苓散

【趣味记忆】白泽两苓枝。

【寓意】白摘两灵芝。

【组成】白：白术　泽：泽泻　两苓：猪苓、茯苓　桂：桂枝

【功用】温阳化气，利水渗湿。

【主治】外有表证，内停水湿。症见头痛发热，水入即吐，小便不利，或水肿泄泻，痰饮。

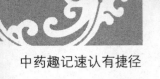

◇ 五皮散

【趣味记忆】陈苓腹皮桑。

【寓意】陈玲腹皮伤。

【组成】陈：陈皮　苓：茯苓皮　腹：大腹皮　皮：生姜皮　桑：桑白皮

【功用】利湿消肿，理气健脾。

【主治】脾虚湿盛之皮水。症见一身浮肿，肢体沉重，心腹胀满，小便不利，苔白腻，脉沉缓。

◇ 真武汤

【趣味记忆】术附姜茯药。

【寓意】朱父将服药。

【组成】术：白术　附：附子　姜：生姜　茯：茯苓　药：芍药

【功用】温阳利水。

【主治】脾肾阳虚，水气内停。症见小便不利，四肢沉重疼痛，腹痛不利，或肢体浮肿，苔白不渴，脉沉。

◇ 萆薢分清饮

【趣味记忆】薢菖乌智。

【寓意】谢昌无志。

【组成】薢：川萆薢　菖：石菖蒲　乌：乌药　智：益智仁

【功用】温暖下焦，利湿化浊。

【主治】下焦虚寒。症见小便白浊，频数无度。

◇ 羌活胜湿汤

【趣味记忆】草防羌藁，蔓芎独（住）。

【寓意】草房墙高，曼琼独住。

【组成】草：甘草　防：防风　羌：羌活　藁：藁本　蔓：蔓荆子　芎：川芎　独：独活

【功用】祛风胜湿。

【主治】风湿在表。症见肩背痛，不可回顾，头痛，身痛重，或脊痛，难以转侧，苔白脉浮。

◇ **独活寄生汤**

【趣味记忆】秦人地芎药牛（耕），仲苓枝草（不）寄生，当辛防独。

【寓意】秦人地穷要牛耕，种灵芝草不寄生，当心防毒。

【组成】秦：秦艽　人：人参　地：生地　芎：川芎　药：芍药　牛：牛膝　仲：杜仲　苓：茯苓　枝：桂枝　草：甘草　寄生：桑寄生　当：当归　辛：细辛　防：防风　独：独活

【功用】祛风湿，止痹痛，益肝肾，补气血。

【主治】痹证日久，肝肾两亏，气血不足。症见腰膝疼痛，肢节屈伸不利，或麻木不仁，畏寒喜温，心悸气短，舌淡苔白，脉细弱。

祛痰剂

◇ **二陈汤**

【趣味记忆】夏橘梅茯生甘。

【寓意】夏菊梅服生肝。

【组成】夏：半夏　橘：橘红　梅：乌梅　茯：茯苓　生：生姜　甘：甘草

【功用】燥湿化痰，理气和中。

【主治】湿痰咳嗽，痰多色白易咯，胸膈痞闷，恶心呕吐，肢体困倦，或头眩心悸，舌苔白润，脉滑。

◇ **温胆汤**

【趣味记忆】陈茹枳茯枣半生甘。

【寓意】陈茹服枣拌生肝。

【组成】陈：陈皮　茹：竹茹　枳：枳实　茯：茯苓　枣：大枣　半：半夏　生：生姜　甘：甘草

【功用】理气化痰，清胆和胃。

【主治】胆胃不和，痰热内扰。症见虚烦不眠，或呕吐呃逆，惊悸不宁。

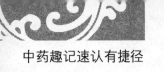

◇ 清气化痰丸

【趣味记忆】夏橘枳茯南瓜黄杏。

【寓意】夏菊只服南瓜黄杏。

【组成】夏：半夏　橘：橘皮　枳：枳实　茯：茯苓　南：胆南星　瓜：瓜蒌仁　黄：黄芩　杏：杏仁

【功用】清热化痰，理气止咳。

【主治】痰热内结。症见咳嗽痰黄，咯之不爽，胸膈痞满，小便短赤，舌质红，苔黄腻，脉滑数。

◇ 小陷胸汤

【趣味记忆】半黄瓜。

【寓意】拌黄瓜。

【组成】半：半夏　黄：黄连　瓜：瓜蒌实

【功用】清热化痰，宽胸散结。

【主治】痰热互结。症见胸脘痞闷，按之则痛，或咳痰黄稠，舌苔黄腻，脉滑数。

◇ 贝母瓜蒌散

【趣味记忆】花苓橘桔贝蒌。

【寓意】花苓菊皆背蒌。

【组成】花：天花粉　苓：茯苓　橘：橘红　桔：桔梗　贝：贝母　蒌：瓜蒌

【功用】润肺清热，理气化痰。

【主治】肺燥有痰，咯痰不爽，涩而难出，咽喉干燥。

◇ 止嗽散

【趣味记忆】陈甘桔部菀芥前。

【寓意】陈甘杰不愿借钱。

【组成】陈：陈皮　甘：甘草　桔：桔梗　部：百部　菀：紫菀　芥：荆芥　前：白前

【功用】止咳化痰，疏表宣肺。

【主治】风邪犯肺。症见咳嗽咽痒，恶寒发热，舌苔薄白。

消导化积剂

◇ 保和丸

【趣味记忆】翘山神茯半萝皮。

【寓意】瞧山神服拌萝皮。

【组成】翘：连翘　山：山楂　神：神曲　茯：茯苓　半：半夏　萝：萝卜　皮：陈皮

【功用】消食和胃。

【主治】一切食积。症见脘腹痞满胀痛，嗳腐吞酸，恶食呕逆，或大便泄泻，舌苔厚腻，脉滑。

◇ 枳实导滞丸

【趣味记忆】大芩茯泻枳（求）黄白神。

【寓意】大琴腹泻只求黄白神。

【组成】大：大黄　芩：黄芩　茯：茯苓　泻：泽泻　枳：枳实　黄：黄连　白：白术　神：神曲

【功用】消积导滞，清热祛湿。

【主治】湿热食积，内阻肠胃。症见脘腹胀痛，恶食，大便秘结或泄泻，小便短赤，舌苔黄腻，脉沉有力。

◇ 枳实消痞丸

【趣味记忆】夏连茯人枳麦术甘朴干。

【寓意】夏莲夫人只卖猪肝不干。

【组成】夏：半夏　连：黄连　茯：茯苓　人：人参　枳：枳实　麦：麦芽曲　术：白术　甘：甘草　朴：厚朴　干：干姜

【功用】消痞除满，健脾和胃。

【主治】脾虚气滞，寒热互结。症见心下痞满，不欲饮食，倦怠乏力，大便不调。

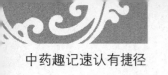

驱虫剂

◇ 乌梅丸

【趣味记忆】附桂人辛姜归，柏连椒乌。

【寓意】富贵人新疆归，白莲交屋。

【组成】附：附子　桂：桂枝　人：人参　辛：细辛　姜：干姜　归：当归　柏：黄柏　连：黄连　椒：蜀椒　乌：乌梅

【功用】温脏安蛔。

【主治】蛔厥证。症见心烦呕吐，时发时止，食入吐蛔，手足厥冷，腹痛。又治久痢、久泻。

◇ 肥儿丸

【趣味记忆】曲香连榔君麦猪肉。

【寓意】曲香莲郎君卖猪肉。

【组成】曲：神曲　香：木香　连：黄连　榔：槟榔　君：使君子　麦：麦芽　猪：猪胆汁　肉：肉豆蔻。

【功用】杀虫消积，健脾清热。

【主治】虫积腹痛，消化不良。症见面黄体瘦，腹部胀满，发热，口臭，大便稀溏。

痈疡剂

◇ 仙方活命饮

【趣味记忆】甲母皂防，没花金银，芷药草皮归香。

【寓意】贾母造房，没花金银，只要草皮归乡。

【组成】甲：穿山甲　母：贝母　皂：皂角刺　防：防风　没：没药　花：天花粉　金银：金银花　芷：白芷　药：赤芍药　草：甘草　皮：陈皮　归：当归　香：乳香

【功用】清热解毒，消肿溃坚，活血止痛。

【主治】痈疡肿毒初起，舌苔薄黄，脉数有力。

◇ 五味消毒饮

【趣味记忆】野花蒲天地。

【寓意】野花铺天地。

【组成】野：野菊花　花：金银花　蒲：蒲公英　天：天葵子　地：紫花
地丁

【功用】清热解毒，消散疔疮。

【主治】火毒结聚，痈疮疔肿，局部肿热痛，舌红苔黄，脉数。

◇ 犀黄丸

【趣味记忆】犀香没乳（吃）米饭。

【寓意】郗香没乳吃米饭。

【组成】犀：犀黄　香：麝香　没：没药　乳：乳香　米饭：黄米饭

【功用】解毒消痈，化痰散结，活血祛瘀。

【主治】乳癌、横痃、瘰疬、痰核、肺痈、肠痈。

◇ 牛蒡解肌汤

【趣味记忆】牛荆栀斛元草荷（很）翘皮。

【寓意】牛京芝糊圆草盒很俏皮。

【组成】牛：牛蒡子　荆：荆芥　栀：栀子　斛：石斛　元：元参（玄参）
草：夏枯草　荷：薄荷　翘：连翘　皮：丹皮

【功用】疏风清热，凉血解毒。

【主治】风热疫毒。症见头面肿痛，牙痛，汗少口渴，寒轻热重，小便
黄，舌苔黄，脉浮数。

◇ 海藻玉壶汤

【趣味记忆】夏连青带母川（过）草皮，独归昆海。

【寓意】夏莲青带母穿过草皮，独归昆海。

【组成】夏：半夏　连：连翘　青：青皮　带：海带　母：贝母　川：川
芎　草：甘草　皮：陈皮　独：独活　归：当归　昆：昆布　海：海藻

【功用】化痰软坚，消散瘿瘤。

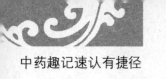

【主治】肝脾不调，气滞痰凝。症见石瘿，坚硬如石，推之不移，皮色不变。

◇ 阳和汤

【趣味记忆】甘麻芥炭鹿肉熟。

【寓意】干妈借炭鹿肉熟。

【组成】甘：甘草　麻：麻黄　芥：白芥子　炭：姜炭　鹿：鹿角胶　肉：肉桂　熟：熟地

【功用】温阳补血，散寒通滞。

【主治】阴疽属于阳虚寒凝证，如贴骨疽、脱疽、痰核、鹤膝风等。症见患处漫肿无头，酸痛无热，皮色不变，舌苔淡白，脉沉细。

◇ 苇茎汤

【趣味记忆】苇冬苡桃。

【寓意】韦冬已逃。

【组成】苇：苇茎　冬：冬瓜子　苡：薏苡仁　桃：桃仁

【功用】清肺化痰，逐瘀排脓。

【主治】肺痈。症见咳嗽痰腥，胸中隐隐作痛，肌肤甲错，舌苔黄腻，脉滑数。

◇ 大黄牡丹汤

【趣味记忆】大硝丹冬桃。

【寓意】大销丹东逃。

【组成】大：大黄　硝：芒硝　丹：丹皮　冬：冬瓜子　桃：桃仁

【功用】泻热破瘀，散结肿消。

【主治】肠痈初起，少腹肿痞，时时发热，身汗恶寒，少腹按之痛甚，苔薄黄腻。